野菜 くだもの 漢方

おいしく食べて 調子をととのえる

新版

食べものはくすり

Food = Medicine

薬剤師
橋本紀代子 著

本の泉社

はじめに

私が食べものに関心を持ったのは約四〇年前のことです。子どものアトピー性皮膚炎がきっかけでした。当時、推奨されていた除去食療法にとりくみました。三大アレルゲンといわれた、卵、牛乳、大豆入りの食べものの除去です。牛乳といっても、ヨーグルト、チーズ、バター、牛肉など、牛に関連するもの全部が除去の対象になります。また、みそ、しょうゆなども大豆製品なので、普通のものは食べられません。医師の指示に従って一定期間除去すると、食べられるようになるという治療法です。

食べものを変えると、症状は目に見えて改善しました。

一方、私は一九七二年から漢方の勉強をしていたので、中国の古い薬物書を読む機会が度々ありました。その中には食べものを漢方薬の生薬として扱い、一つひとつの食べものが、どんな病気に効くのか、どんな症状を治すのか、どのような使い方をすればよいのかなどが、詳しく書かれていたのです。

そのような古い記録は、中国だけにあるわけではありません。ヨーロッパの伝統医学の本にも、野菜はハーブとして、その働きが書いてあります。

古い書物に書いてあることなので、ビタミンもミネラルもカロテンもわからなかった時代のものですが、不思議なことにその内容は、現在の知識から見ても驚くほど正確です。

少なくても何百年という長いあいだ試されてきたことなので、安全性という点では「お墨付き」ですし、食べすぎるとどうなるということまで書かれているので、安心です。

本書では、古い漢方の本やヨーロッパの伝統医学の教科書などに書かれていることを、わかりやすく紹介し、今の段階でわかっていることもなるべく書き加えました。

約七〇年前の日本は、その土地で採れるその季節の食べものしか手に入りませんでした。ですから、子どもでも旬のものを食べる喜びを知っていました。そして、旬の期間は長くは続かず、はかないものだということも感じていました。地産地消であり、自給自足のような生活でした。だからこそ、食べものについての記憶は鮮明です。本書では、そうしたなつかしい思い出も少し書かせていただきました。

私たちは、「○○に効く」と考えて食事をしているわけではありませんが、毎日の食べることの積み重ねが、健康に影響しないはずはありません。厚生労働省の二〇一九年の国民健康・栄養調査によれば、一人当たりの平均摂取量は、一日に野菜が二八〇・五グラム、くだものが一〇〇・二グラムです。これは「**一日に三五〇グラムの野菜と、二〇〇グラムのくだものを**」という厚生労働省・農林水産省が推奨する目標には達していません。どんな野菜やくだものにも、すばらしい働きがあります。野菜やくだものを「もっと食べたい」という気持ちになっていただきたい、という願いを込めて本書を書きました。

まずは、ぜひ野菜やくだものを今までより少し多めに食べていただきたいと思います。それに、体質や症状に合わせて食べるという指標を少しだけ加味したら、いわゆる健康食品やサプリメント以上に、安全で、安くて、おいしい食事が楽しめるのではないでしょうか。

本書は、大きく四つの部分から成り立っています。

「**プロローグ**」では、わが家のニンジンジュース体験、なぜ野菜やくだものを中心にとりあげ、動物性のものにはふれなかったのか、長寿の方の食事に生きるヒントがあることについて書きました。

「**第1章**」は、病気・症状別におすすめの食べもの、漢方薬について書きました。

「**第2章**」は、野菜を素材別にあげ、どのような薬効があるかを中心に書きました。

「**第3章**」は、くだものを素材別にあげ、どのような薬効があるかを中心に書きました。

なお、第2章・第3章では、各素材の「おいしい食べ方」や「保存方法」を、また本書全体を通して、「おすすめのレシピ」や「健康や美容に関する情報」を随所に盛り込みました。ぜひお試しください。

また、ところどころ内容的に重複する部分もありますが、あえて削除しませんでした。そのほうが必要な情報を得るのに便利だと考えたからです。最後に「さくいん」をつけたので、必要に応じて、どこからでも利用できるようになっております。

本書を台所など手の届くところに置いて、たくさんご活用いただけたら、というのが私の願いです。

CONTENTS

新版 食べものはくすり 目次

Food = Medicine

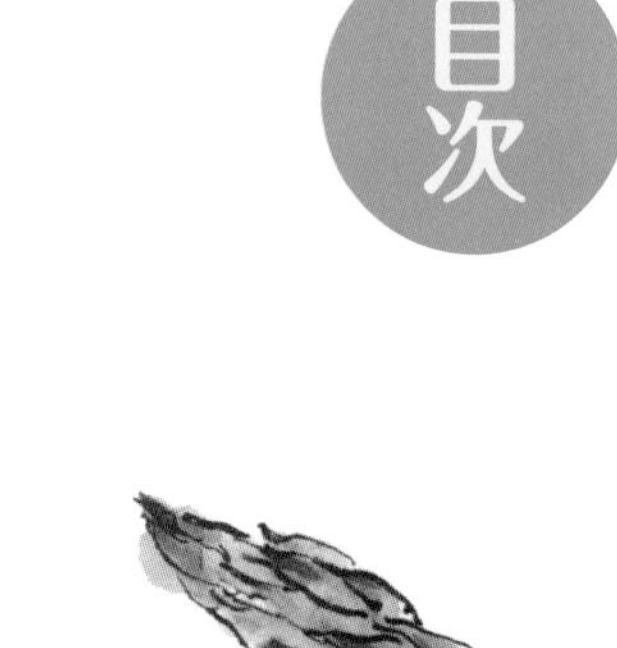

第2章 この野菜が効く！ 73

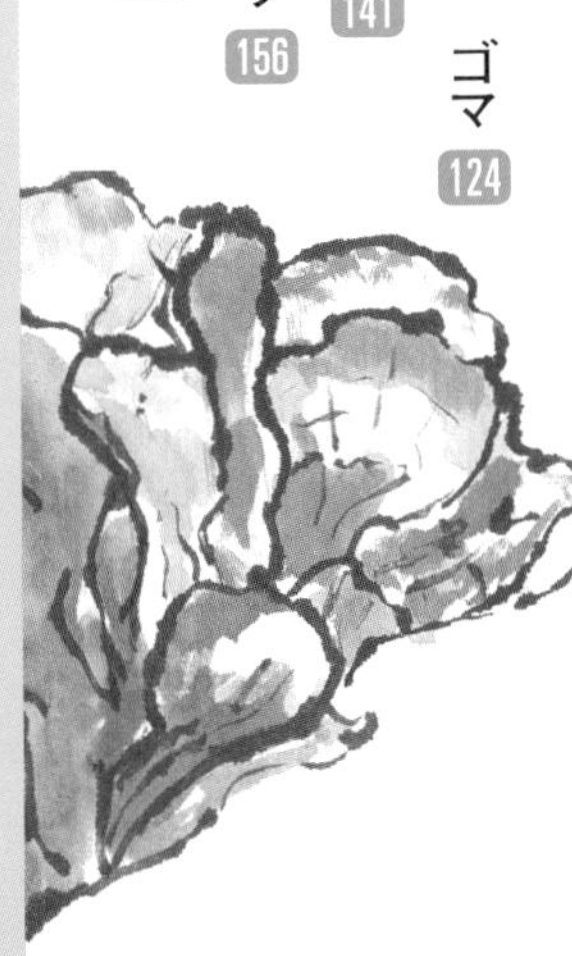

第3章 このくだものが効く！ 271

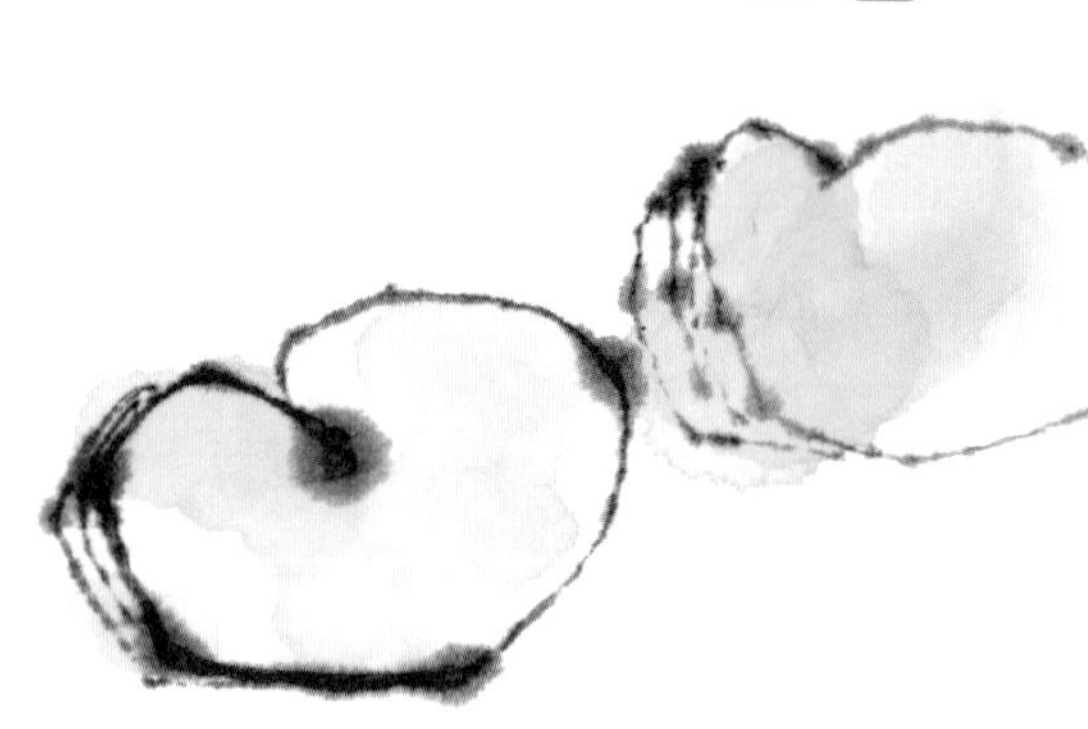

＊第２章・第３章の「おもな栄養素」に記載した「ビタミンＢ群」は、水溶性ビタミンのうち、ビタミンB_1、B_2、ナイアシン、ビタミンB_6、ビタミンB_{12}、葉酸、パントテン酸、ビオチンをまとめた表記です。

＊第２章・第３章の各品目の生産量・出荷量・生産地については、農林水産省「野菜生産出荷統計」「果樹生産出荷統計」「特産果樹生産動態等調査」などの統計を参考とし、（　）内に基準年を入れました。統計データの内容は今後変更される場合がありますので、あらかじめご了承ください。

病院の薬局で仕事をしているときに、病気になる前にできることはないだろうかと、いつも考えていました。

伝統医学の古典に「未病(みびょう)を治す」という言葉があります。「聖人(上工)は已病を治すにあらず、未病を治す」は、優れた医者はすでに病気になった人を治すだけでなく、病気にならないように指導もすると読めます。

「未だ病まざるを治す」とは、つまり予防することです。

十分な睡眠がとれているか、好きなものだけ食べたり飲んだりしていないか、時どき振り返ってみるのも必要なことではないでしょうか。

私が心がけているのは、お風呂で湯船に浸かったときに舌を出す「あいうべ体操」をする、ふとんの中に入ったら深く呼吸をする、肩のこりや腰の違和感にはさまざまな手当てをするなどです。

ここで「あいうべ体操」について、ご紹介しましょう。これは、福岡市の内科医師である今井一彰先生が考案された、口元の筋肉を鍛えることで、口呼吸を鼻呼吸にする体操です。大勢の医師・歯科医師がアレンジし普及しています。

「あ〜」「い〜」「う〜」「べ〜」と順に口を動かします。

①「あ〜」と口を大きく開け、一秒キープ。

②「い〜」と口を横に広げ、一秒キープ。
③「う〜」と唇をとがらせて、前に突き出し、一秒キープ。
④「べ〜」と舌を、前ではなく、あご先に延ばすようにして一秒キープ。
①②③④を一〇セット、朝昼晩に三回、一日三〇セットおこなうのがおすすめです。

この体操によって、
・口呼吸を改善し、免疫力が上がり、インフルエンザなど感染症にかかりにくくなる
・小顔効果、ほうれい線のたるみ防止、シワができにくくなる
・唾液の分泌がよくなり、虫歯・歯周病の予防、飲み込む力をつける
・脳の活性化につながる
などの効果があるといわれています。

◉わが家のニンジンジュース体験

わが家でニンジンジュースを飲みはじめたのは、約三五年前です。当時、耳鼻科通いをしていた息子の鼻血がニンジンジュースを飲んですぐに止まり、長女がのどを腫(は)らさなくなり、私も体が温かくなり、家族そろってめったにカゼもひかなくなりました。

友人にすすめると、視力や貧血が改善した、おできができなくなった、肌や髪の毛にツヤが出てきた、集中力がついたなど、目に見えていろいろな効果があらわれました。とりわけ喜んでいただけたのは、

Prologue

「便秘がなくなりました」というときでしょうか。ニンジンジュースはどんな体質の人にも合うジュース療法の基本です（つくり方は七二頁を参照）。

「ニンジンジュースを飲むと、体が冷えませんか？」とたずねられることがしばしばあります。「生野菜やくだものは体を冷やす」とおっしゃる方もいます。私自身も「生野菜は体を冷やすので、熱を通した野菜をたくさん食べましょう」と話していたことがありました。そういう私がニンジンジュースを飲んでみようと思ったのは、「飲むと体が温まるよ」という恩師のひと言でした。実際に試してみて、その効果を実感することができたのです。

みなさんは「赤本」と呼ばれている本をご存じでしょうか？　この本は、一九二五年の初版以来一千万部を超える超ベストセラーです。本の名前は『家庭に於ける実際的看護の秘訣』です。家庭医学や健康法、民間療法などあらゆる分野にわたって役に立つ知識や知恵が満載のこの本にも、ニンジンジュースについての記載があります。「……人参を卸して搾った汁を、盃一杯位を二三回飲むと咳(がい)そうが止まり、又毎朝一杯ずつ永く連用して慢性の心臓病が治ったという人もあります……」と。

ジュース療法のルーツはウォーカーというアメリカの食養家の本で、この流れは西式健康法や甲田式『生菜食健康法』『断食・少食健康法』などにも引き継がれています。ウォーカーは、ニンジンジュースを「私たちの身体にとって、入手できる最上の栄養にほかならない」と絶賛しています。

◉なぜ野菜やくだものを中心にとりあげるのか？

この本では、食べものの中でも、野菜やくだものを中心にとりあげました。なぜ、野菜やくだものなのでしょうか？

野菜の消費量は一九八五（昭和六〇）年と比べると、二〇一九（令和元）年は二割減少しています。とくに二〇代から中年層の消費量が少なくなっています。しかも、すべての年代で、厚生労働省・農林水産省の推奨する目標（二一頁参照）に達していません。

アメリカの研究では、がん予防の何千もの物質が動物からではなく、野菜やくだものの中から見つかっていることから、まず野菜やくだものをという思いがあります。それなのに、野菜の消費量が減少しているのはなぜでしょう？　外食の増加や朝食を抜くという習慣が関係しているといわれていますが、私は、食生活の欧米化の影響があると考えています。

戦後、「フライパン運動」「油炒め運動」というのがありました。外国人の体格に追いつくために、そして栄養不足を補うために、カロリーが高い油を多く摂取する方法として、㈳栄養改善普及会が中心となってフライパンで油炒めをつくる運動を展開しました。

団塊世代といわれる私たちの小学校の給食では、脱脂粉乳のミルクとコッペパンと一品のおかずが出ました。今思えば、このようにしてパンに親しみ、パンに合うおかずになじんで、私たちの味覚が形成されていったのかもしれません。

一九五八年には、「ごはんを食べると馬鹿になる」という説をとなえた大学教授もいて、有力新聞が真顔でその説をとりあげたことがありました。私は「馬鹿になっては大変」と、朝食をパンにしたこともあります。

肉や魚がでんと皿に載っている料理では、野菜は添えものになってしまいます。肉を多く食べると、

Prologue

ごはんはあまり食べられません。肉がふえると米が減り、そして野菜も減ってしまいます。

日本人の一人当たりの肉類の消費量は、一九六〇年を基準にすると二〇一九年では一〇倍になっています。一方で、お米の消費量は半減しています。たんぱく質はごはんや豆腐、納豆にも含まれ、男女とも推奨量を超えて摂取しています。肉類も十分足りています。そこで、不足している野菜やくだものをもっと食べたいという気持ちになっていただけたら、との願いを込めて本書を書きました。

◉昔からの食事に健康な体づくりのヒントが

ご長寿の方の食事には、生きるヒントがあります。この方たちの小さいころは、ごはん、みそ汁、野菜の煮もの、漬けもの程度だったのではないでしょうか。ごはんといっても雑穀です。それにイワシかサケのような魚と季節のくだものがあれば、ハレの日の食事です。そして、そのような日本型の食生活が、今や世界から注目されているのです。

毎日、毎回、「一汁三菜」でなくてもいい、とりあえず具だくさんのみそ汁があれば。その中に病気予防のエッセンスが入っています。

家族がいっしょに食べ、お互いにニコニコしていられたら、何よりの栄養になります。

もう少しいえば、早食いになっている自分を戒める「よく噛んで食べること」も大事かなと思います。

どんな野菜にも、どんなくだものにも、それぞれ働きがあります。ふだん食べているものの中に、スゴイ働きがあることを知っていただきたいと思います。

第1章

症状別

こんなとき、この食べもの・漢方薬！

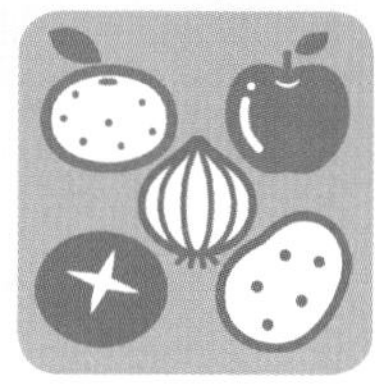

病気もせず、精神的にも充実していたら、健康とか食べもののことについて考える機会はあまりないかもしれません。「病気したおかげで添加物や農薬のことを考えることができて、感謝している」「子どものぜん息を治したいから、食べものに気をつけるようになりました」など、病気をきっかけに健康や食べものに気をくばるようになった方も多いはずです。そういう私も「アレルギーでよかった」と思える一人です。

私が食べものについて考えるようになったのは、子どもたちのアトピーがきっかけです。アトピー性皮膚炎は成長にともない形を変え、ぜん息、じんましん、鼻炎などへと移行し、アレルギーマーチといわれます。アトピーを治し、アレルギーマーチを断ち切るために除去食療法にとりくみました。四〇年も前のことです。

皆と同じものを食べることができず、「かわいそうに」といわれたこともありました。けれども、同じ悩みを持つ数家族がいっしょに勉強したり、励まし合ったり、保育園にも協力してもらいながら、除去食を続けることができました。

おかげで、子どもたちの症状は目に見えてよくなり、今では、何でも食べられるようになっています。

アトピー性皮膚炎の治療も大きく変化しました。今だったら、スキンケアだけで大丈夫だったのではと思うこともありますが、私たち家族にとって、除去食はとてもよい方法でした。

「一に養生、二に看護、三、四がなくて、五にくすり」と申します。養生の一つに、食養生があります。私たちがふだん食べている、ありふれた野菜やくだものの薬効を知り、家族の健康づくりに生かしてみてはいかがでしょうか。カゼをひいたとき、胃の調子が悪いとき、ちょっと疲れたとき、眠れないとき、何を食べたらよいでしょう。どんな手当てがあるでしょう。本章は、そんな疑問にお答えするつもりで、書きました。

また、この章では漢方薬のことについても少しふれました。漢方薬も健康保険が使えます。エキス製剤といって、インスタントコーヒーのように顆粒状になっているものなどがあります。正しく使えば十分効果があります。

医学部での漢方教育は、ほとんどの大学でおこなわれています。また、ほとんどのお医者さんが、漢方エキス製剤を処方した経験をお持ちです。どんな病気にもいろいろな治療法があるのですから、患者さんが漢方薬を希望するのも一つの選択肢だと思います。

◎漢方と食べもの

ニンジンジュースの効果を実感してから、いろいろな食べものについてもっと知りたくなり、かねてから学んでいた中国の漢方の薬物書を詳しく調べました。

まずは、そもそも「漢方ってなあに？」ということから、お話ししたいと思います。

漢方とは、「漢の方伎（ほうぎ）」のことです。方伎とは医学のこと。中国の紀元前後という古い時代に形づくられた医学で、漢方薬、鍼灸（しんきゅう）、さまざまな養生法なども含めて、漢方といいます。

漢方薬は、病気の人の症状や体格・体質、病気の原因が何かなどを考えて、数種類あるいは十数種類の生薬（しょうやく）を組み合わせた処方を用います。処方をつくるには、一つひとつの生薬についての知識や組み合わせの妙を知る必要があります。それが、漢方薬の効き目に大きく影響するからです。

漢方薬の材料になる生薬について書かれている本を本草書といいます。

中国の明の時代、一五九〇年ごろに、李時珍という医

葱 别录中品
【释名】芤纲目 菜伯同 和事草同 鹿胎〔时珍曰〕葱从囱。
故字从孔，芤脉象之。葱初生曰葱针，叶曰葱青，衣曰葱袍，茎曰葱白，叶中
【集解】〔恭曰〕葱有数种，山葱曰茖葱，疗病似〔四〕胡葱。其人间食
无子。一种汉葱，冬即叶枯。食用入药，冻葱最善，气味亦佳也。〔保昇曰〕
软美，山南、江左有之；汉葱茎实硬而味薄，冬即叶枯；胡葱茎叶粗短〔五〕，
入药用山葱、胡葱，食品用冬葱、汉葱。又有一种楼葱，亦冬葱类，江南人
上出纹如八角，故云。〔瑞曰〕龙角即龙爪葱，又名羊角葱。茎上生根，移
谓其茎柔细而香，可以经冬，太官上供宜之，故有数名。汉葱一名木葱，其
从，青白色。其子味辛色黑，有皱纹，作三瓣状。收取阴干，勿令浥郁，可
葱茎白〔气味〕辛，平。叶：温。根须：平〔三
热，伤寒汤中不得用青也。〔宗奭曰〕葱主发散，多食昏人神。〔诜曰〕葱
五脏闭绝，为其开骨节出汗之故也。〔思邈曰〕正月食生葱，令人面上起游
入。〔张仲景曰〕生葱合枣食，令人病；合犬、雉肉食，多令人病血〔三〕。
治〕作汤，治伤寒寒热，中风面目浮肿，能出汗。本
安胎，归目益目睛，除肝中邪气，安中利五脏，杀
主天行时疾，头痛热狂，霍乱转筋，及奔豚气、脚
大明 通关节，止衄血，利大小便。孟诜 治阳明下痢、
除风湿，身痛麻痹，虫积心痛，止大人阳脱，阴毒
溺血，通乳汁，散乳痈，利耳鸣，涂猘犬伤，制蚯
〔发明〕〔元素曰〕葱茎白，味辛而甘平，气厚味薄，升也，阳也。入手太阳

者が『本草綱目』という膨大な本を著しました。この書物の中には、古い時代の文書、李時珍が土地の古老などから聞いて新しく発見した薬効なども書かれています。「民間薬」といわれるものの中には、『本草綱目』に書かれているものがたくさんあります。

野菜やくだものの薬効を調べるときには、『本草綱目』の記載がとても役に立ちます。たとえば、ネギについて見てみると、カゼの頭痛、のどの腫(は)れ、妊娠中の激しいカゼ、切迫流産、リウマチや神経痛の痛み、鼻血、耳鳴りなどを治し、大便小便の出をよくする、乳汁分泌をうながすなど、たくさんの効能・効果が書かれています。

漢方と同じように、植物などを用いるハーブも人気です。ハーブはヨーロッパの伝統医学の薬物です。漢方の生薬である桂皮(けいひ)はハーブの名前ではシナモン、茴香(ういきょう)はフェンネル、鬱金(うこん)はターメリック、丁子(ちょうじ)はクローブ、薄荷(はっか)はミントになります。

中国、インド、ギリシャ、エジプト、ローマなどの古代文明の発達したところには、それぞれ発達した医学がありました。「ドイツにも漢方薬があった」なんて驚いて書いている人もいるくらいです。

漢方やヨーロッパの伝統医学の薬物書には、野菜やくだものなどの薬効がたくさん書かれています。

八百屋さんで売られている野菜やくだものは「台所ハーブ」であり、「キッチン漢方」でもあります。

カゼに効く

カゼは万病のもとといいます。無理をしてこじらせないように、安静を心がけましょう。もし家族のだれかがカゼをひいたら、愛情いっぱいの手当てで、治る力を助けてあげてください。医学・医療の進歩とは別に、家庭での病気に対応する力は、大切に育てていきたいものです。

ストレスがもとのカゼに……ユズ

ユズの皮や果肉にはピネン、リモネンなどのたくさんの精油が含まれており、目に見えない「気」のめぐりをよくします。そして、発汗をうながす、せきをしずめる、胃腸の働きを活発にするなどの働きがあります。カゼをひいたら、ユズの皮を細かく刻み、ショウガのしぼり汁やハチミツなどを加え、熱湯を注いで飲みましょう。ミカンやその他の柑橘類(かんきつるい)にも同様の働きがあります。

せきやおなかのカゼに……レンコン湯

夏が暑いと、秋から冬にかけておなかのカゼがはやります。夏に飲んだ冷たい飲みものや食べもので胃腸が弱っているからです。いわゆる吐き下しのカゼにはレンコン湯がよく効きます。レンコンは胃腸の働きをよくしたり下痢を止めたりするほか、ひどいせきや痰(たん)にも効果があります。

ゾクゾク寒気がしたら……ネギ・ショウガ

私が小学生のころは、首に白い布を巻いた人たちをよく見かけたものです。のどが痛いとき、母は縦(たて)割りにしたネギをストーブの上でしんなり焼いて、布や真綿にくるみ首に巻いてくれました。

ネギは食べても飲んでも、外用にもなるカゼの妙薬。カゼの初期にはネギみそスープがおすすめです。ネギ一～二本をみじん切りにしたら、小さじ一～二杯のみそを入れて熱湯を注ぎます（つくり方は四二頁）。体が温まり、気持ちよく発汗してカゼが飛んでいきます。お好みで削り節、梅干し、おろしショウガなどを加えても。

すりおろしたショウガに黒砂糖やハチミツなどを加え、熱湯を注いで飲むのがショウガ湯。漢方薬や新薬の解熱剤といっしょに飲むと、くすりの効果をさらに強くします。薬味いっぱいの雑炊やうどんをすって、暖かくして休みましょう。

ショウガ湯のつくり方（1人分）

◉用意するもの

ショウガ…小さじ2（おろし汁）

黒砂糖かハチミツ……………適量（お好みで）

◉つくり方

① ショウガのおろし汁に黒砂糖かハチミツを加える。
② 熱湯（分量外）を注ぐ。

レンコン湯のつくり方（1人分）

◉用意するもの

レンコン……3～5cm
ショウガ……1かけ
吉野クズ…小さじ1
熱湯………150mℓ
ハチミツ・しょうゆ・塩（お好みで）

◉つくり方

① レンコンは皮ごと金属でないおろし器ですりおろし、ガーゼまたはふきんでしぼり、おろし汁をつくる。ショウガのおろし汁1～2滴を加える
② ①に吉野クズを入れ、よく練る。
③ 熱湯を加え、透明になるまで手早くかきまぜる。

＊1日2回くらい飲む。せきが出るときにもおすすめ。

熱が高いとき……豆腐湿布

お子さんが高熱を出したときに、ぜひ試していただきたいのが豆腐の湿布です。解熱剤によるショックや脳炎などが問題になっている今、副作用の心配がなく、簡単にできる手当てとして見直されつつあります。

つくり方は、まず豆腐半丁をまな板ではさんで水切りし、すり鉢ですりつぶします。まな板のかわりにお皿で重石（おもし）をするか、すり鉢がなければ手でつぶしても。それに一〇円玉くらいの大きさのショウガをすりおろしてまぜ、小麦粉少々を加えます。ガーゼや手ぬぐいなどに約一センチの厚さにのばし、くるむようにして額に載せたり、わきの下にはさんだりします。

カゼの特効薬……梅醤番茶・クズ湯

カゼのときは梅醤番茶（うめしょうばんちゃ）がおすすめです。まず梅干しのタネをとり去り、梅肉を突きくだいて練ります。次にしょうゆをお好みの量加えてさらに練り、ショウガのおろし汁を二滴たらし、熱い番茶をかけたらでき上がりです。

子育て中、冬の寒い日には吉野クズでつくったクズ湯を楽しんだものです。子どものころにカゼをひくとつくってもらったクズ湯の味が、今でも忘れられません。吉野クズはふだんの料理にも使うので、片栗粉と並べて常備しています。

クズ湯のつくり方（1人分）

◉用意するもの

吉野クズ…… 小さじ1
水………… 100〜200mℓ
和三盆糖…… 適量

◉つくり方

① 小鍋に吉野クズ、水、和三盆糖を入れてよくまぜる。
② かきまぜながら中火で加熱し、とろみがついて透明になったらでき上がり。

＊寒い日に、ゾクッとしたときに飲む。

カゼの漢方薬

カゼの漢方薬は、おもに症状や体格・体力によって選びます。細菌やウイルスの強さや勢いで選ぶこともあります。大切なことは体温が高いか低いかではなく、熱感があるか寒気がするかです。葛根湯、銀翹散、香蘇散、小青竜湯などは、錠剤やエキス剤を救急箱に常備しておくとよいでしょう。

葛根湯（かっこんとう）

発熱、寒気、肩こりがあるカゼに

比較的体力のある人のカゼの初期に用いる。自然発汗がなく、頭痛、発熱、寒気の症状が激しく、鼻が詰まる、うなじ（首のうしろ側）や肩のこりがある場合。発汗・解熱・鎮痛の働きが強い。慢性的な肩こりにも用いる。

麻黄湯（まおうとう）

発熱、寒気、関節痛があるカゼに

比較的体力のある人のカゼの初期に。自然発汗がなく、頭痛、発熱、寒気の症状が激しく、鼻が詰まる、せきが出る、腰や手足の関節が痛むときに。インフルエンザや、乳幼児のカゼで鼻が詰まって鼻呼吸ができない場合にも使用される。

銀翹散（ぎんぎょうさん）（銀翹解毒散®、天津感冒片®など）

発熱があり、のどが痛むカゼに

カゼの初期で、高熱、頭痛、赤ら顔で、寒気が少なく、目の充血、口の渇き、舌の先が赤い、口内炎、のどが腫れるなどの症状がある人に効果がある。中国ではポピュラーなカゼぐすり。日本でもエキス製剤などが市販されている。

香蘇散（こうそさん）

胃腸が弱く、神経質な人のカゼに

ふだんから胃腸が弱く、抑うつ傾向のある人のカゼの初期に。食欲不振、軽い寒気、発熱がある場合。葛根湯など麻黄の入った処方が使えないタイプの人に。処方を構成する薬物の蘇葉（そよう）はシソの葉、陳皮はミカンの皮、生姜（しょうきょう）はショウガ。

麻黄附子細辛湯（まおうぶしさいしんとう）

冷えが強く、体力のない高齢者に

比較的体力の低下した人のカゼの初期や長引くカゼに。高齢者や虚弱体質の人で、微熱があっても熱感がなく、寒気を強く感じる人のカゼで、頭痛、せき、のどの痛み、関節の痛みにも用いる。体を温める附子が使用されている。

小青竜湯（しょうせいりゅうとう）

冷えがある人のくしゃみ、鼻水に

体力中等度で、くしゃみが出て、水のような鼻汁、鼻詰まり、水っぽい痰が出るときに。アレルギー性鼻炎、アレルギー性結膜炎、気管支喘息などに繁用される。みぞおちのあたりでチャポチャポと音がするタイプの人に。花粉症にも応用される。

カゼの予防に温灸を

コンビニに温灸コーナーが登場！　若い女優さんも「温灸にはまっています」と。それだけ疲れているのかなぁ、なんて心配にもなりますが、温灸がブームになりつつあります。ゾクッときたら大椎に温灸をしましょう。病気予防や、カゼの初期にも大椎のお灸は効果があります。足の三里のお灸も健康灸です。ピンピンコロリのツボともいわれる足三里にお灸をすると自然治癒力が増し、カゼをひきにくくなります。ツボのあたりをドライヤーやカイロで温めても。

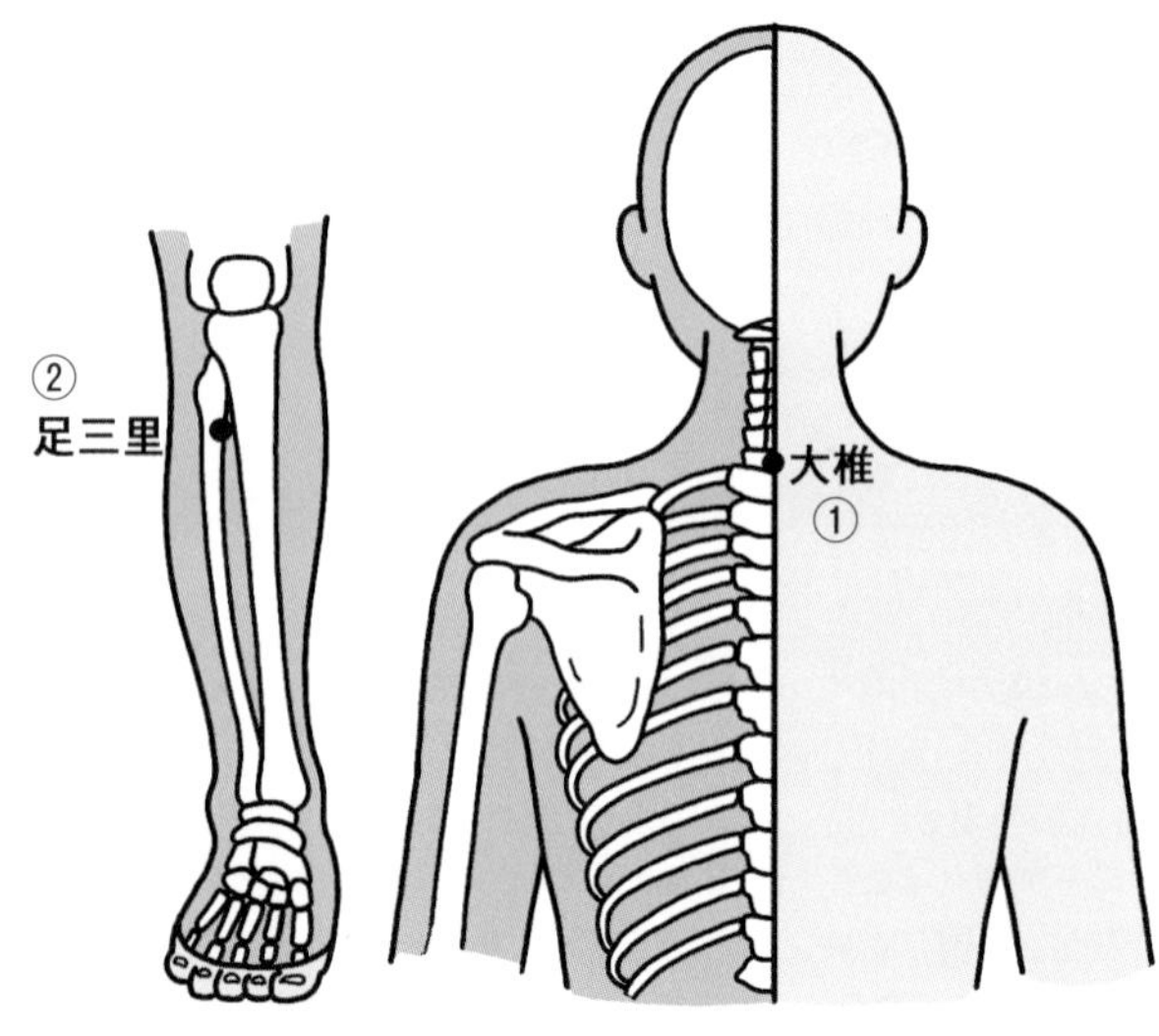

①**大椎**：首を前に曲げたときに出る大きな骨の下のくぼみ

②**足三里**：むこうずねの外側を下から上にさすり上げ、指の止まるところから指2本外側

プラスα

私がセルフケアに使っているのは、カマヤミニ®です。円筒灸ともいわれ、紙筒の中にもぐさが入っています。温度は45℃くらいのあまり熱くない「弱」を使っています。空間があるので、もぐさが直接皮膚に当たることはありません。

ツボについては鍼灸師等にご相談を。お灸の仕方は、メーカーのホームページに詳しく書いてあります。また、動画で紹介もされていますので、参考になさってください。

胃を快適にする

たかが胃と思われがちですが、漢方の世界では胃の不調が長いあいだ続くと、ぜん息や生理不順、腰痛などの原因にもなると考えます。胃の働きを悪くする3つの要素、①甘いもの ②油っこいもの ③冷たいもののとりすぎには、くれぐれもご注意ください。

胃・十二指腸潰瘍に……キャベツ・レンコン・ジャガイモ

胃・十二指腸潰瘍の妙薬としてよく知られているのが、キャベツとレンコンとジャガイモです。薬効は同じでも各効果のしくみは違います。

キャベツが潰瘍に効くのは、胃や十二指腸の粘膜のただれを修復するビタミンU（キャベジン）という、めずらしいビタミンが含まれているからです。また、出血を止めるビタミンKも含まれているため、潰瘍の傷口が早くふさがります。

レンコンは胃壁を丈夫にして潰瘍の修復をします。

太めの千切りにしたキャベツをポリ袋に入れ、削り節、塩昆布、梅肉、みそ、ポン酢などを入れてよくまぜて冷蔵庫で保存すると、常備菜になります。汁けをしぼって食べます。キャベツ・レンコン・ジャガイモを煮たり、炒めたりして毎日の食事にとり入れ、胃を守りましょう。

食べる消化薬……ダイコン・カブ

母のみそ汁には、いつも野菜がたくさん入っていました。幼いころは、ダイコンを食べなかった日はおそらくなかったように思います。ダイコンはスズシロ、カブはスズナと呼ばれ、「春の七草」でもあります。七草がゆは、お正月のごちそうでくたびれた胃腸をホッとさせてくれますね。

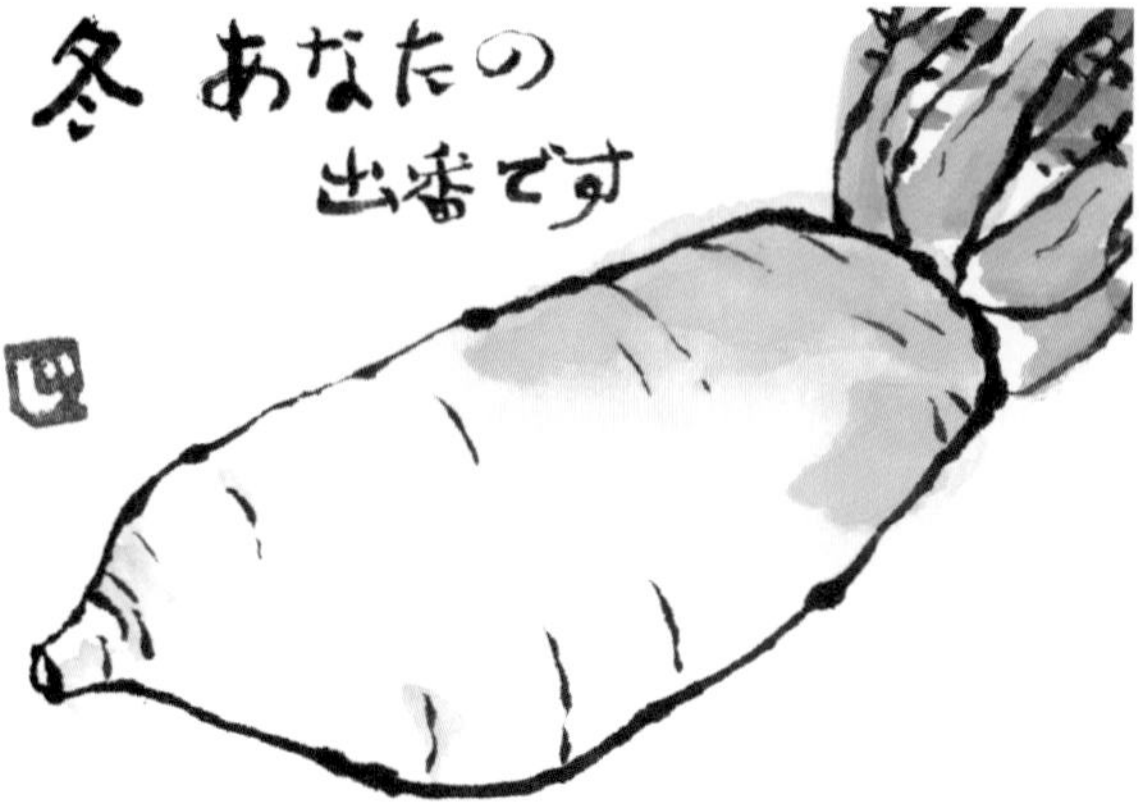

ダイコンやカブにはアミラーゼ（ジアスターゼ）などの消化酵素が多く、消化を助け、くたびれた胃腸をととのえてくれます。天ぷらや焼き魚などに大根おろしを添えるのも、消化を助けて胃もたれを予防する効果があるからです。おまけに肝臓や胆のうの働きもよくなるので、たくさん食べたいものです。

吐き気止め……ショウガ

つわりで吐き気がひどいときや食欲が落ちて体力がなくなったときは、おかゆやみそ汁にショウガ汁を数滴たらしましょう。「吐き気止めの聖薬」とも呼ばれ、嘔吐を止める働きが際立っています。また、消化液の分泌も盛んになります。精神安定作用もあるので、気分も楽になります。

ヒネショウガをスライスして乾燥させたものをかじっても効果が出ます。

「ショウガない」日がないように常備すると、いざというとき役立ちます。

食欲増進剤……ブドウ酒・梅酒

食欲を増し、胃を丈夫にするのがブドウ酒や梅酒。食前に飲むと消化液の分泌がよくなります。胃弱、胃下垂などでなかなか太れない人に向いています。アルコールが苦手な方は、ブドウの果実を食べたり、少量の果汁を飲んだりしましょう。

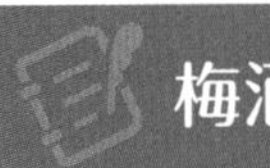

梅酒のつくり方

◉用意するもの

青ウメ…………… 1kg
氷砂糖 ………… 400g
焼酎(35度)……… 1.8ℓ
密閉保存ビン … 4ℓ用

◉つくり方

① 丈夫な竹串でウメのヘタをとる。
② ①をよく洗い、水気をガーゼでていねいに拭きとる。
③ ②を消毒した密閉保存ビンに入れ、氷砂糖、焼酎を加え、冷暗所で3カ月〜1年ほど保存する。

*1日2回、1回30mℓほど飲む。ウメは、保存ビンに入れたままにし、1年経ったらとり除く。

芳香性健胃剤……ミカン

よい香りは気分をさわやかにしてくれます。気のめぐりがよくなると、胃の働きも活発になります。そのような働きがあるのが、ミカンなど柑橘類(かんきつるい)の皮です。なるべく無農薬で新鮮なミカンを選び、皮を細かく刻んでティーポットに入れ、熱湯を注いでフタをします。五分くらいたったら茶濾(こ)しで漉し、カップに分けて飲みます。好みに合わせて、ハチミツなどで甘みをつけるのもよいでしょう。

胃を快適にする漢方薬

漢方の胃薬は保険適用のもの、市販されているものなどが多数あります。食欲がない、吐き気がする、胃が痛い、不安が強いなどのときに、漢方では体格・体力と症状に合わせて処方を選びますが、日本の気候は湿度が高いため、水分代謝が苦手でむくみやすい、水毒（すいどく）体質と呼ばれる人が多くいます。水分代謝をよくする漢方薬がおすすめです。

安中散（あんちゅうさん）

やせ型で体力のない人の胃痛に

胸焼けにも用いる。延胡索（えんごさく）という生薬（しょうやく）は、胃潰瘍の痛みや生理痛などにも効果があるほど鎮痛作用が強く、即効性がある。茴香（ういきょう）はハーブの名前ではフェンネルと呼ばれる。腹部の血流を改善し、ガスなどによる腹部膨満感に効果がある。

柴胡桂枝湯（さいこけいしとう）

消化器系の多様な訴えがある人に

胃潰瘍、十二指腸潰瘍、胆のう炎、胆石、腹痛などに使用される。胸脇（肋骨弓下部）の苦満感、抵抗、圧痛がある場合。精神不安、不眠をともなう場合にも。長引くカゼで、頭痛、寒気、関節痛、食欲不振がある場合にも用いる。

半夏厚朴湯（はんげこうぼくとう）

気分がふさぐ人の、のどの異物感に

体力中等度以下で、のどや食道のあたりに何かが引っかかった感じがある人に用いる。神経性胃炎、つわり、せき、しわがれ声、眠れない、動悸などを訴える人に使用。みぞおちのあたりでチャポチャポと音がするのも目安になる。

半夏瀉心湯（はんげしゃしんとう）

みぞおちがつかえ、げっぷが出る人

体力中等度で、おなかがゴロゴロ鳴る、吐き気、嘔吐、食欲不振、下痢、軟便などがある場合。不安や不眠などをともなう場合にも。二日酔い、胸やけ、口内炎など、消化器の上から下までの症状に用いる。

平胃散（へいいさん）

食べすぎによる胃もたれ、下痢に

体力中等度の人で、食べすぎで胃もたれし、腹部膨満感、下痢、食欲不振などのときに。水分代謝が苦手な水毒体質の人の暴飲暴食による急性胃炎に用いる。処方を構成する薬物の陳皮（ちんぴ）はミカンの皮、大棗（たいそう）はナツメ、生姜（しょうきょう）はショウガ。

胃のツボ療法

指圧の治療で、患者さんの手や足のツボを押しているとき、胃腸がグーグーと鳴ることがしばしばあります。患者さんは頬を赤くしたり、恥ずかしそうにされたりするので、「胃腸の音は体調がよくなる証拠です」とお話しします。ツボ療法は、手足のツボを遠隔操作して、内臓の働きまで変えてしまう優れもの。知っていると便利です。胃腸の調子をととのえる代表的なツボは足三里（あしさんり）と中脘（ちゅうかん）。どちらも手が届くところにあるツボなので、指圧も温灸も自分でできます。

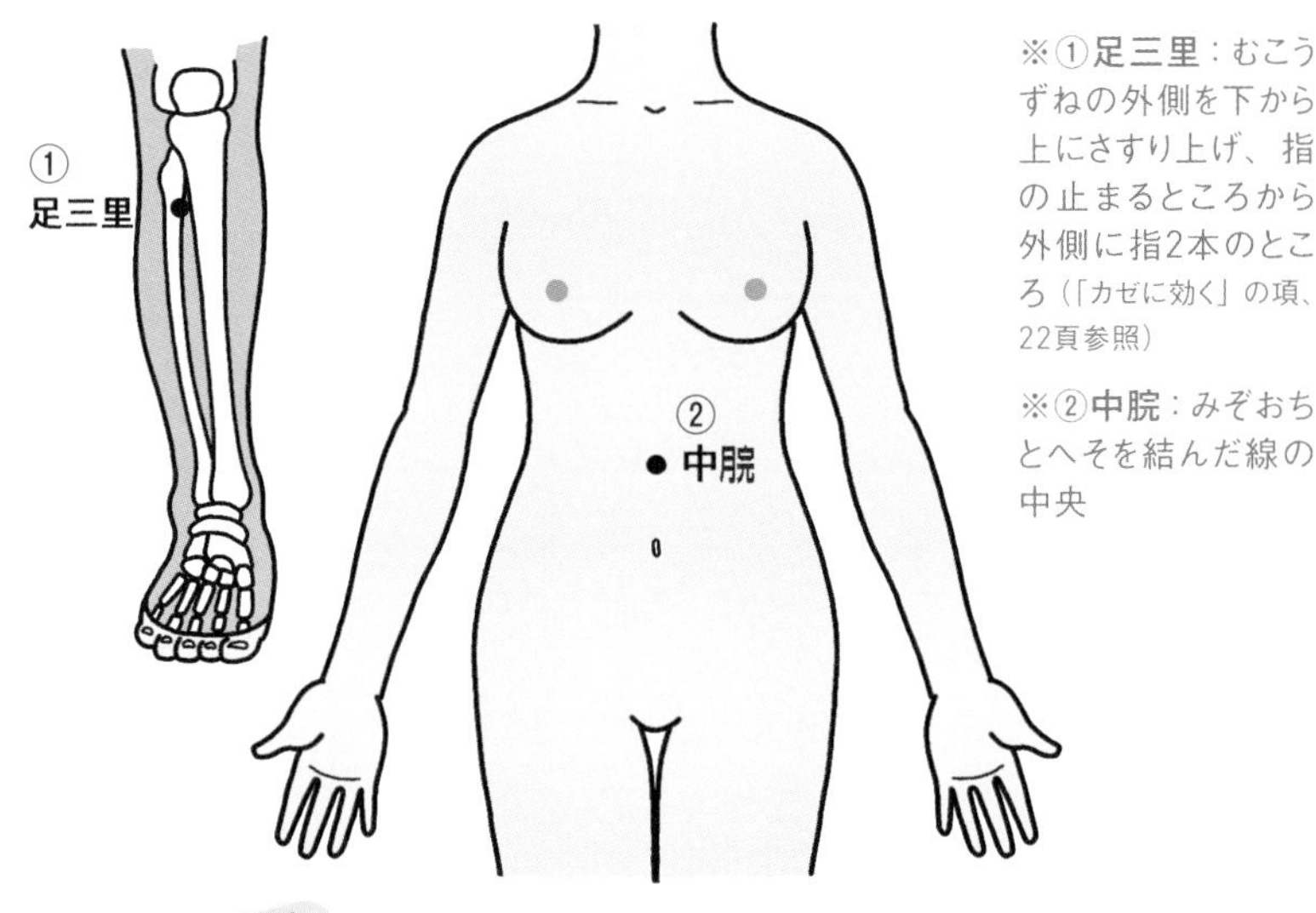

※①足三里：むこうずねの外側を下から上にさすり上げ、指の止まるところから外側に指2本のところ（「カゼに効く」の項、22頁参照）

※②中脘：みぞおちとへそを結んだ線の中央

プラスα

中国の人たちは冷たい飲みものをあまり飲みません。ビールもほとんどは常温で飲みます。日本人の旅行者には冷たいビールを用意してくれますが、凍ったビールが出てきたときは驚きました。若者も小さな水筒を持ち歩きます。中に入っているのは、茶葉にお湯を注いだもので、透明な水筒からは茶葉が動くのが見えます。中国の人たちはおなかを冷やしてはいけないと、子どものときからきびしく教育されているようです。

血圧や動脈硬化に効く

血圧が高いからといって、自覚症状があることはあまりありません。けれども、高血圧が長いあいだ続くと動脈硬化になったり、脳卒中や心臓病などの重大な病気を引き起こしたりする危険があります。ですから、ふだんから血圧をよい状態に保つことが大切なのです。

ストレスで血圧が高くなる人に……セロリ・セリ

責任感が強く、バリバリ仕事をし、イライラ、セカセカ、いつも突っ走っているアナタ。さわやかな香りと独特の歯ごたえのセロリでリラックスしてください。

セロリには鎮静作用があり、しかもそれ自体に血圧を下げる成分が含まれているので、心が落ちつき、血圧も安定します。さらに、動脈硬化のもとになる血中のコレステロールを下げる働きもあり、好都合です。

サラダはもちろん、ジュースにしてもおいしく飲めます。鶏(とり)ガラや豚肉といっしょに煮込むと肉の臭みも消え、おいしくて高血圧症にもよく効くスープになります。豚肉とセロリの炒めものは、高血圧の方向けの一品です。株ごとお料理してみませんか。

セリにも同様の薬効があります。お浸しやお吸いものの具にして食べましょう。

リンゴの産地には高血圧症が少ない

ヒトの血液の中のナトリウムやカリウムは、いつもほぼ一定に保たれています。塩辛いものをたくさん食べると、それを薄めるために水分が欲しくなり、血管の中の水分もふえるので血圧が高くなります。そんなとき、カリウムの多い食べものを食べると、体内の過剰なナトリウムが尿として体の外に出て、高血圧や脳出血の予防になります。また、食物繊維（しょくもつせんい）はコレステロール値を下げ、結果として血圧によい影響が出てきます。

リンゴはカリウムや食物繊維の豊富なくだもので、いわゆる生活習慣病予防の妙薬です。

友人にも毎日リンゴを食べている人たちがふえてきました。

Advice

日本人の3人に1人が高血圧だといわれています。自分が高血圧だということを知らない人も多く、原因を調べて対応している人は少ないのが現状です。降圧剤を服用中の方は自己判断で中断するのは危険です。塩分を控えた食事や運動など日常生活における養生をする中で、くすりをやめられる場合があります。

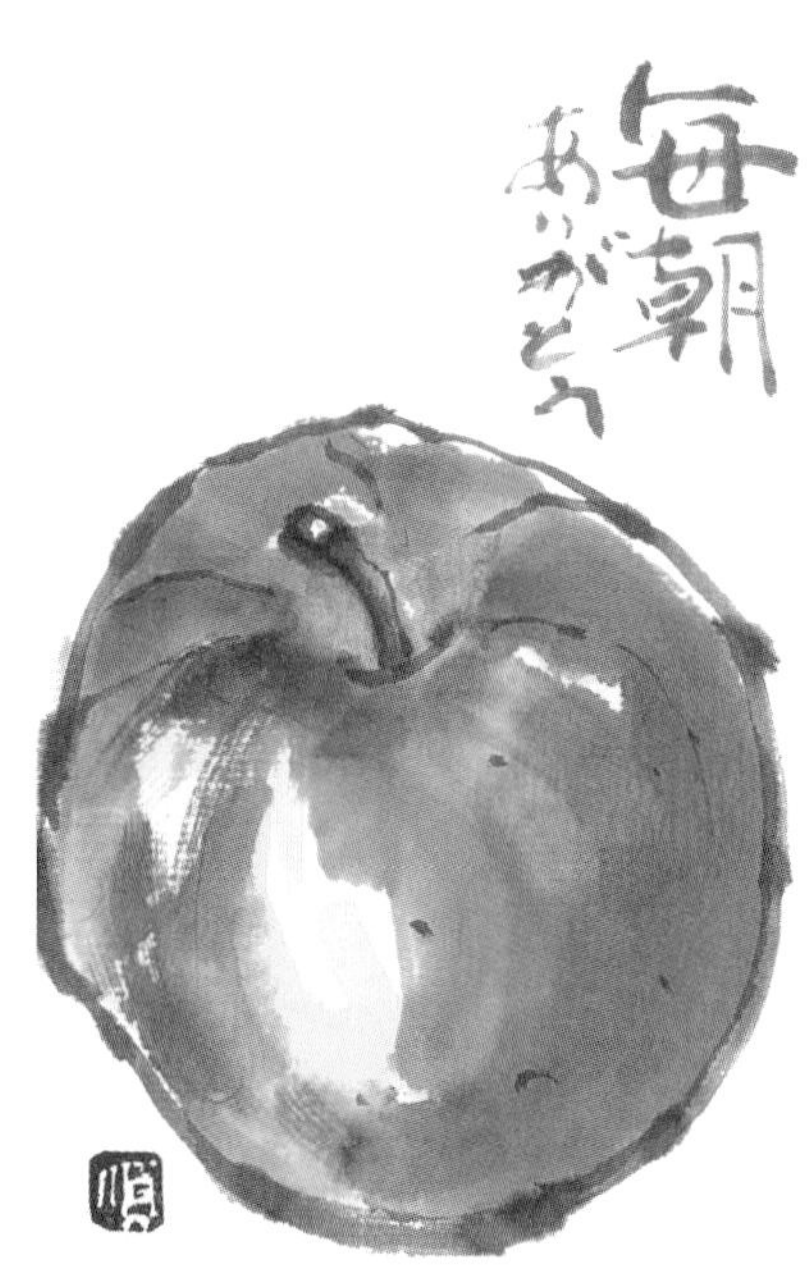

血管を丈夫にする……トマト

丈夫な血管をつくることも高血圧や動脈硬化の予防につながります。この働きが顕著（けんちょ）なのがトマト。一〇〇年前までは観賞用でした。

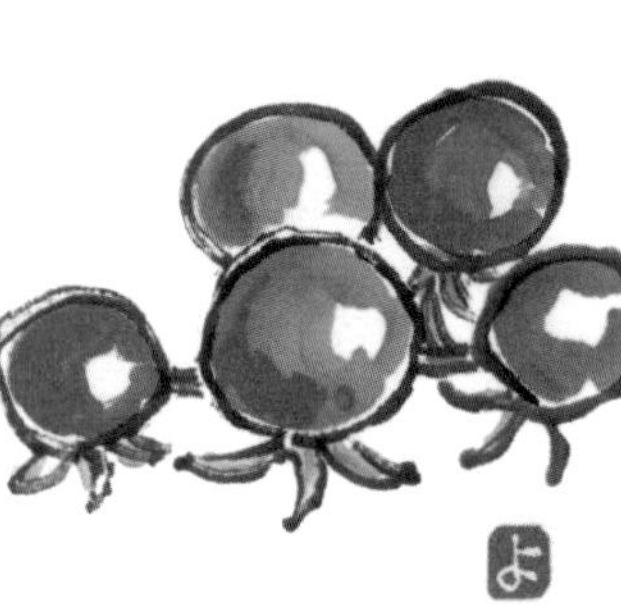

トマトにはビタミンCやビタミンPなどが含まれており、ともに血管を丈夫にし、動脈硬化や高血圧を予防します。また、眼底出血の予防などにも有効です。

中国の病院では、高血圧患者にトマトを食べさせる食餌（しょくじ）療法もおこなわれています。

動脈硬化の予防薬……タマネギ

コレステロールは成長ホルモンや性ホルモンの大事な原料になるため、成長期には欠かせないものです。とはいえ、中年になっても若いころと同じ食生活をしていたのでは、いわゆる生活習慣病のもとになりかねません。

タマネギにはコレステロールを掃除し、血管の弾力を増す働きがあります。昔からタマネギの茶色の薄皮を煎じた液には血圧を下げる働きがあることが知られていますが、タマネギを食べるだけでもその効果は得られます。また、血小板が固まるのを防ぐので、心筋梗塞や脳梗塞などにもなりにくくなります。

肉料理などの高脂肪食にはタマネギを組み合わせて食べましょう。スライスしたら三〇分ほど常温で放置し、削り節、しょうゆ、ゴマ油などで調味して食べましょう。また、タマネギとニンニクのみじん切りを炒めてスープにすると、大量に摂取できます。カレーにもみじん切りのタマネギをたくさん入れましょう。

高血圧に用いる漢方薬

漢方薬には、新薬の降圧剤のようにすぐに血圧を下げる働きはありません。肥満型か痩せ型か、かた太りか水太りか、体力があるかないか、胃腸の働きはどうかなど、いろいろな体質・体力を考え、処方を選びます。全身の調和がととのうと、血圧が安定してきます。長い期間服用しても、血圧が下がりすぎることはありません。

黄連解毒湯（おうれんげどくとう）

赤ら顔でイライラする人の高血圧

体力中等度以上で、顔が赤く、のぼせぎみで、精神不安、不眠、イライラなどの精神神経症状を訴える場合に用いる。胃炎で胃のあたりにつかえ感がある場合。喀血、吐血、下血などの出血をともなう場合。使用される山梔子（さんしし）はクチナシの果実。

柴胡加竜骨牡蛎湯（さいこかりゅうこつぼれいとう）

心臓がドキドキし、神経過敏な人

比較的体力があり、心臓のあたりがドキドキする、頭痛、頭が重い、めまい、肩こりがある場合。へその近くの動脈が強く脈打つ感じがある場合。精神不安、不眠、イライラなどの精神症状がある場合。牡蛎（ぼれい）はカキの殻で、精神神経症状に効果がある。

釣藤散（ちょうとうさん）

中高年で、早朝の高血圧に

体力中等度以下で、朝目覚めたときや午前中に頭痛がひどく、目まで痛む場合。肩こりがひどく首のうしろまでつっぱる感じ、めまい、耳鳴り、のぼせ、不眠、眼球結膜の充血などの症状がある場合。生薬の釣藤鉤（ちょうとうこう）はカギカズラのトゲ。

七物降下湯（しちもつこうかとう）

最低血圧がやや高めの人に

虚弱体質で疲れやすく、下半身の冷え、頻尿傾向があり、皮膚は軽度に乾燥している場合。高血圧にともなうのぼせ、頭が重い、肩こり、めまいなどの症状に。眠れないなどの症状がない人に。胃腸が丈夫で食欲のある人に用いる。

真武湯（しんぶとう）

四肢が冷え、胃腸疾患がある人

新陳代謝が低下して体力虚弱で、全身倦怠感を訴える場合。手足が冷えて、下痢、腹痛をともなう場合。胃下垂、胃腸疾患。めまい、からだがゆれる感じがする、心悸亢進（しんきこうしん）をともなう場合。高血圧症、低血圧症に使う場合がある。体を温める附子（ぶし）を配合。

腫(は)れもの、打ち身・ねんざに効く

足をくじいたとき、おできができたときなど、昔はジャガイモの湿布をしたり、庭の薬草を貼ったりするなど、家庭で手当てをしたものです。今はスマートなパップ剤や抗生物質もありますが、家庭療法の効果も見逃せません。腫れものや打ち身・ねんざなどに効く食べもののお話です。

腫れものに ……… ゴボウ

「腫れものの霊薬」と呼ばれるほど優れた効果がある野菜がゴボウです。おできや吹き出もの、のどの腫れなどには、根を煎じて飲みます。おできには葉を貼ったり、根のしぼり汁を患部に直接つけたりします。また、煮もの、きんぴらゴボウ、野菜スープ、みそ汁などに入れ、少量ずつ毎日食べると体質改善につながります。

よく腫れものができる方や授乳中の方は、ゴボウの果実（一般的にはタネと呼ばれる）を常備すると便利です。カラ煎(い)りし、一日一〇～三〇粒くらいをかじって飲みます。その働きはあたかも「食べる抗生物質」のようです。

ゴボウの果実は牛蒡子(ごぼうし)といい、漢方薬などを扱っている薬局や自然食品店、ハーブのお店などに相談すると買うことができます。牛蒡子をポリ袋に入れて冷凍すれば、長く保存できます。

自然治癒力を増す……玄米

玄米も腫れものによい食べものの一つで、ビタミンやミネラルが豊富に含まれています。それが体の新陳代謝を盛んにし、自然治癒力がアップします。また、食物繊維も多いため、便通もよくなって解毒作用も増します。その結果、血液がきれいになり、腫れものなどもできにくくなります。

体調が悪くて玄米を食べるときは、五〇回くらいは噛(か)みたいですね。よく噛むと、唾液やそのほかの消化液の分泌もよくなり、自然治癒力が満ちあふれてきます。体調のよいときは、噛む回数にそれほどこだわらなくても大丈夫です。毎日でなくても、たまには玄米がゆや玄米スープなどにして食べてみてください。

Advice

おできや吹き出ものは、体が疲れたときや睡眠不足のときなどにひどくなりがち。大切なのは、ふだんの養生です。まずは体を休め、生活リズムをととのえましょう。また、おいしいごちそうを食べすぎたあとには、粗食が一番のくすりです。おできができたときには、ナッツ類やコーヒー、甘いものなどを控えましょう。

玄米スープのつくり方（つくりやすい分量）

① 玄米半合を洗ってザルで水を切り、6時間ほど乾かす。
② フライパンで、中火でキツネ色になるまで約20分煎る。
③ ②に水（約1ℓ）を加え、中火にかける。煮立ったら弱火にして20～30分くらい煮る。
④ ガーゼでしぼってスープを飲む。カスは雑炊などに利用しても。

＊自然塩で味をつけ、1回180㎖を1日2回飲む。昆布、梅干しを入れて煮てもよい。

打ち身・ねんざに……サトイモ湿布

小学二年生のころでした。大人用の自転車を持ち出しては乗ろうと挑戦していた私。転んでは青アザをつくり、母のサトイモ湿布のお世話になったものです。

サトイモには消炎作用があり、優れた湿布薬です。打ち身、ねんざ、歯の痛み、ひょう疽、のどの腫れ、耳下腺炎、乳腺炎などのほか、さまざまな炎症に有効です。

では、サトイモ湿布のつくり方をご紹介しましょう。サトイモの粉の市販品もあるので、常備しておくと便利です。

サトイモ湿布のつくり方

① 皮を厚めにむいたサトイモをすりおろし、等量の小麦粉を入れ、サトイモと小麦粉を合わせた量の約1割のショウガのすりおろしを加える。
② すり鉢に①を入れて、よくまぜる。
③ ②を木綿の布に3～5㎜の厚さにのばし、患部に湿布する。

＊かぶれ予防には皮膚に直接当たらないように布を1枚当てたり、患部にゴマ油をぬったりする。

わが家の常備薬　タイツコウ

野菜やくだものではありませんが、腫れもののところでぜひ紹介したい軟膏があります。中国の宋の時代というとおよそ一〇〇〇年も前になりますが、政府は国中のよく効くくすりを集め、世界で初めての協定処方集である「薬局方」をつくりました。そこに載っている漢方のぬりぐすりを復元したのが、タイツコウ（神仙太乙膏）です。

タイツコウには七種類の生薬が用いられています。炎症の熱をとる、痛みに効く、肉芽形成をうながす、血液の循環を改善する、殺菌の効果があるなどが、うまく組み合わさった処方になっています。これらの生薬をゴマ油で抽出し、ミツロウをまぜて軟膏にしてあります。

わが家の子どもたちは、赤ちゃんのときのおむつかぶれから始まって、湿疹、切り傷、すり傷、ひょう疽、やけど、口内炎など、ずいぶんお世話になりました。

とくに、やけどでは貴重な体験をしました。自分でお茶を淹れようとした長女が誤って大腿部にお湯をかけてしまい、直径一〇センチより大きいやけどをしました。痛みがなくなるまで水で冷やしましたが、大きな水ぶくれができてしまいました。そこで、ガーゼにたっぷりとタイツコウをぬり、毎日とりかえました。すると、傷が深い部分から治り、最後に表面がきれいになりました。

驚いたことに、やけどの痕はまったく残りませんでした。

今、モイストヒーリング（湿らせて治す療法）が注目されています。傷口を乾燥させず、傷口から出る浸出液で治すという考えに基づくものです。タイツコウの傷の治し方はまさにモイストヒーリング。しかも傷口を治すさまざまな働きがあり、昔の人の知恵はスゴイと感心させられます。子育てには欠かせない常備薬です。

打ち身・ねんざの漢方薬

漢方では打ち身やねんざ、骨折でも外科的な処置といっしょに漢方薬を内服します。古い血が滞（とどこお）ったり、血液がドロドロしていたりすることを瘀血（おけつ）といいます。打撲などによる内出血なども瘀血と考えます。そのままにしておくと血栓ができて、脳梗塞や心筋梗塞などの原因になるため、ケガの場合も血への対策が大事です。

桂枝茯苓丸（けいしぶくりょうがん）

内出血がある人の打撲

本来、体力中等度以上の人に用いる処方であるが、打撲の場合は、体格・体力に関わらずこの処方を用いることがある。とくに広い範囲の皮下出血があり、紫色になり、腫れがひどい場合に用いる。血の滞りをなくす処方。

桃核承気湯（とうかくじょうきとう）

打撲などで腫れと痛みが強い場合

体格・体力が充実し、便秘のある人のねんざ、打撲などで腫れと痛みが強い場合に用いる。会陰（えいん）を強く打った場合にも。頭痛、めまい、肩こりの症状をともなう場合。不眠、不安、手足の冷えなど精神神経症状をともなう場合。月経不順などがある場合にも。

通導散（つうどうさん）

便秘がある人のひどい打撲に

体格・体力が充実し、便秘のある人のねんざ、打撲に。みぞおちのあたりが苦しく、桃核承気湯に比べ、のぼせ、頭痛、不安、不眠などの精神神経症状が激しい場合。めまい、肩こりなどをともなう場合。下腹部の抵抗、圧痛も目安に。

治打撲一方（ぢだぼくいっぽう）

打撲による腫れや痛みに

江戸時代の医師、香川（修庵）家に伝わる処方で、打撲やねんざで、患部が腫脹、疼痛し、症状が長引く人に用いる。打撲による出血で、時間の経過とともに青アザができたときに血の滞りをなくして、血流を改善する働きがある。

糖尿病に効く

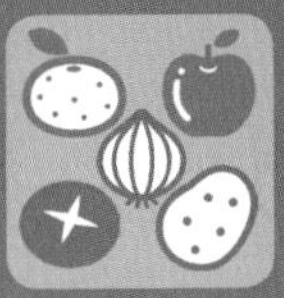

糖尿病は、患者数も予備軍もどんどんふえ、国民病といわれるほど身近になりました。この病気は、インスリンというホルモンが分泌されなかったり、不足していたり、インスリンの働きが十分でなかったりするために起こります。糖尿病の方におすすめの食べもののお話です。

足腰を丈夫にする……………ヤマイモ

俗に「足腰が弱る」といいますが、足腰は老化の指標でもあります。糖尿病になると若くても足腰に力が入らなくなったり、足の指先の感覚がマヒしたりすることもあります。

糖尿病に用いられることで有名な八味丸や六味丸という漢方薬の中には、山薬という名前でヤマイモが入っています。生のヤマイモを切り、乾燥させたものです。ヤマイモを常用すると、足腰がシャンとするだけでなく、口の渇き、多尿、頻尿、白内障などの糖尿病の症状にも有効です。また、耳や目の働きをよくし、とくに高齢のために低下した視力の回復に役立ちます。「麦とろ」と親しまれているように、とろろには麦ごはんがよく合います。どちらも糖尿病によい食べものです。ヤマイモを細く切って二杯酢で食べたり、煮ものにしたりしてもおいしいですよ。ヒジキ煮などが残ったら、すりおろしたヤマイモにまぜて油で揚げてみましょう。

糖尿病の妙薬……タマネギ

糖尿病の方におすすめなのが、タマネギをたくさん食べる方法です。

タマネギを半個くらいスライスし、削り節としょうゆで食べたり、さっぱり系のドレッシングでサラダにしたりします。大事な成分を逃がさないためには、水にさらさずに、三〇分ほど放置しましょう。血糖降下作用があるのはイオウを含むジスルフィド類などです。この物質はタマネギのにおいのもとで、加熱したり水にさらしたりすると減ってしまいます。ですから、生(なま)で食べるほうが合理的ということになります。

しかし、「生のタマネギは……」という方は、無理をする必要はありません。スープや煮ものにしてたくさん食べてください。火を通しても失われない血糖降下作用のある物質もあるため、食物繊維の多い切り干しダイコンやゴボウなどといっしょに食べると相乗効果で血糖値が下がります。

また、タマネギには血液をサラサラにしたり、血管の掃除をしたりする成分もあるので、動脈硬化を防いで心筋梗塞や脳梗塞など糖尿病の合併症の予防にもなります。

あると安心
いると安心
そんな人に
私はなりたい

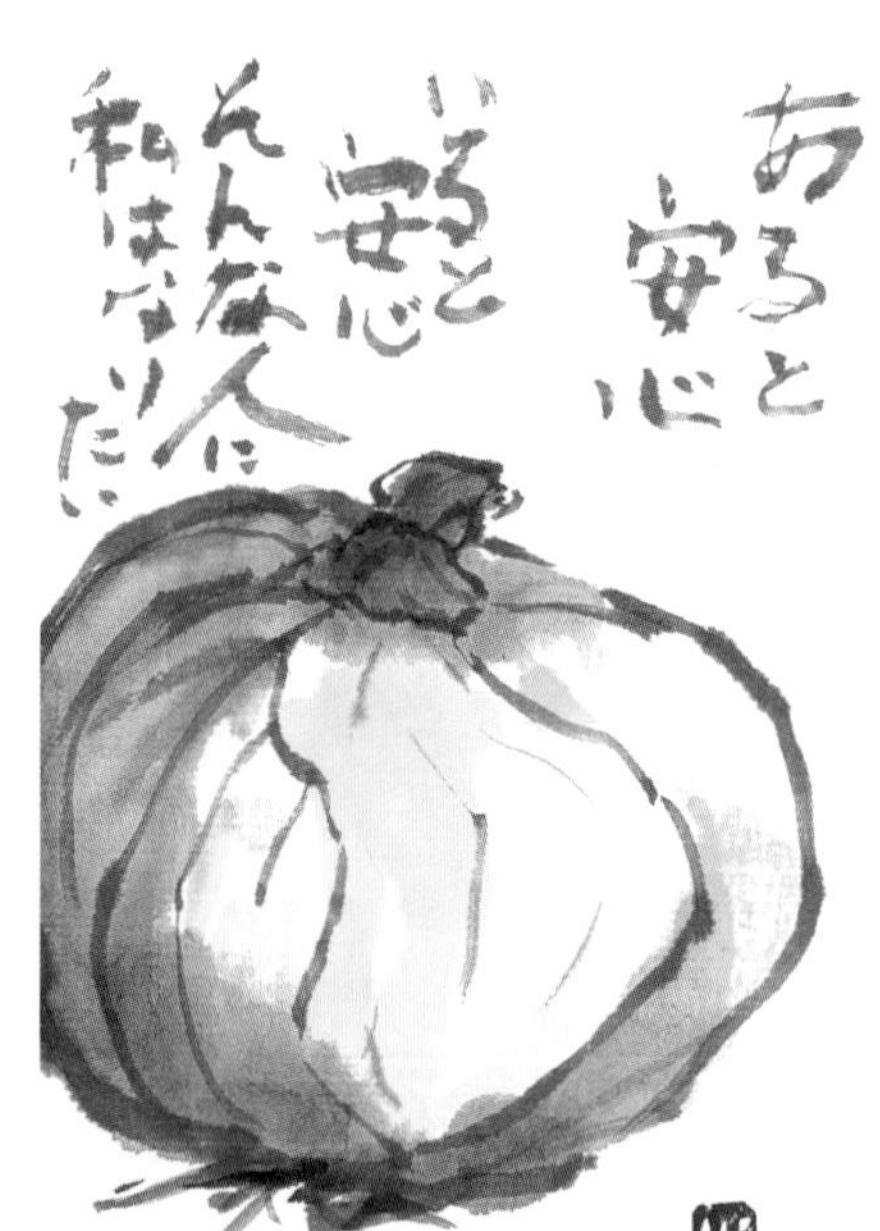

ただし、インスリン依存型の糖尿病の方は食餌療法だけでは無理なので、お医者さんの指示に従ってください。

インスリンの分泌がよくなる……大豆・ゴボウ・シナモン

生理学の進歩とともに、体の中のさまざまな働きが科学的に説明できるようになってきました。けれども、そのようなことが全然わからなかった一五〇〇年も前から、大豆もゴボウも糖尿病の治療に用いられてきました。

今では大豆を食べると、腸から信号が出てインスリンの分泌がよくなることがわかっています。食物繊維も多く、腸の掃除をしたり、血糖やコレステロールを下げたりする働きもあります。大豆とヒジキのお総菜は日本の伝統食です。ニンジンやレンコン、しらたき、油揚げなど、いろいろな組み合わせを楽しんでください。

豆腐や納豆など大豆の加工食品は、私たちの祖先の知恵の結晶です。豆腐料理だけでも数百もあるそうですから、どれだけ日本人が親しんできた食べものかがわかりますね。

「腫れもののくすり」として紹介したゴボウ（三三頁）も糖尿病には欠かせません。さらに、肥満予防、食後の血糖上昇を抑える働きなどもあります。

シナモンは、パラパラ振りかけただけでも血糖値を下げるといわれています。トーストや紅茶にパウダーを振りかけてみてはいかがでしょうか。

Advice

糖尿病は、初めのうちは自覚症状がほとんどありませんが、放置すると腎臓、心臓、神経などがおかされたり、網膜症によって失明する恐れもあります。はっきりと診断された方は、栄養士など専門職の指導を受けましょう。頭で理解するだけでなく、実際に食べたりつくったりして、カロリーを体で感じることが大事です。

糖尿病の漢方薬

昔の書物には糖尿病は消渇（しょうかち）という病名で書かれています。口が渇く、水を多く飲む、尿量が多い、よく食べるのにやせていくなどの症状があります。漢方では、自覚症状がない人でも、腹診や脈診という方法で処方を選ぶことができます。下腹部に力がなく、手で押すとベコベコした感じがあったら、八味地黄丸を使う目安です。

八味地黄丸（はちみじおうがん）

頻尿、尿利減少のある糖尿病に

八味丸（はちみがん）、八味腎気丸（はちみじんきがん）とも呼ばれる。高齢者で、疲労や倦怠感が著しく、口が渇き、腰や下肢の脱力感、冷え、しびれなどがある場合。多尿、尿が出しぶる、排尿痛がある場合。夜間頻尿が目安に。体を温める附子（ぶし）が使われている。

牛車腎気丸（ごしゃじんきがん）

足先のしびれや痛み排尿困難に

比較的体力の低下した人、あるいは高齢者の腰や下肢の脱力感、糖尿病性神経障害などがある場合。冷え、夜間頻尿などに用いる。多尿、尿量減少の場合も。疲労倦怠感、腰痛、口の渇きなど。

防風通聖散（ぼうふうつうしょうさん）

皮下脂肪が多く太鼓腹の人に

肥満症によく用いられる。むくみ、便秘、高血圧にともなう肩こり、のぼせ、動悸などに用いる。過剰に摂取された栄養が毒になって肥満になると考え、毒を体外に出す働きのある処方である。腹部の内臓脂肪の減少効果があるとされる。

白虎加人参湯（びゃっこかにんじんとう）

のどの渇きとほてりがある人に

がっちりした体格で、おなかが出ているタイプで、体がほてって多量の発汗があり、口が渇き、常に水が飲みたい場合に用いる。多尿、皮膚のかゆみがある場合。

五苓散（ごれいさん） →P49

口渇、尿量減少のある糖尿病に

毒にも、くすりにもなる**トリカブト**

附子はトリカブトの塊根（かいこん）です。トリカブトといえば矢毒として用いられていたほどの猛毒です。花は観賞用に栽培されていますが、花にも茎にも葉にも毒があります。時どき、山菜採りの人たちがニリンソウと間違えてトリカブトを食べ、中毒になったというニュースを聞くことがあります。この２つの植物は、花の時期には決して間違うことはないのですが、葉だけ見ると区別が難しいのです。

漢方の世界では、附子は体を温める薬として特異な役割を担っています。附子の毒性を100分の1〜2000分の1にする技術も昔から伝わっています。

不眠・イライラに効く

「ひつじが1匹、ひつじが2匹……」なかなか眠れない、途中で目が覚める、朝早く目覚める、悪い夢を見るなど、睡眠に関する悩みはとても多く、イライラなどのやり場のない精神神経症状もつらいもの。けれども、睡眠薬や精神安定剤には頼りたくないという方も多いようです。

ほくほくおいしい……ユリネ

中国の昔の書物には、今の精神科の病気に相当するような症状の記録がたくさんあります。泣きわめく、ゴロゴロする、不眠が続くなど、さまざまな症状です。ユリネはこのような精神症状に対する特効薬として知られています。

漢方薬は数種類から十数種類の生薬（しょうやく）といわれる材料を組み合わせて用いますが、ユリネも生薬の一つで、百合（びゃくごう）と呼ばれます。精神安定作用があり、イライラや眠れないなどの症状を軽くします。また滋養強壮（じようきょうそう）作用もあるので、元気が出る野菜でもあります。茶碗蒸しの具にしたり、ゆでたり、油で揚げたりして食べます。

ユリネを半分に切り、芯（しん）を切りとったら洗いながら一枚ずつはがします。揚げるときは水気をよく拭きとります。ほくほくしておいしい珍味で、お酒のつまみに最適です。

食べる精神安定剤……ネギ

「なにしろこの不況ではね……」、ご商売をなさっているJさんは眠れない日が続いています。私は刻みネギをお皿に載せ、枕もとに置いて寝るようおすすめしました。

ネギは、鎮静作用が強い野菜です。硫化アリルなどの物質が鼻から吸収され、気持ちを落ち着かせ、眠りに入りやすくなります。

刻みネギに生（なま）みそを加えて熱湯を注ぎ、よくかきまぜて飲んでもよいでしょう。または、小鉢一杯の刻みネギに削り節としょうゆを組み合わせる、納豆にたくさんの刻みネギを加えるなど、いろいろ工夫していただきたいと思います。おかずにもなり、気持ちも落ち着いてよく眠れます。しかも副作用の心配がないので、とてもよい安定剤になります。

タマネギにも同様の効果があるので、お好きなほうをどうぞ。揮発（きはつ）成分は熱に弱いので、煮込んではいけません。

私の場合、カゼかな？　と思ったときは漢方薬を飲み、うどんにいっぱいの刻みネギ、たっぷりのおろしショウガを入れて食べます。汗をびっしょりかき、爆睡できます。

ネギみそスープのつくり方

◉用意するもの

葱白（ネギの白い部分）…1〜2本分
シヨウガ…1かけ
梅干し……大1個
みそ………小さじ1〜2杯
（お好みで大さじ1くらいまで）
削り節……少々

◉つくり方

① ネギをみじん切りにする。
② ショウガをすりおろす。
③ 梅干しを焼き網に載せ、表面を焼き、身をほぐす。
④ ①②③をどんぶりに入れ、みそ、削り節を加え、熱湯を注ぐ。

＊お好みでおろしニンニクを入れても。

よい香り……シソ

さわやかな香りで気分を爽快にし、神経の興奮をしずめてくれるのがシソの葉です。香りのもとは精油。漢方ではこのような働きを持つくすりを気剤といい、気分がすっきりせず落ち込んだり、イライラしたり、食欲がないときなどに用います。

眠れないときにはシソの香りをかいだり、刻んだシソに熱湯を注いで飲んだりすると、気持ちが楽になり、眠りにつきやすくなります。

とくに便利なのがシソ酒。シソをさっと水洗いし、半日～一日陰干し（かげぼし）します。シソの葉と氷砂糖を消毒した保存容器に交互に重ね、焼酎を入れます。半月ほどたってシソの色が変わったら、葉を容器からとり出します。その後二カ月半ほど経過したら、飲みごろになります。赤ジソを原料にするときは、梅酢かクエン酸を加えると赤い色が鮮やかになります。

甘くておいしい安定剤……ナツメ

中国の古い薬物書には、婦人が泣き止まず、祈祷（きとう）などをしても治らないときや、妊娠中悲しんで涙を流し憑（つ）きものがあるようなときに、大棗湯（たいそうとう）を飲ませたらすぐに治ったという例などが紹介されています。大棗とはナツメのことです。

今ではデパートなどでもナツメの乾燥品が売られています。また、漢方薬を扱っている薬局でも手に入ります。

乾燥したナツメをポットに入れてお湯を注ぎ、お茶がわりにしたり、ナツメ入りのスープをいただいたりするとよいでしょう。

不眠・イライラに効く漢方薬

不眠・イライラに効く漢方処方はたくさんありますが、新薬の睡眠薬のように即効性があるわけではありません。一人ひとりの体質や症状に合わせて漢方薬を選び、症状や体質が改善した結果、不眠やイライラの症状もなくなるという経過をたどります。専門家に相談し、体質や症状に合った処方を選んでもらうとよいでしょう。

酸棗仁湯（さんそうにんとう）

睡眠障害のファーストチョイス

高齢者や慢性疾患患者などで、体力が低下し、心身疲労のある人に向いている。腹部に力がなく、疲れきっているのに夜間に目がさえて、かえって眠れないときに用いる。物忘れが多い、夢を見ることが多い場合。神経症や自律神経の乱れによる不眠にも。

加味帰脾湯（かみきひとう）

血色が悪く、貧血ぎみな人に

虚弱体質で、精神不安、焦燥感、うつ状態、心悸亢進などの精神神経症状を訴える場合の不眠に。胃腸症状が強い場合。下血、吐血、血尿、鼻血などをともなう場合。寝汗、全身倦怠感、食欲不振などをともなう場合にも用いる。

加味逍遥散（かみしょうようさん）

更年期の不眠やイライラに

比較的虚弱で、疲れやすい人に。精神不安などの精神神経症状にも。肩こり、頭痛、めまい、上半身のほてり、発作性の発汗などをともない、やや便秘の傾向が見られる場合もある。不定愁訴といわれる自律神経症状の訴えが多い人に用いる。

柴胡桂枝乾姜湯（さいこけいしかんきょうとう）

冷え症、貧血ぎみ、神経過敏な人

比較的体力が低下し、顔色が優れず、疲労倦怠感があり、動悸、息切れなどの症状がある人の不眠に。肋骨弓下部（ろっこつきゅうかぶ）（みぞおちあたりから季肋部（きろくぶ）にかけて）の軽い苦満感を訴える場合。悪寒、発熱、寝汗、口の渇きをともなう場合。更年期障害にも。

抑肝散（よくかんさん）

神経過敏で、寝つきが悪い人に

虚弱体質で神経が高ぶり、興奮しやすく、怒りやすい、イライラするなどの症状があり、寝つきが悪いタイプに用いる。せっかち、癇癪（かんしゃく）持ちの傾向がある。まぶたのけいれん、顔面のけいれん、手足のふるえなどをともなう場合にも。

不眠症のツボ療法

後頸部や首の横のあたりの筋肉がこると、とてもつらいもの。そんなとき、「うしろに手があったらなあ」と思うのは私だけでしょうか。耳のうしろの盛りあがった骨の下の筋肉のあたりには、安眠と呼ばれるツボがあります。ここを指圧してみましょう。指圧の原則は、体の面に対して垂直に、じっくりと押すことです。グリグリと指を動かすと、よい気持ちにはなれません。 布団の中でみぞおちのあたりにある巨闕（こけつ）というツボを軽く指で押さえたり、みぞおち近くの肋骨と肋骨のあいだを溝に沿うように１本１本指でさすったりすると、よく眠れるようになります。胸部や腹部に強い刺激はよくありません。 また、入浴中、半身浴でくつろいでいるときに、お湯でぬらしたタオルを首に巻き温めると、首のこりがほぐれ、眠りにつきやすくなります。

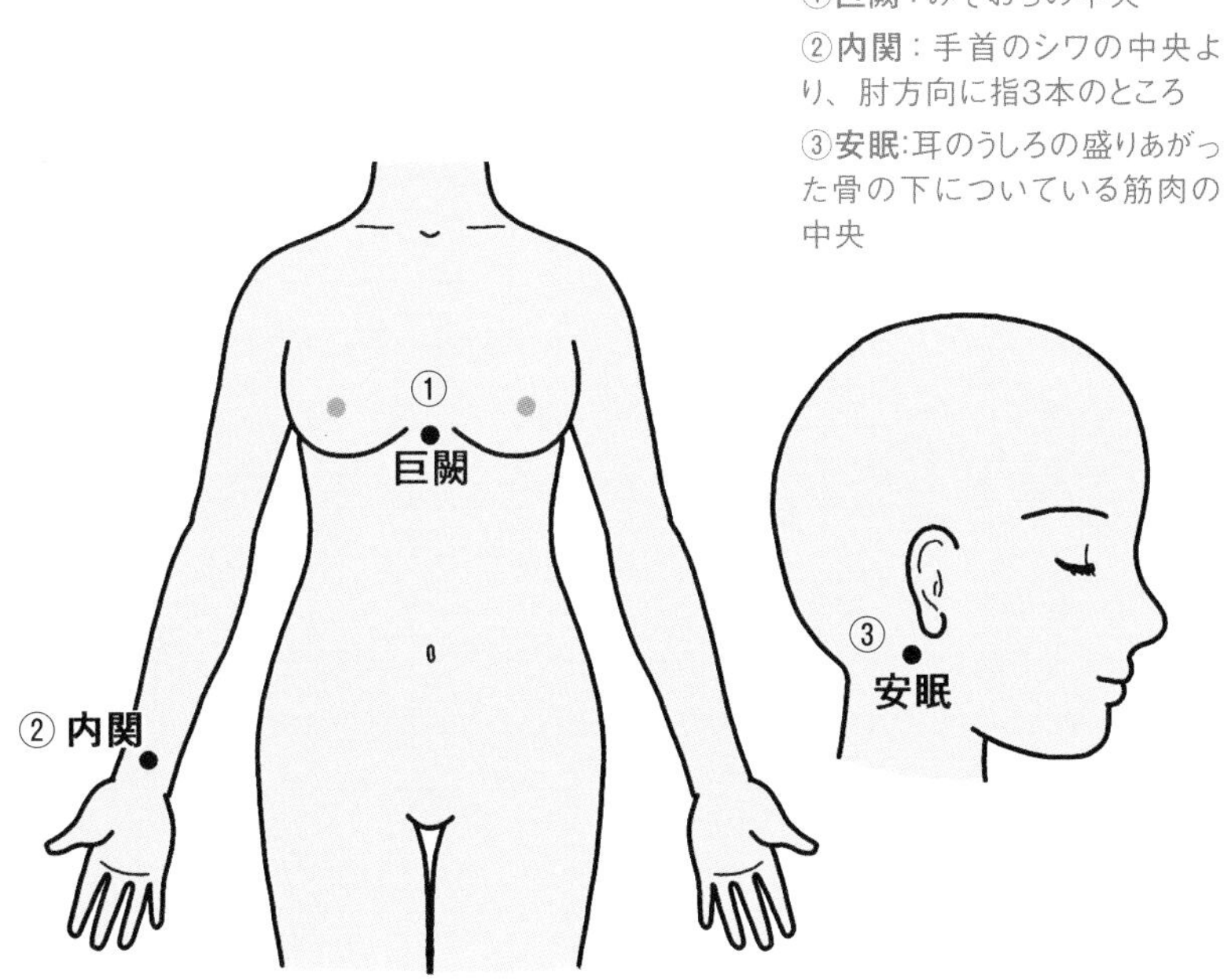

むくみ・夏バテに効く

真夏の暑い日に飲むビールは格別です。外国から来られた方は、日本人が冷たい飲みものをガブガブ飲むのにびっくりされるのだとか。蒸し暑い夏を快適に過ごすには、体の水分代謝を円滑にし、体内にこもった熱を冷ますような食べものをとるなどの工夫が大事です。

水太りの解消に……小豆(あずき)

小豆は昔から腎臓病、心臓病、脚気(かっけ)などによるむくみに用いられてきました。それは小豆のカリウムがナトリウムに比べて非常に多く、利尿作用が著しいためです。

小豆をゆで、塩をひとつまみ入れるだけで、汁ごと食べます。そのさい、細かく切った昆布を入れてゆでると小豆がすぐ柔らかくなり、薬効も増します。砂糖は入れません。

小豆と鯉(こい)の煮ものは肝硬変(かんこうへん)でおなかに水が溜まったときの特効薬として有名です。鯉にミカンの皮・ショウガ・ネギを加え、小豆が柔らかくなるまで煮込んでからいただきます。

私が小学生だったころはお手玉が大流行。中には、熱湯を通した小豆が入っていました。戦時中はこの小豆を使ってお汁粉をつくったと、祖母に聞きました。砂糖もなかった時代の話です。

夏バテ防止に……キュウリ・トマト・ナス

気温が高かったり、湿気が多かったりすると、たくさん汗をかきます。水分補給が十分でないと、脱水を起こします。脱水で体の中の水分が少なくなると、血液がドロドロになり、脳梗塞や心筋梗塞の原因になることがあります。

俗にいう夏バテになると、だるい、食欲がないなどの症状に悩まされます。水分補給をしたくても、水を多く飲むのが苦痛な方もいます。そんなとき、体内にこもった熱をとり去るのがキュウリ、トマト、ナスなどの野菜です。

キュウリは体内にこもった熱を冷まし、水分代謝を活発にしてくれるため、夏季には欠かせない食べものです。

生(なま)のままかじっても利尿効果がありますが、熱を通すとさらにその効果が高まるといわれます。中国の唐の時代の処方集には、タネをとらずに切って、酢で煮て半煮えの状態で食べるとすぐに効果があらわれるという記録があります。酢豚などには乱切りにして用いましょう。陰干(かげぼ)しにしたキュウリやキュウリの皮の煎じ液をお茶がわりに飲む方法もあります。

Advice

日本は梅雨(ばいう)など湿気の多い風土もあって、水分代謝があまりじょうずでない方が多く見られます。体内に余分な水分が溜まると、全身がだるい、まぶたが腫れぼったい、足首がむくむなどの症状が出てきます。腎臓病や心臓病などで常にむくみがある方は、きちんとした治療が必要です。

天然の利尿剤……スイカ

スイカは水分が多いので尿量がふえるのは当然ですが、食べた量とは比べものにならないほど、尿が出ます。カリウムや糖分、酵素などが利尿作用のもとです。

昔から腎臓病、心臓病、妊娠中毒症などによるむくみに積極的に食べられていました。

スイカの出回る時期は限られているので、昔の人はスイカ糖をつくって保存しました（つくり方は三二四頁）。

むくみの妙薬……トウモロコシ

トウモロコシのひげの利尿作用はよく知られています。むくみには、ひげ二〇～六〇グラムを煎じ、空腹時にお茶がわりに飲みます。尿量がふえるので、膀胱や尿道の掃除もしてくれ、水太りの解消にも役立ちます。トウモロコシの実や芯にも、むくみを除く働きがあります。スープなどにして無駄なく利用しましょう。

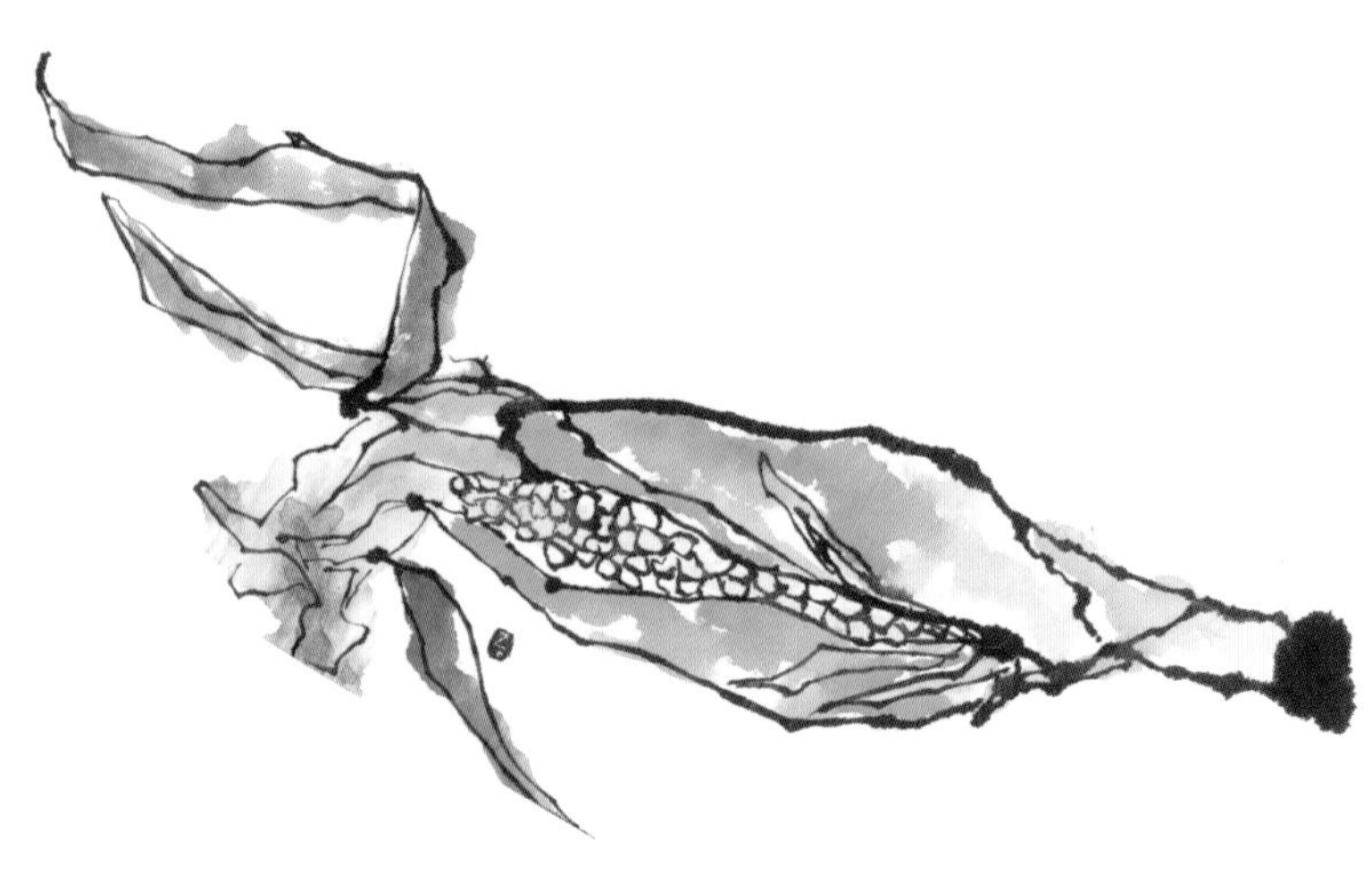

むくみ・夏バテに効く漢方薬

高温多湿の日本の夏を乗りきるのは大変なことです。都市部では、クーラーのない生活は考えられません。外と室内の大きい温度差は、エネルギーをかなり消耗します。自律神経の働きや消化器の働きのバランスも崩れてしまいます。気力・体力を補う漢方薬と水分代謝をよくする漢方薬で、暑さに負けない体をつくりましょう。

清暑益気湯（せいしょえっきとう）

体力がない人の夏やせ、夏バテに

暑さのために食欲がなく、下痢ぎみ、疲労感がひどい、尿量が減少するなどの症状を目安に。朝鮮人参、黄耆（おうぎ）、朮（じゅつ）、甘草（かんぞう）は元気になる薬物の組み合わせ。体の潤いを増す薬物、体の中にこもった熱を除く薬物も配合されている。

五苓散（ごれいさん）

口が渇き、むくみがある人に

暑気あたりに効果がある。代表的な利尿剤。むくみ、頭痛、吐き気、嘔吐、めまい、下痢などに用いる。尿量減少、むくみがある人が服用すると、即効性がある。二日酔いにも。漢方の利尿剤は脱水状態のときは抗利尿作用を発揮する。

柴苓湯（さいれいとう）

水様性の下痢、尿量が少ない人に

体力中等度の人で、みぞおちのあたりから季肋部にかけての苦満感があり、口が渇き、嘔吐、むくみ、頭痛、めまいなどがある場合。暑気あたり、急性胃腸炎、腹痛にも。尿量減少や、むくみを目安に使用すると、即効性がある。

猪苓湯（ちょれいとう）

むくみ、残尿感、排尿痛などに

尿量減少、排尿後すぐトイレに行きたくなる、血尿、腰以下のむくみなど。冷房で冷えきって、膀胱炎様の症状が出てきた場合、体質にかかわらず使用できる。口が渇く、胸苦しさ、不安、不眠などをともなう場合も。

疲れに効く

運動したり働いたりすれば、誰でも疲れます。心地よい疲れとバランスのよい食事、そして深い睡眠をとっていれば、「さあ、また元気に働こう」という気になります。この当たり前のことがギクシャクしてくると、慢性的な疲労におちいってしまいます。元気の「気」を補うには……。

元気もりもり……ニンジンジュース

「ニンジンジュースを続けています」「バナナを入れてスムージーにしています」友人たちにもニンジンジュース愛好者がふえています。漢方の薬物書には「ニンジンは益あって損なし」と書かれていますが、その意味が実感としてわかります。ニンジンは最も元気の出る野菜の一つです。虚弱体質でカゼをひきやすい、疲れやすい、のどが腫れる、冷え症、胃下垂、便秘、目の疲れ、飛蚊症、しもやけなど、多くの症状に効果があります。

ニンジンといえばβ-カロテンが豊富なことで有名ですが、この薬効はそれだけで説明できるほど単純ではありません。まだまだわからないことのほうが多いのです。

わが家では一人当たりのニンジンは約三〇〇グラム、リンゴは小さめのもので半個ぐらいを使用してジュースにしています（ニンジンジュースのつくり方は七二頁）。

ファイトあふれる……ピーマン

「どうしてこんな野菜があるんだろう」。小学生のころは、ピーマンを見るたびにそう思っていました。今の子どもたちの苦手な野菜ナンバーワンもピーマンのようです。

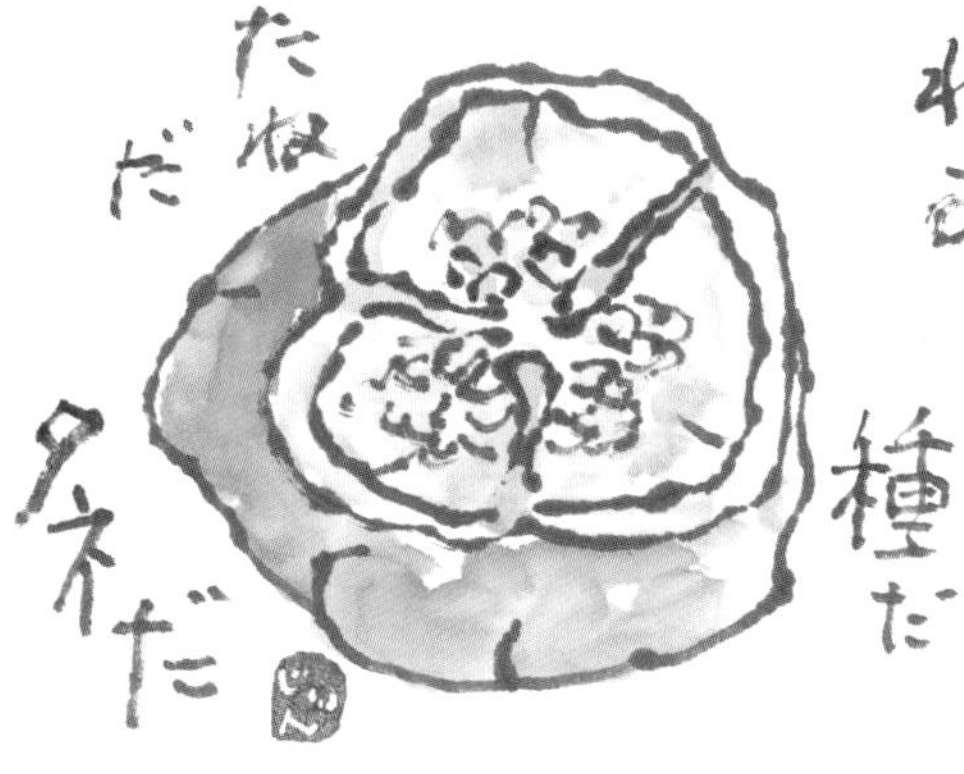

ピーマンにはβ-カロテンやビタミンCが多く、細胞が活発に働くようになります。油とよく合い、天ぷらや炒めものによく用いられます。

ピーマンは肉類とも相性がよく、肉の細切りとピーマンを炒めた料理や、ピーマンの肉づめなど人気のあるメニューが普及しています。油を使わず、塩コショウだけで炒ったピーマンも美味です。また、大胆に丸ごと網に載せ、強火であぶり、少ししょうゆをかけて食べてもなかなかの味です。

スタミナ食品……ニンニク

ピラミッドはニンニクでできたといわれます。ニンニクは昔から疲労回復、スタミナ食品の代名詞。ピラミッド造りの重労働に耐えられたのはニンニクがあったから、というわけです。

においのもとはアリシンという硫黄を含む化合物です。アリシンはビタミンB_1と結びつくと、腸からの吸収が非常によくなります。この物質は新陳代謝を活発にし、疲労回復に役立ちます。とくに激しい運動をするときには、ビタミンB_1を多量に含んでいる食品とニンニクを組み合わせて食べるのがコツです。

ビタミンB_1を多く含む食品には、豚肉、豆類、ウナギなどがあります。ニンニクには肉や魚のたんぱく質の消化吸収を助ける働きもあり、また、たんぱく質はニンニクによる胃腸障害を防ぐので、優れた食べ合わせです。

万病に用いるカキの葉茶

くだものというと、とかく果実だけが注目されがちですが、カキやビワの葉のお茶には不思議なほど優れた薬効があります。

カキの葉には、体の中でビタミンCに変化するプロビタミンCが豊富に含まれています。これはビタミンCと違って熱によって破壊されません。そのほかβ-カロテンやビタミンK、ビタミンP、いろいろなミネラル類も含まれています。

カキの葉は、まず陰干し(かげぼ)してから大きい葉脈をとり、刻んでから蒸し、さらに陰干しします。蒸すことで美しい緑色を保ち、ビタミンCの酸化を防止できます。カキの葉茶に熱湯を注ぎ、お茶がわりに飲みます。常用すると、疲労回復、血糖値が下がる、骨が丈夫になる、新陳代謝が活発になる、動脈硬化が予防できるなど、さまざまな効果が期待できます。

カキの葉茶のつくり方

① 葉を6月から10月ごろの昼間に採取し、2～3日陰干しする。
② 葉の太い葉脈を除き、包丁で3㎜ほどに切る。
③ 蒸し器を十分に蒸し、布を敷いて葉を入れたら、フタをして1分半蒸す。
④ ③のフタをとり、うちわで30秒間葉をあおぐ。
⑤ さらにフタをして1分半蒸し、新聞紙などに広げ、風通しのよい日陰で手もみしながら乾かす。

＊1回にティーポットに⑤のカキの茶葉ティースプーン1杯を入れ、熱湯を注いで10～15分待つ。1日3回、お茶のように飲む。

疲労回復の漢方薬

疲れたときには、まず体を休めましょう。カフェイン入りのドリンク剤を飲むといっとき元気になりますが、あとでどっと疲れが出ます。くたびれきった体に何かごほうびをというときに、漢方薬はいかがでしょうか。漢方では元気を補う薬物、そして処方が知られています。元気を補う薬物の代表が生薬（しょうやく）の人参（にんじん）（朝鮮人参）です。

六君子湯（りっくんしとう）

胃腸が弱い人の疲労回復に

あまり胃腸が丈夫でなく、やせ型で、顔色が悪く、全身倦怠感がある人に用いる。みぞおちのあたりでチャポチャポと音がする人、食欲不振、吐き気、嘔吐、下痢、軟便、めまい、肩こりなどの症状が疲れるとひどくなる。食後に眠くなるタイプの人に。

補中益気湯（ほちゅうえっきとう）

胃下垂ぎみの人の四肢倦怠感に

体力の低下した人で、やせ型、胃下垂ぎみで、顔色が悪く、虚弱体質、全身倦怠感がある人。病後、手術後、産後の体力回復、夏やせに用いる。長引くせきのあるカゼ、微熱、寝汗、動悸がある場合にも。痔、脱肛、子宮下垂など内臓下垂のあるタイプに。

十全大補湯（じゅうぜんたいほとう）

手術後の体力低下、全身倦怠感に

手術後、病後、慢性疾患などで、体力が衰弱しきっている状態に。疲労倦怠感が著しく、顔色が悪く、皮膚がカサカサし、貧血をともなう場合。寝汗、手足の冷え、食欲不振などの症状にも。抗がん剤の副作用軽減目的で使われる。

黄耆建中湯（おうぎけんちゅうとう）

病後の衰弱で寝汗がひどいとき

虚弱体質、体力が低下し、寝汗、疲労感が強い場合。腹痛、食欲不振、息切れをともなう場合。皮膚のただれ、発疹がある場合。傷が治りにくい、化膿したところが回復しないなどの症状にも。水飴の入った処方。生薬の黄耆（おうぎ）は寝汗によく使用。

人参養栄湯（にんじんようえいとう）

病後の衰弱、微熱、寝汗、貧血に

病後、手術後、慢性疾患などで、体力が低下し、全身倦怠感がある場合。顔色が悪く、食欲がないことが多い。微熱があり、悪寒、せきなどの症状をともなう場合。韓国では、この処方の中の五味子（ごみし）を、コーヒーや紅茶のようにお茶として飲む習慣がある。

便秘・肥満に効く

肥満がもとで、糖尿病、高血圧、高脂血症などになることがあります。筋肉がしっかりしていて、皮膚の色ツヤがよく、病気が入り込むすきがないような健康体をめざしましょう。腸の中を掃除してきれいにすることを目標にすると、自然に肥満が解消することがよくあります。

きれいなおなかに……………リンゴ

腸の中にはたくさんの腸内細菌があります。そして乳酸菌などの善玉菌（ぜんだまきん）と大腸菌やウェルシュ菌などの悪玉菌が勢力争いをしています。善玉菌が多いと肌の色ツヤもよくなり、老化も進みにくくなります。

「天然の整腸剤」と呼びたいほど腸の掃除をし、善玉菌をふやしてくれるのがリンゴです。食物繊維のペクチンなどが、乳酸菌を増殖させます。そして、下痢を止める、腸の動きをよくするなどの結果、便秘にも効果があります。すりおろしのリンゴは便秘にも下痢にも効く、おいしい「くすり」です。

リンゴダイエットという、一カ月の中で三日間続けてリンゴだけで過ごすダイエット法もありますが、一つの食材でのダイエットはひずみが出やすくなります。おいしいリンゴの採れる季節には、毎日半個くらいのリンゴを食べたいですね。

ダイエットにも……ジャガイモ

ジャガイモを畑に植えて自分で育ててみると、いとおしくなります。ジャガイモというと、デンプンが多いから太ると思われがちですね。ところが穀物やほかのイモ類に比べてもカロリーが低い上に糖分も少なく、むしろダイエットに適した食品なのです。ただし、同じ量を食べた場合という意味で、たくさん食べると総カロリーがふえてしまうので、ご注意を。

ビタミンCがとても多く、免疫力を上げるため、ウイルスに負けない体をつくります。ジャガイモのビタミンCはデンプンにおおわれていて、加熱しても壊れにくいという特徴があります。また、カリウムが豊富でナトリウムが少ないので利尿作用があり、高血圧の予防や水太りの解消にも適しています。

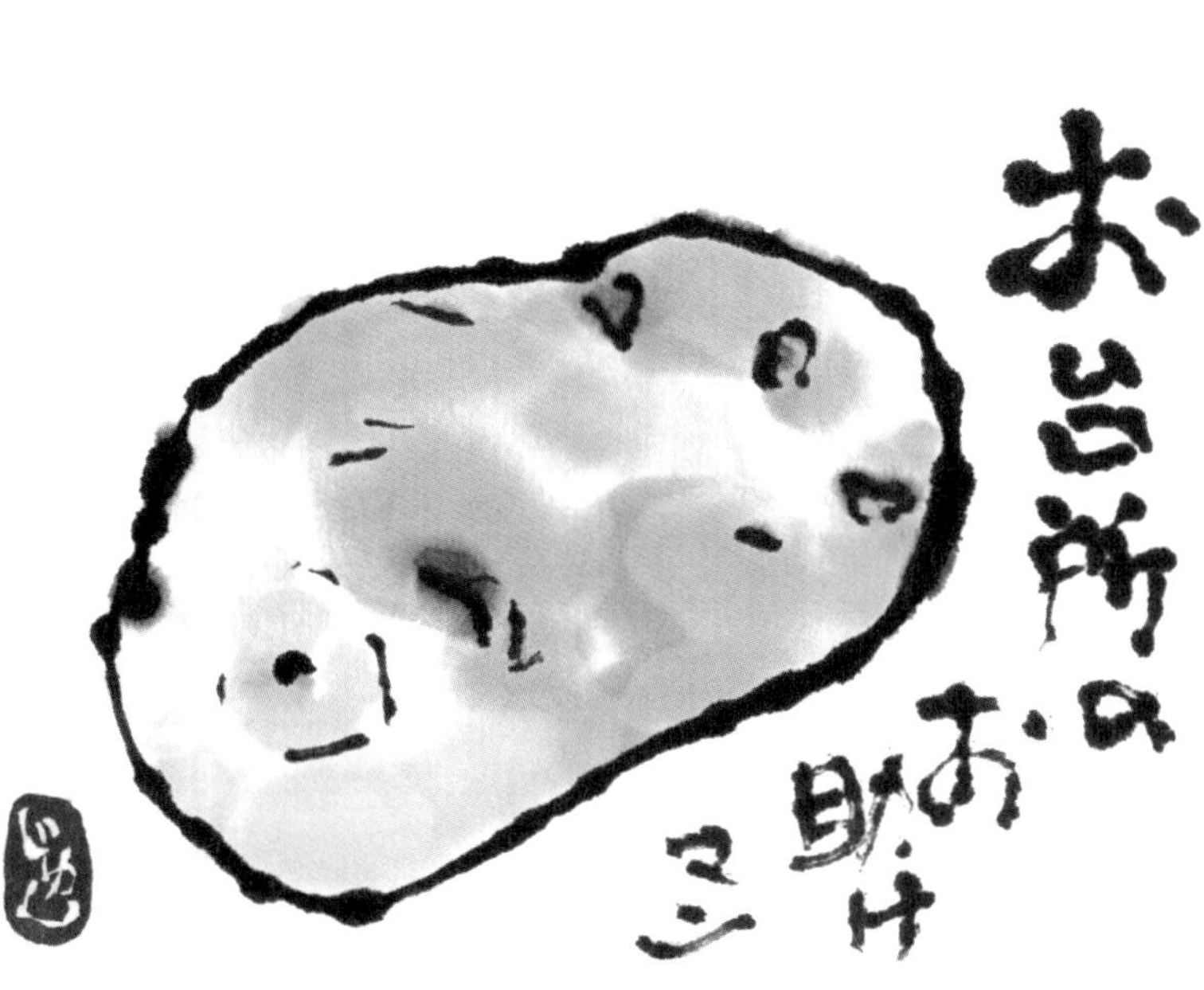

腸の掃除に……コンニャク

「砂下ろし」「砂払い」とも呼ばれ、腸掃除の妙薬として有名なのがコンニャクです。

食物繊維のグルコマンナンが含まれており、それが腸の中で水分を吸収して膨張するために便通がよくなります。超低カロリー食品であり、コレステロール値を下げたり、発がん物質を早く体外に出したりする働きもあり、肥満や高脂血症にはとても適しています。

調理するさいは、凝固剤を除くため、ゆでこぼしましょう。わが家の焼き肉にはコンニャクステーキが欠かせません。コンニャクに細かい格子状の切り込みを入れて三分下ゆでし、ザルにあげてから食べやすい大きさに切ります。水気を切り、油を使わずにフライパンなどで焼き、焼き肉のタレなどにつけて食べます。お肉よりも人気の一品です。

豊富な食物繊維……ゴボウ

和食、とくに伝統食は腸の中の善玉菌をふやすのに最高です。よく煮込んだ根菜類は老化防止の酵素類が多いことでも有名です。薄味にして汁ごといただきましょう。

肥満予防に役立つ根菜類といえば、忘れてならないのがゴボウ。低カロリーでミネラルや食物繊維が多く、便のかさをふやして便通をよくする働きもあるので、肥満やコレステロール値・血糖値の上昇の予防にも役立ちます。子どもにも、ぜひ毎日とらせたい野菜の一つです。

ゴボウとコンニャクと牛肉はとても相性がよく、おいしいおかずになります。ゴマ油で牛肉を炒め、ゴボウと、たづなに結びゆでこぼしておいたコンニャクを加えてさらに炒めます。ダシ汁とお好みの調味料でよく煮込みましょう。

便秘に効く漢方薬

体力がある人の便秘は大黄の入った処方を用います。高齢者や胃腸が丈夫でない人の便秘には、杏仁、桃仁、麻子仁などの腸に潤いを与え、便通を改善する生薬を用います。加味逍遙散は更年期障害などによく用いる漢方薬ですが、大黄の入った処方では腹痛がひどく下痢してしまう場合に使用されます。

大黄甘草湯

体力に関わらず、常習便秘に

大黄と甘草のみの処方。大黄は大腸を刺激して排便をうながす。便秘が改善すると、湿疹、にきびなどの皮膚の症状、腹部膨満感、のぼせや頭重感などにも効果がある。腎機能を改善するとの報告もある。

調胃承気湯

体力中等度で、腹部膨満感がある人に

大黄甘草湯に芒硝（硫酸ナトリウム）が加わった処方。大黄甘草湯を使用するよりも効き目がはっきりと出る。便秘が解消する結果、頭重感、肩こり、にきび、生理痛などが改善することがある。新薬の下剤でおなかが痛くなる人に向いている。

潤腸湯

高齢者の便秘で腹部に力がない人に

体力中等度で、高齢で胃腸の働きが低下した人の便秘に。皮膚の潤いがなく、肌がカサカサし、腸にも潤いがなくなったときの便秘に。おなかに力がなく、腹部を手でふれると腸の便のかたまりにふれるような感じがし、コロコロうんちの人に用いる。

麻子仁丸

高齢者の便秘で、便が硬い人に

体力中等度以下で、病後、高齢者などの常習便秘に用いる。皮膚や粘膜がカサカサし、腸に潤いがないときの便秘に用いる緩和な下剤。尿の回数、尿量が多く、大便が硬い場合に。麻子仁や杏仁は腸に潤いを与えて便通を改善する。

加味逍遙散

性周期にともなう便秘傾向に

比較的虚弱で、疲れやすい人に。精神不安などの精神神経症状、肩こり、頭痛、めまい、上半身のほてり、発作性の発汗などをともなう場合。不定愁訴といわれる自律神経症状の訴えが多い人に用いる。大黄を使うと下痢ぎみになる人に。

肩こり・腰痛を防ぐ

寒いと筋肉が緊張して血行も悪くなり、肩も首もこりこりになってしまいます。コロナ渦のリモートワークでは多くの皆さんがパソコンに向かい、目の疲れからくる肩こりや、イスに座り続けて腰痛に悩まされたのではないでしょうか。「スマホ首」という言葉もありますね。

台所ハーブでアロマテラピー

冬至にユズ湯に入ると、カゼをひかないといわれます。腰痛や肩こりにも香りの高い、ユズや夏ミカンなどの柑橘類（かんきつるい）を入浴剤にします。ユズをいっぱい浮かべてお風呂に入りたいところですが、刻んで袋に入れれば、少ない量でも十分効果があります。入浴後は色素沈着を防ぐため、体をよく洗い流しましょう。

全身のストレッチと指先のマッサージを

ちょっとした時間を見つけては、体を伸ばしましょう。反動をつけない、無理をしない。これが、ケガをしないコツです。ストレッチの最後には、〝肩こりの絶頂〟をつくります。寒いとき私たちはどうするでしょう。肩を上げて首を縮め、ブルブルふるえます。このように、まずこれ以上の肩こりはないという状態をつくり、大きく息を吐きながらストンと全身の力を抜きます。すると、血行がよくなるのを実感できます。

指先のマッサージも、冷えを除き肩こりの改善に役立ちます。指先には内臓に効くツボもあり、自律神経の働きをととのえるポイントもあるといわれています。爪の生え際の角を反対側の親指と人差し指ではさみ、少し痛みを感じる程度に押さえて軽くもみます。

プラスα 季節湯でリラックス

湯船に浸かるという習慣は、ほかの国にはあまりありません。日本では、平安時代から皮膚病などを治す目的で薬湯を利用したようです。1月は門松を使ったマツ湯、2月はダイコンの葉のダイコン湯、3月はヨモギ湯、4月は桜の樹皮を入れたサクラ湯、5月の端午の節句にはショウブ湯、6月はドクダミ湯、7月はモモの葉のモモ湯、8月ハッカ湯、9月キク湯、10月ショウガ湯、11月ミカン湯、12月はユズ湯です。アセモ、湿疹、肩こり、神経痛、冷え症などに、自然のものを入浴剤としていました。昔から伝えられているアロマテラピーです。

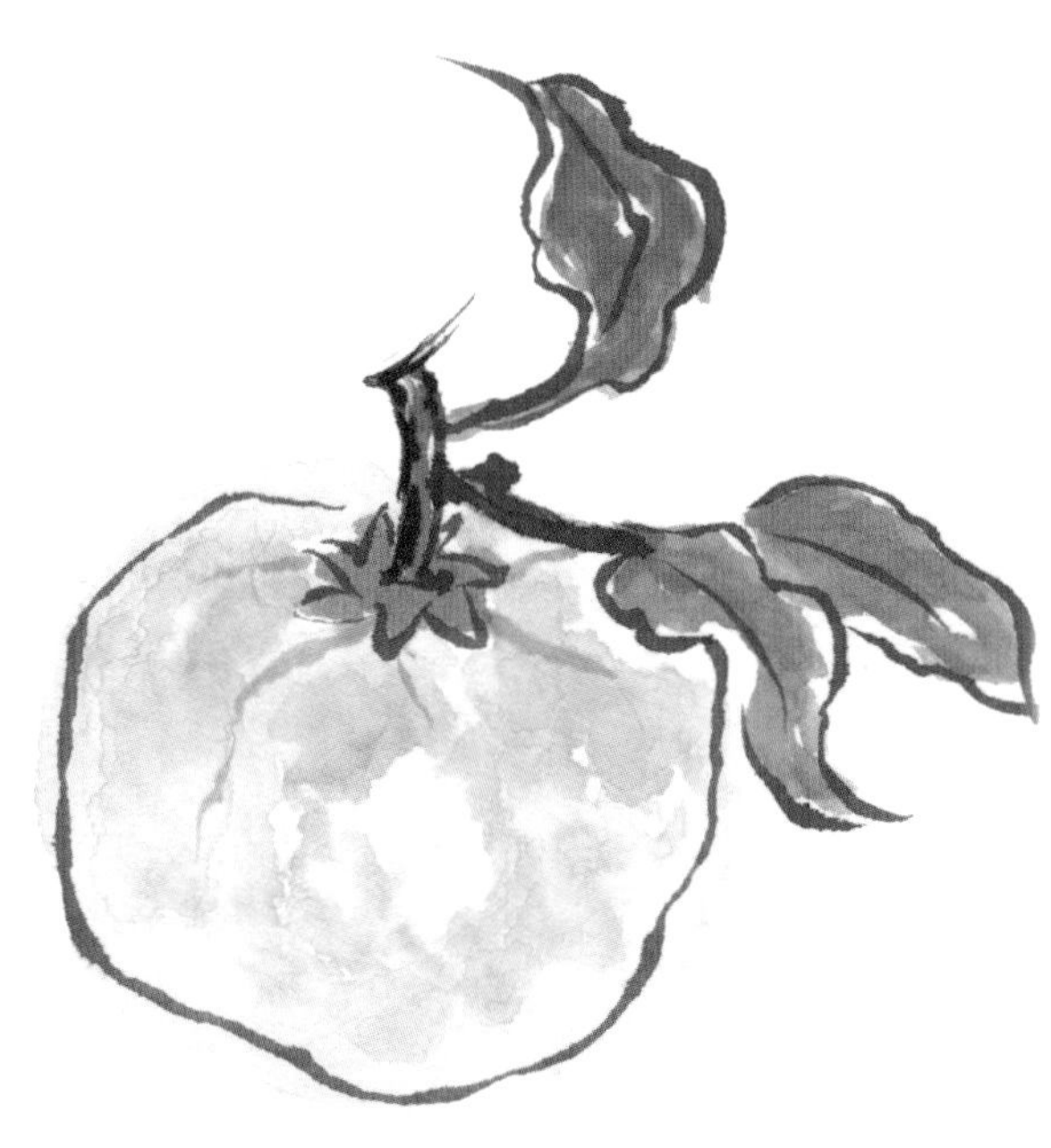

足首を回そう

肩や腰を治すのに、なぜ足首なの？　不思議なことがあるものです。顎関節症（がくかんせつしょう）のように口を開けるとアゴが痛い、口が思うように開かないというときには、足首を回してみてください。口の開きがかなり楽になるのがわかります。腰や肩、首の関節も足首を回すことによって調整できます。テレビを見ながらでもできるので、気負わずに、まずやってみましょう。

そして口を開け、手の指を縦にそろえて口の中に入れ、指が何本入るか確認します。「足首回し」終了後もテストをします。

足首回しの方法

① イスに腰掛け、右足を左足の膝の上、太ももあたりに置きます。

② 右手で右足のくるぶしの上あたりを固定し、右足の指に左手の指を交互に組みます。

③ 足首を右に3回、左に3回回します。

④ 回しやすい方にだけ40回くらい回します。

⑤ 足を替え、左足を右足の膝の上、太ももあたりに置き、②～④まで同様に回しましょう。

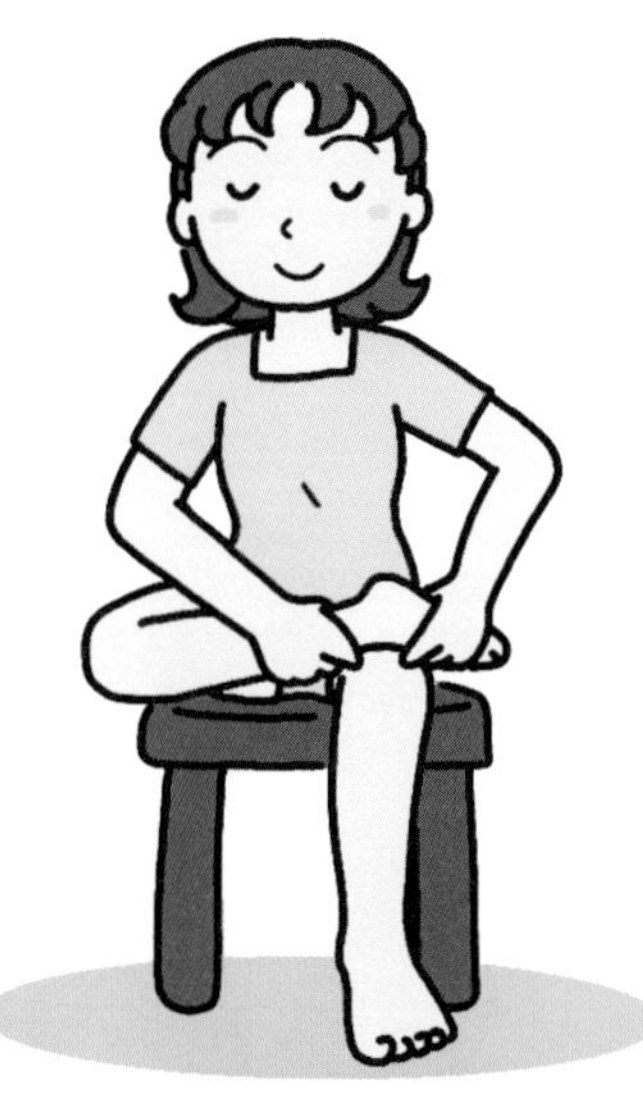

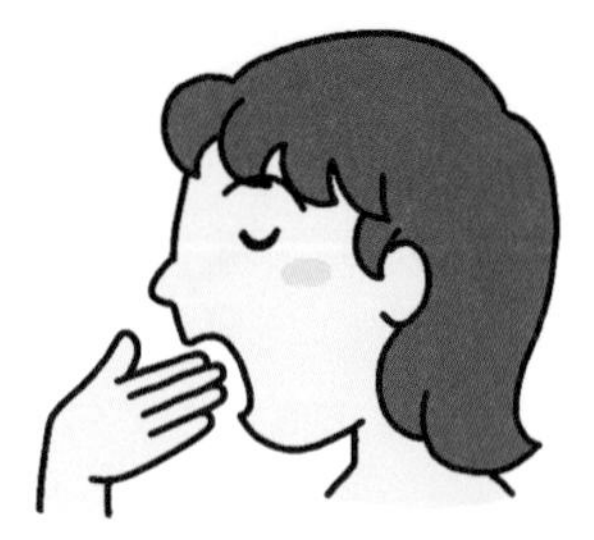

口を開け、手の指を縦にそろえて口の中に入れてみましょう。「4本入るけれど窮屈」「3本しか入らない」という方は、足首回しをしてみましょう。

肩こりや痛みに効く漢方薬

葛根湯は落語にも登場します。どんな病人にも葛根湯を処方する葛根湯医は、やぶ医者の代名詞。けれども、漢方薬は、違う病気の人でも同じ処方を用いることがしばしばあります。カゼ、結膜炎、中耳炎、乳腺炎、じんましん、神経痛、肩こりにも葛根湯を使うことがあります。葛根湯医は、名医だったのかもしれません。

葛根湯（かっこんとう）

比較的体力のある人の、肩こりに

慢性的な肩こり、うなじのこわばり、頭痛に用いる。葛根・芍薬・甘草の相乗効果で、鎮痛・鎮痙の働きが強い。処方中の芍薬と甘草を配合した芍薬甘草湯は、足のけいれんによる痛みによく用いられる。カゼの初期にも。

二朮湯（にじゅつとう）

肩や上腕が痛む五十肩に

体力が中等度か少し弱い人に用いる。腕や肩の重だるい痛み、しびれ感、五十肩の強い痛みをやわらげる。痛みに効く生薬（しょうやく）、水分代謝をよくする生薬、胃腸の働きをよくする生薬などが配合されている。胃下垂ぎみの人に。

桂枝加朮附湯（けいしかじゅつぶとう）

手足が冷えている人の関節痛に

体力が低下した人で、四肢が冷たく、寒いと悪化する関節痛や腫れ、筋肉痛、神経痛、四肢の運動障害がある場合。微熱、寝汗、朝の手のこわばり、むくみ、尿量減少を訴える場合。体を温める附子、利尿・鎮痛作用のある朮が使用されている。

疎経活血湯（そけいかっけつとう）

腰から下肢にかけての腰痛、関節痛

体力中等度の人の、筋肉、関節、神経の痛みに用いる。冷えにより症状が悪化する場合。「活血」の文字があるように、血の滞りを改善して血流をよくする。また、水分代謝を改善する。

五積散（ごしゃくさん）

冷えや湿気で悪化する腰痛に

体力中等度の人で、症状はあまり激しくないさまざまな痛みに。胃腸炎、腰痛、神経痛、関節痛、月経痛、月経不順、頭痛、冷え症、感冒、更年期障害などに。寒冷や湿気で症状が悪化する場合。貧血ぎみで、上半身が熱し、下半身が冷える場合。

麻杏薏甘湯（まきょうよくかんとう）

体力のある人の関節痛に

関節痛、神経痛、筋肉痛で、腫脹や痛みがあまり強くない場合に用いる。薏苡仁（よくいにん）はハトムギの種皮を除いた種子で、鎮痛、利尿、排膿の働きがあり、むくみや身体の痛み、化膿に用いる。体力の衰えている人や胃腸の弱い人には用いない。

冷え症・貧血に効く

頭がクール、手足がポカポカの状態を頭寒足熱(ずかんそくねつ)といい、望ましい健康状態をあらわす言葉です。ところが、現在の私たちをとりまく環境は、冷えすぎのクーラーや頭のほうばかり温まる暖房で、頭熱足寒になってしまいがちです。圧倒的に女性に多い「冷え」を乗りきるには……。

冷え症に効く……………ニラ

「冷えは万病のもと」といいます。不妊、流産、生理痛、腰痛なども冷えがもとになっている場合が少なくありません。冷え症の方には体の中から温める働きがあるニラが最適です。ニラたま汁、ニラレバー炒め、ニラいっぱいのギョーザなどはいかがでしょうか。

とくにニラがゆは、体の芯(しん)から温まります。おかゆは、残りごはんに三〜五倍の水を入れて弱火で煮てもOK。最後に二センチくらいに切ったニラを入れ、ひと煮立ちさせればでき上がりです。梅干しを載せてお召し上がりください。子どもにも食べやすいスタミナ食品で、夜尿症などにも適しています。

ニラにはβ-カロテン、ビタミンB1、B2、C、カルシウム、鉄などのビタミンやミネラルが豊富で、優れた健康野菜です。

根菜類、ショウガ、ネギ、ニンニク、ミツバなども冷え症の方に向いている食べものです。また、トウガラシ、シナモン、茴香（フェンネル）などの香辛料も体が温まります。シナモントーストやティースプーン一杯のショウガ汁を入れたショウガ紅茶などにしていただきましょう。

血の道の妙薬……セリ、セロリ・ミツバ

「血の道」とは、生理にともなうさまざまな不快感や更年期障害など、女性特有の不定愁訴をまとめて表現する言葉です。漢方薬には血の道症に有効な処方が大変多く、香りの高いセリ科の植物が頻繁に用いられます。そして、セリやセロリ、ミツバなどセリ科の野菜も血の道症に有効です。独特の香りは精油で、この揮発物質が薬効のもとになります。血液の循環を改善し、女性ホルモンの分泌をうながし、肌にも潤いが増すなどの働きがあります。さらに、生理不順、不正出血、しもやけ、冷え、貧血の防止などにも役立ちます。

冷えがひどい方はセロリのスープや、熱を通したセロリをたくさん食べるようにしましょう。冷えがなく、のぼせだけが強い方には生食が向いています。

貧血の予防に……パセリ

女性は生理や妊娠などの関係で、鉄分不足のため貧血になりやすい傾向があります。鉄分の多い野菜のトップはパセリ。コマツナも顔負けですが、大量のパセリを食べるにはちょっと工夫が必要です。たくさんのパセリをサラダにして食べたり、ジュースにしてニンジンジュース（七二頁参照）などとミックスしたりすると飲みやすくなります。揚げものの衣にみじん切りにしてまぜたり、パスタに加えたりしてたくさん食べましょう。

パセリは体の毒素を排泄してきれいな血液にする「くすり」です。

冷え症に効く漢方薬

冷え症も、気血水のめぐりをよくすることで改善できます。体を温める、血のめぐりをよくする、水分代謝を改善する、自律神経の興奮を抑えるなど、症状に合わせて処方を使い分けます。体を温める当帰、桂皮、呉茱萸（ごしゅゆ）、細辛（さいしん）、生姜などが使われています。まずは睡眠をしっかりとって、気力を充実させましょう。

当帰芍薬散（とうきしゃくやくさん）

貧血があり、筋肉が軟弱な人に

比較的体力が低下しているタイプに。血に働く生薬と、水分代謝改善の生薬が組み合わさった処方。竹久夢二の絵の女性のイメージ。生理不順、不妊症、妊娠中のむくみや流産、更年期障害にも用いる。倦怠感、めまい、耳鳴り、冷えにも。

当帰四逆加呉茱萸生姜湯（とうきしぎゃくかごしゅゆしょうきょうとう）

血流が悪く、手足が冷える人に

虚弱体質で、ふだんから手足の冷えがあり、寒さによって下腹部痛、頭痛、腰痛がひどくなる人に用いる。しもやけができやすいタイプ。下腹部の手術後の冷え、頻尿、下痢にも用いる。吐き気、嘔吐をともなう場合。体を温める生薬を多く使用。

温経湯（うんけいとう）

冷え症で、手のひらがほてる人に

体力が低下し、手のひらがほてる、口唇の乾燥、下腹部の冷えや痛みを訴える場合。性周期に関連し、症状がひどくなったり軽くなったりする。月経不順、更年期障害、足腰の冷え、しもやけになりやすい、湿疹などにもよく用いる。

苓姜朮甘湯（りょうきょうじゅつかんとう）

水中にいるように腰が冷える人に

体力が低下し、水の中に座っているように腰から下肢にかけてのひどい冷えと痛みがある人。尿の色は薄く、尿量が多い人に用いる。口の渇きはない。坐骨神経痛、夜尿症にも。

呉茱萸湯（ごしゅゆとう）

激しい頭痛と嘔吐がある人に

体力が低下し、冷え症で、激しい頭痛を繰り返す人に。うなじ（首のうしろ側）や肩のこり、嘔吐をともなう場合。みぞおちのあたりに詰まった感じや、張った感じがあり、チャポチャポと音がする場合。

半夏白朮天麻湯（はんげびゃくじゅつてんまとう）

冷えがあり、胃腸が弱い人に

体力が低下し、下肢が冷えて、頭痛、頭が重い、めまいなどがある場合。吐き気、嘔吐、食欲不振、食後すぐ眠くなる、全身倦怠感をともなう場合。みぞおちのあたりでチャポチャポと音がする人。胃腸の水分代謝をよくして冷えを除く。

冷え症・貧血予防におすすめ

◉5本指靴下をはく

このごろはきれいな色の5本指靴下が若い人たちのあいだにも流行し、よい傾向だと思っています。山歩き仲間も「地に足がつく」といいます。20年来の冷えが靴下だけで改善したと、喜ばれることもしばしばです。

足の裏は汗腺が発達しており、汗がいっぱい出ます。これが足の裏を湿らせて、冷えの原因にもなります。湿気をよく吸い、保温性もあるので、できれば絹の5本指靴下がおすすめです。お風呂あがりにとりかえ、寝るときもはいたままです。足のほてりと冷えの両方に効果があり、眠りの深さも違ってきて、疲労回復にも役立ちます。

◉冷え症のツボ療法

おへその下指4本のところにある関元（かんげん）や、内くるぶしの上指4本の位置にある三陰交（さんいんこう）などに温灸をします。

三陰交の灸は、知って得する安産のお灸です。私自身、これには感謝、感謝でした。お産の進みが速く、陣痛も楽に過ごせました。妊娠5カ月以後に灸をすえると、胃腸の丈夫な赤ちゃんが生まれるといわれます。また、逆子の矯正にも用いられるツボです。

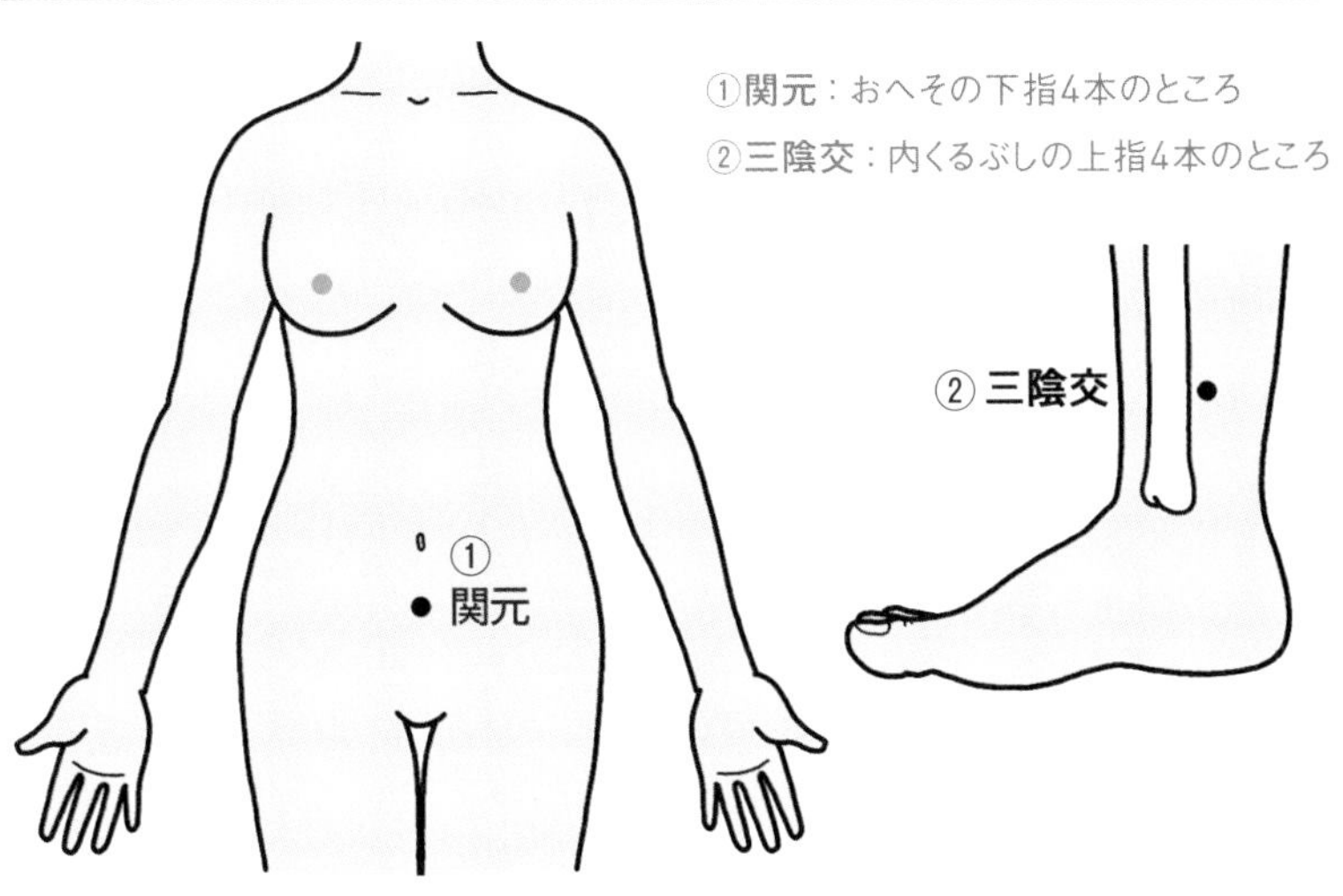

老化防止に効く

不老長寿はだれしもの願い。漢方の薬物書にも「延年（年を延ぶ）」という言葉がしばしば出てきます。中国の皇帝たちが、たくさんの人とお金を費やしても果たすことができなかった夢でもありました。長寿といわれる方々の若いころの食生活に秘密があるように思います。

何でも煮込んで……野菜スープ

野菜スープの元祖は通称「赤本」、『家庭に於ける実際的看護の秘訣』です。赤本には肉スープ、玄米スープ、野菜スープ、ジャガイモスープのつくり方などが細かく記載されています。

野菜スープは、老若男女や体質を問わず、だれにでも合う健康スープです。長時間煮込むと野菜の細胞からＳＯＤ（活性酸素不活化酵素）をはじめとするたくさんの酵素類が溶け出してきます。これらの酵素は人間が錆（さ）びていく現象、つまり老化を遅らせてくれます。食べることは毎日の積み重ねです。三日飲んだら病気が治るというようなものではありません。

私は、時間があるときに、昆布と削り節でとったダシ汁でいろいろな野菜を煮ておき、塩やしょうゆ、みそなどで味つけをして食べます。豚肉を入れれば豚汁、豆腐をゴマ油で炒めて加えれば、けんちん風になります。スープだけでなく、具もいっしょに食べます。ニンジン、タマネギ、ジャガイモ、トウモロコシ、セロリなどは煮込んで、シチューや洋風のスープにします。

決まった野菜でないとだめとか、ダイコンの葉が絶対に必要とか、野菜の種類や切り方などにこだわる必要もありません。スープだけでなく具も食べたほうがよいですね。それぞれの生活に合わせて、負担の少ないやり方で工夫しましょう。

若返りの滋養強壮剤（じようきょうそうざい）……ゴマ

インドの伝統医学では、ゴマやゴマ油は欠かせないくすりです。ゴマ油で全身のマッサージをしたり、食用にしたりして若返りをはかります。煎（い）ったゴマやゴマ油にはセサモールやセサミノールなどたくさんの抗酸化物質が入っており、それが老化防止の働きをします。また、大さじ二杯のゴマには、牛乳二〇〇ミリリットル分のカルシウムが含まれています。これは骨の発育をうながし、老化の防止にも役立ちます。

そして、白髪や抜け毛の予防、髪の毛をふやす働きなども昔から知られています。ゴマには耳や目の働きをよくする作用もあり、老眼の進行を抑えて目も疲れにくくなります。

老化を防ぐ……昆布

よろ「こぶ」ということで、お祝いの席には欠かせない海藻が昆布です。グルタミン酸をはじめ、たくさんのアミノ酸、ビタミン、ミネラルが含まれています。カルシウムが豊富で、骨の形成やイライラなどの精神症状にも有効です。また、ヨードは甲状腺ホルモンの分泌をうながし、血液の循環や新陳代謝をよくする働きもあります。

漢方では動脈硬化の予防や高血圧の治療のほか、がんなどの腫瘍ができる病気にも用います。子どもたちがお世話になった保育園のバザーでは、私はいつも昆布（コンブ）屋さんです。「昆布にワカメ、焼きのりはいかがですか」の呼び声も板についてきました。

骨をつくる……シイタケ

老化で話題になっているのが、骨粗しょう症。骨がスカスカになる病気です。骨密度（こつみつど）という言葉も、日常会話の中に登場し定着するようになってきました。骨の形成に役立つビタミンといえば、ビタミンD。シイタケには日光に当たるとビタミンD_2に変化するエルゴステロールという物質がたくさん含まれています。天日干しのシイタケは生（なま）のものより香りがよく、栄養も豊かです。

老化の防止には適度な運動も大切です。ゴロゴロ寝てばかりでは骨カルシウムがふえません。歩く、荷物を持つなどの労働や運動が骨や筋肉をつくります。さらに、太陽の光を浴びることが大事なこともつけ加えておきましょう。

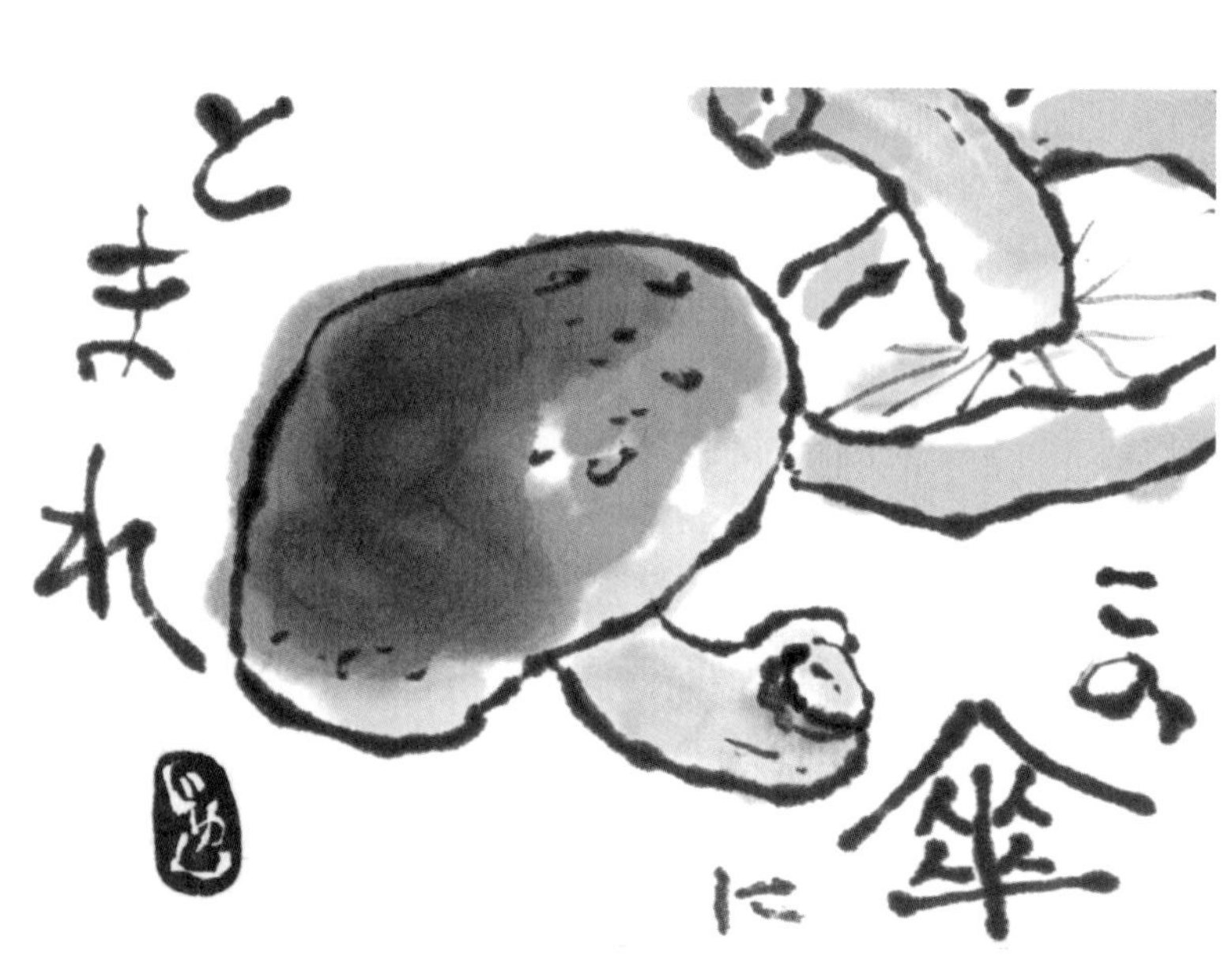

がんを防ぐ

国立がん研究センターの報告では、日本人が一生のうちにがんと診断される確率は男性65.5%、女性51.2%です(*)。アメリカ国立がん研究所は1980年に「がんを予防する効果を持つ可能性のある食品」を発表しました。野菜やくだものを中心とした食事がよさそうです。

毎日食べたい……キノコ類

秋になると、ごはんもお汁もおかずもキノコ入り。そんな山村で私は育ちました。ふるさとでは毎年キノコ祭りもおこなわれています。キノコ類の中には抗がん作用が認められ、医薬品としてがんの治療に用いられているものもあります。キノコから抽出したレンチナンという抗がん成分は、免疫機能を高める強い効果があるとわかっています。シイタケを毎日食べている人は、がんになりにくく、長生きしている人が多いという調査結果もあります。日本の民間療法では昔からキノコ類はがんのくすりとして扱われてきました。今ではアメリカでもシイタケの栽培量がふえ、よく食べられるようになっているそうです。

がん予防の妙薬……カボチャ

昔から冬至にカボチャを食べると、脳卒中やカ

*出典:「国立がん研究センターがん情報サービス」2019年のデータより

ゼの予防になるといわれてきました。保存が利くので、緑黄色野菜の少ない冬にも栄養を提供してきた貴重品です。今では約三割がニュージーランドやメキシコなどからの輸入（二〇一八年）というのですから、ちょっと驚きますね。

カボチャ特有の黄色はβ-カロテンという色素です。緑黄色野菜をたくさん食べると、がんになる危険が著しく低下します。カボチャからは抗がん物質もいくつか見つかっています。アメリカ国立がん研究所の調査では、「肺がんから身を守ってくれるトップの三つの野菜の一つ」に数えられています。カボチャにはビタミンC、ビタミンB_1、B_2、鉄分なども豊富で、カルシウムやリンもバランスよく含まれています。

輸入ものが
多かったが
このカボチャ
群馬産だよ
て

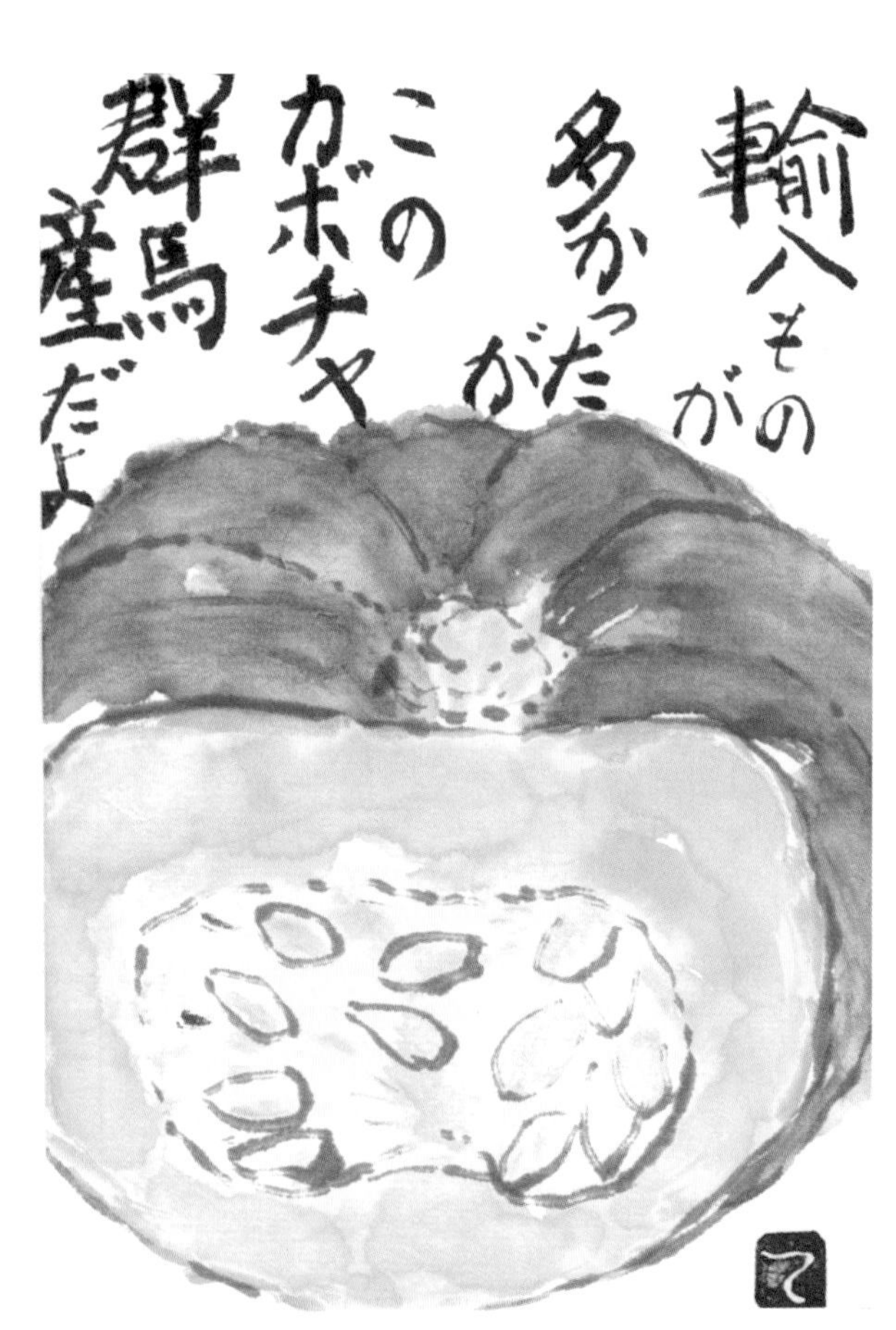

煮浸しで……コマツナ

畑から引き抜いたばかりのコマツナを食べて以来、そのおいしさに魅せられてコマツナが大好きになった私です。お浸し、漬けもの、ゴマあえ、みそ汁の具に、コマツナは欠かせません。とくに油揚げなどといっしょにダシ汁で煮た煮浸しは、とてもおいしいものです。添加物の少ないダシパックを使えば、時間の節約にもなります。アクもクセも少ない緑黄色野菜です。

緑黄色野菜には、タバコやお酒、脂肪などの食品、環境汚染物質などのつくり出す、がんや老化の原因になる物質を体の外に追い出す働きがあることもわかってきました。

ビタミンCの量はホウレンソウのおよそ二倍。カルシウムや鉄分も大変多く、骨を丈夫にします。また、神経の興奮状態をしずめ、貧血にもよい効果があります。

ニンジンジュースとみそ汁でがん予防

ニンジンジュースを飲む人たちがとてもふえてきました。飲んで実際にがんを克服したという記事もよく見かけます。私自身、飲むことで健康という状態を体で感じることができました。コップ一杯のニンジンジュースはずっと続けていきたい、わが家のがん予防策です（つくり方は七二頁）。

そしてもう一つのがん予防策が、旬の野菜たっぷりのみそ汁です。みそ汁で育った息子から久しぶりに電話がありました。福岡市の保育園での取り組みをテーマにした『いただきます　みそをつくるこどもたち』というドキュメンタリー映画を、孫が通う保育園でいっしょに観たそうです。「発酵食品って体にいいんだね。おばあちゃんのみその味は、市販のものとはぜんぜん違っていたなあ」と話していました。福島のおばあちゃんのみそは麹も手づくりでした。

ニンジンジュースの基本的なつくり方

◉用意するもの（でき上がり300mℓの場合の分量）

ニンジン……… 300g（2～3本くらい）
リンゴ………… 100gくらい（約1/2個）
レモン（あれば）… 1/3～1/4個
＊リンゴの少ない季節は、リンゴの量を減らしても。

◉ジューサーを使う場合

ニンジンをよく洗い、皮をむく。リンゴは皮つきのまま芯をとる。ニンジン、リンゴ、レモンをそれぞれ適当な大きさに切り、ジューサーにかける。しぼりカスをひとつまみジュースにまぜてもよい。

◉ミキサーを使う場合

ミキサーが回る程度の水か少量のリンゴジュースを加え、小さめに切ったニンジンとリンゴ、レモンを入れてミキサーにかける。飲みにくい場合は、ガーゼやふきんなどで漉す。

◉おろし金を使う場合

ニンジン、リンゴをおろし金でおろし、ガーゼで漉す。

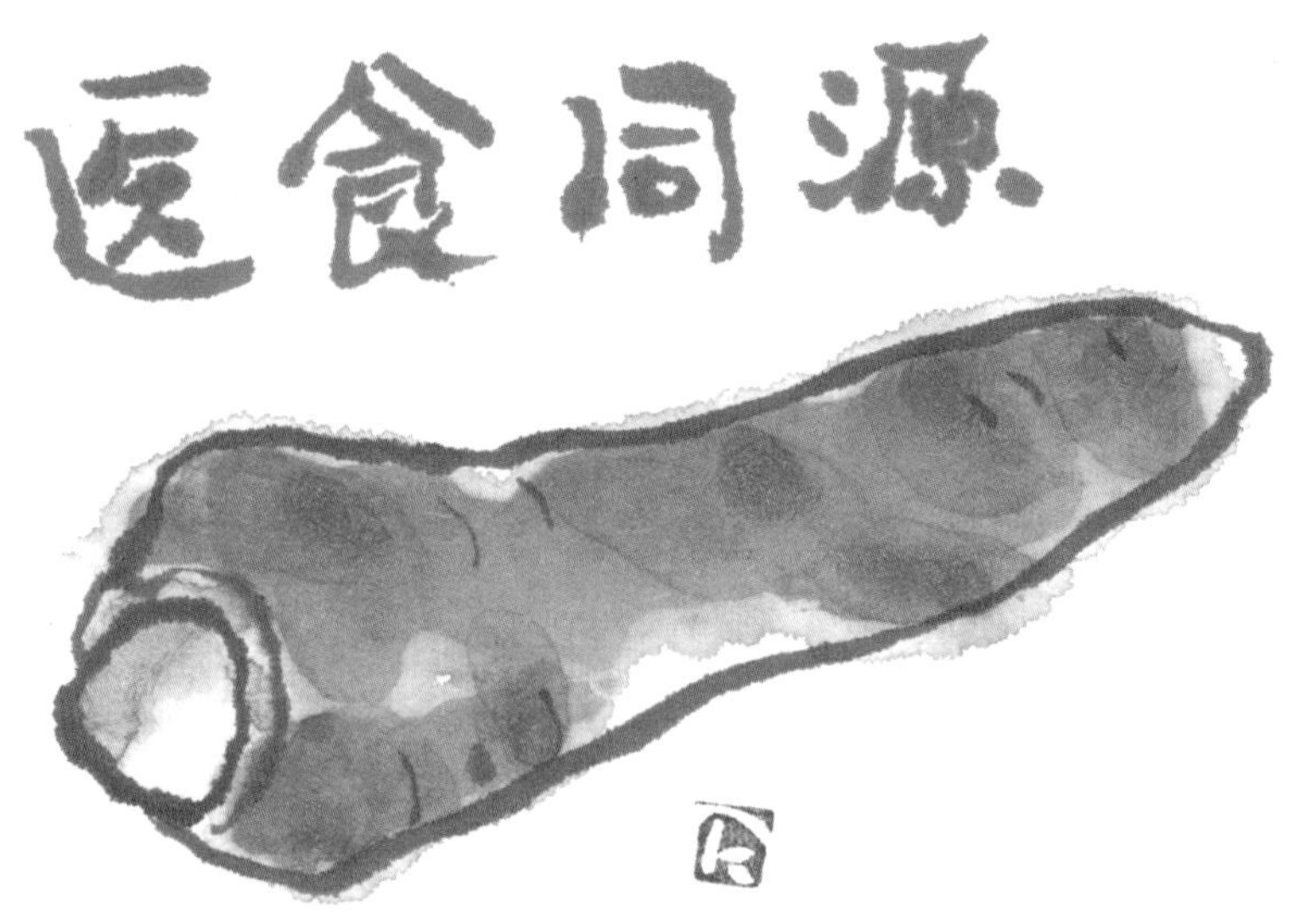

第2章

この野菜が効く！

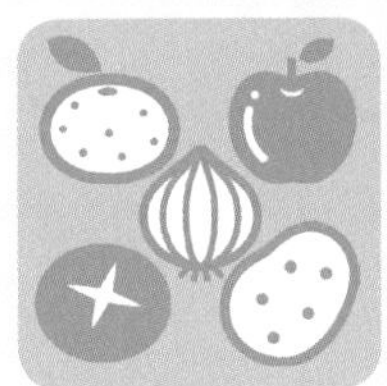

体の中に入ってから体を温める性質のある食べもの、冷やす性質のある食べものが、よく話題になります。

夏に、キュウリ、ナス、スイカなど体を冷やす性質のあるものを食べると、暑さのため体にこもった熱を冷まし、快適に過ごせます。逆に、冬にネギ、ショウガ、トウガラシなど体を温める性質のものを食べると、冷えた体が温まります。

また、肉や魚のように熱を持つ食べものには、熱を冷ますダイコンおろしなどで調和を保ちます。熱を加えると、だいたいの食べものは、温める性質に変わります。ダイコンも熱を通すと、体を温める野菜になります。

体を冷やす食べものばかり、温める食べものばかりでは、バランスが悪くなります。そして、もともとの体質も関係するので、冷えがひどい人は、夏でも冷やす食べものは控えめにしましょう。

◎いい加減はよい加減　あまりこだわらなくても

冬に、キュウリ、ナス、スイカ、トマトなどを絶対に口にしてはいけないとこだわりすぎるのは、とても窮屈です。たまに、夏野菜を冬に食べたからといって副作用が出るようなことはありません。冬のトマトは、夏のトマトより栄養価は少ないでしょう。だからといって、ゼロでもなければ、マイナスでもありません。皆といっしょの食事会では、楽しく会話しながら、時間をかけておいしいものを食べるほうがどれだけ幸せかわかりません。

酸（すっぱい）、苦（にがい）、甘（あまい）、辛（からい）、鹹（しおからい）を五味といいます。漢方の世界では、五味の調和がとれると五臓のバランスもとれて、病気をしないと考えます。色を臓器にあてはめ、黒い食べものは腎の働きを助けるというように五色を五臓にあてはめたりもします。では、例えば白いヤマイモは肺の働きをよくするでしょうか？　ヤマイモの説明には、色は使いません。味が「甘」だから脾胃つまり消化器の働きをよくするというわけです。ヤマイモは、強精剤的な働きもあり、それは漢方でいう腎の働きを助けることになるのですが、それは味でも色でも説明はできません。

　野菜もくだものも天然ものなので、味は非常に複雑です。単純に五味に分類するのは難しいのです。漢方の薬物書でも本ごとに五味が違うのは、めずらしくありません。つまり、絶対的なものではないのです。

日本の漢方薬の世界では、江戸時代中期以降に、ものごとを五つの単位に全部あてはめていく考えは絶対的ではないという立場をとりました。

　私も、五味や五臓、五色などではなく、伝統医学の薬物書の中の効能・効果に重点を置いて、薬効という見方で野菜やくだものの話をしたいと思います。一つひとつの野菜やくだものの薬効を知ると、とても楽しい世界が開けてきます。

★あふれる生命力

アシタバ

濃い緑の葉には勢いがあります。「若葉を摘んでも明日にはすぐ新しい芽が出る」のでアシタバ（明日葉）といい、生命力にあふれた山野草です。高い香りとほろ苦さがあります。セリを大きくしたようなギザギザの葉が特徴で、茎が柔らかくて葉の色が鮮やかなものを食用にします。

原産地

日本説、八丈島説、中国説などがある

注目の成分

カルコン類、クマリン

おもな栄養素

β-カロテン、ビタミンE、ビタミンB_1、B_2、ビタミンC、カリウム、カルシウム、鉄、食物繊維

◎暖かい海岸に自生

伊豆諸島のほか、房総半島、三浦半島、愛知県知多半島沖の篠島、紀伊半島などの温暖な海岸に自生しています。伊豆諸島ではハウス栽培もおこなわれ、一年を通じて出荷されます。とくに八丈島では、「ハチジョウソウ（八丈草）」と呼ばれ、特産品になっています。旬は二～五月です。

以前、伊豆諸島の式根島を訪れたとき、海に湧き出る温泉に浸かり、民宿でアシタバづくしに舌鼓を打ちました。そして、伊豆大島では農産物直売所「ぶらっとハウス」でアシタバ、キヌサヤを購入し、家で大島を味わいました。

◎ポリフェノールがいっぱい

茎を折ると黄色い汁が出てきます。その中には、ポリフェノールのカルコンやクマリン、ビタミンEなどが含まれています。抗菌作用・抗酸化作用・がん細胞の増殖を抑える、血栓を予防するなどの働き

があるとの研究が進められ、世界でも注目される食材になっています。

また、中国の唐の時代の記録には、種子を粉末にして服用すると、のどの痛み、せき、痰(たん)に効果があると書かれています。

◎おいしい食べ方

ゆでるときは、アシタバを葉と茎に分けます。熱湯に二パーセントの塩を入れ、茎は一分、葉は三〇秒煮て、冷水にとります。

お浸し、ゴマあえ、白あえ、マヨネーズあえ、ピーナッツバターあえなどにします。

ゆでたり油で揚げたりすると、苦味がほとんどなくなります。中華風の炒めもの、佃煮、卵とじ、天ぷらなどにしても、おいしくいただけます。

保存方法

湿らせたキッチンペーパーなどで茎を包み、ポリ袋に入れ、冷蔵庫の野菜室に立てて置きます。

香りのよいハーブティー アシタバ茶のつくり方

◉用意するもの

アシタバの葉・茎 …200g

◉つくり方

① アシタバの葉と茎を1㎝幅に切り、日陰で1日干す。

② ①を5分間焙じ（油を使わずにカラ煎りする）15分冷まし、もむ。これを3回繰り返す。色が焙じ茶のようになり、よい香りが出てきたら茶葉の完成。

③ 急須に茶葉をティースプーン1杯分を入れて熱湯を注ぐ。5分ほど蒸らし、茶碗についで飲む。

＊カラカラに乾燥させた葉に熱湯を注いでも。
＊生の葉の場合は、1日量20～30gを水600㎖の土瓶などで煎じて飲む。

★ 疲れがとれ、元気が出る野菜

アスパラガス

鮮度のよいアスパラガスは、柔らかく、香りも味も感動ものです。子どものころのアスパラガスといえば、缶詰のホワイトアスパラガス。クリスマスなど特別な行事にマヨネーズをかけ、めずらしい食材を味わったものです。今のアスパラガスは、ほとんどが緑色です。

原産地

南ヨーロッパ

注目の成分

アスパラギン、アスパラギン酸、ルチン

おもな栄養素

β-カロテン、ビタミンK、ビタミンB_1、B_2、葉酸、パントテン酸、ビタミンC、カリウム、リン、亜鉛、食物繊維

◎はじめは観賞用だった

紀元前からギリシャやイタリアで栽培され、薬用にされていました。日本には江戸時代にオランダ経由で入ってきましたが、そのころはもっぱら観賞用でした。明治以降は北海道で栽培されるようになりましたが、食用として定着したのは昭和になってからです。

栽培するときに盛り土をして白く仕上げたホワイトアスパラガスと、日光に当てて育てたグリーンアスパラガスがあります。グリーンアスパラガスは栄養がとても豊富です。

◎スタミナ野菜と呼ばれ、若さを保つ

アスパラガスにはアスパラギンとアスパラギン酸が含まれています。アスパラギンは体の中でアスパラギン酸に変化します。アスパラギン酸は新陳代謝を促進し、たんぱく質の合成を高めます。疲労を回復し、スタミナをつけて元気を出させる野菜です。

穂先には、毛細血管を丈夫にするルチンが含まれています。

ビタミンのパントテン酸は、代謝をうながします。さらに皮膚や毛髪にも効き目があるので、若さを保つ野菜ということもできます。

アスパラガスにはむくみをとる働きもあり、高血圧ぎみの方に向いています。

◎おいしい食べ方

根もとが硬くなっている場合は、ピーラーで皮をむき、手でポキンと折ります。ゆでるときは、根もとを熱湯に浸け一〇秒、全体は一分ほどゆで、ザルにあげて冷まします。

オーブントースターや焼き網で焼くと香ばしく仕上がります。マヨネーズとみそを等量ずつまぜたマヨみそを添えてはいかがでしょうか。

また、焼いたあとに食べやすい大きさに切り、ダシ割りしょうゆ（しょうゆ一～二に対し、ダシ一の割合）に漬け、削り節をかけて食べても。

ベーコンや肉で巻き、塩コショウをしてフライパンで焼くと、お弁当のおかずになります。

保存方法

なるべく早く調理して食べたい野菜ですが、冷蔵庫で保存するときは、湿らせたキッチンペーパーにくるみ、さらにポリ袋に入れて、立てて置きます。

国産のアスパラは
今のじきだけ
一年分
食べておこう

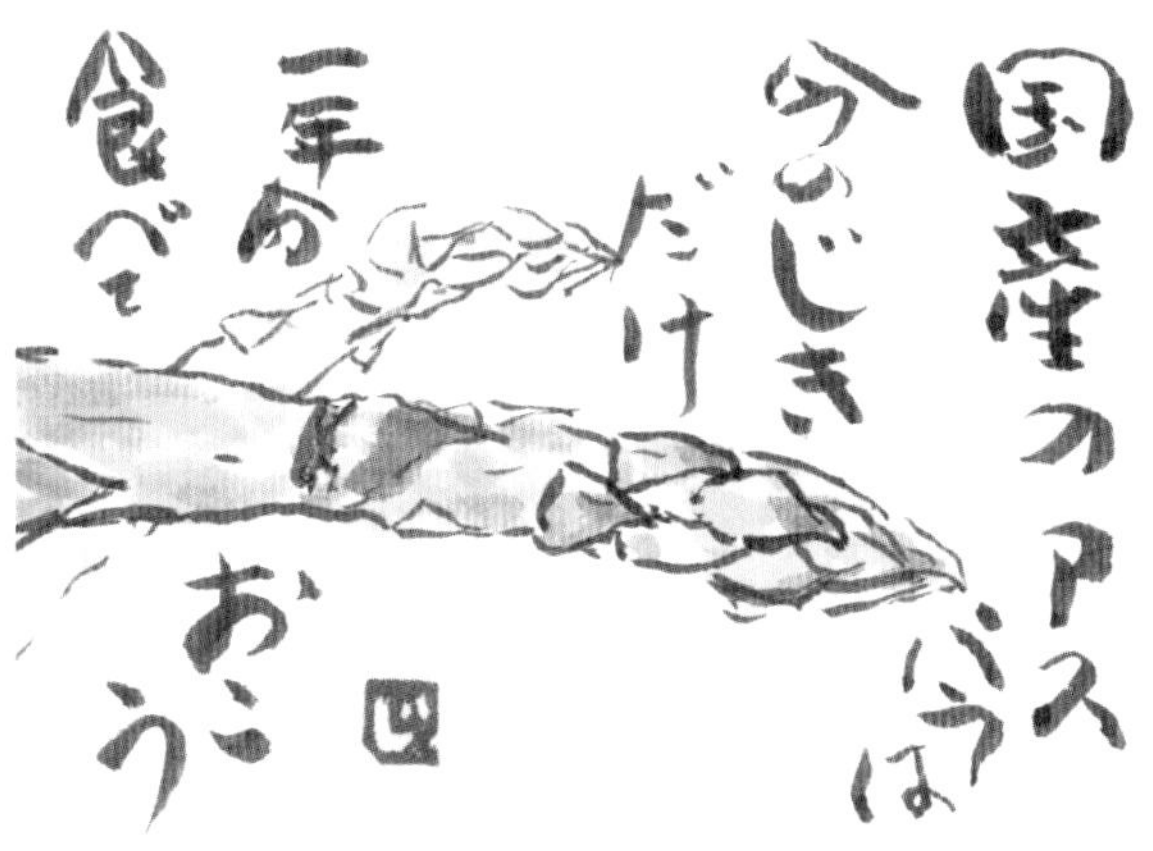

★山の豊かな香りとシャキシャキした歯ごたえ

ウド

独特の香りと歯ごたえがたまらないウド。ワラビ、ゼンマイなどとともに、山菜として親しまれています。山歩きをする私ですが、めったに山ウドに出合うことはありません。ウドを漢字で書くと、独活。漢方薬の材料とされる独活（どっかつ）は、ウドやシシウドなどの根茎や根です。

原産地

日本

注目の成分

ジテルペン、アスパラギン酸、タンニン

おもな栄養素

葉酸、カリウム、カルシウム、リン、食物繊維

◎カゼの妙薬

漢方薬として使うのはおもに根ですが、茎や葉にも薬効があります。

ウドには香りのもとであるジテルペンなどの精油が多く、自律神経の調整、発汗、利尿の働きがあります。頭痛や鼻水にも効き、体力の衰えた人のカゼや産後のカゼなどに用います。ショウガやネギなどといっしょにすると、その効果が高まります。また、しぼり汁をそのまま飲んでも有効です。

わずかに含まれるアスパラギン酸には、新陳代謝を促進し、疲労回復効果があります。

えぐみのもとはタンニンで、消化を助けるアミラーゼ（ジアスターゼ）などの酵素も含みます。

ウドの栽培は千年も前からおこなわれています。白く、太く、長いウドは、太陽の光が当たらない室（むろ）で軟化栽培されたものです。お店に並ぶ山ウドは、半地下方式で栽培されたものが多く、本来の意味での山ウドではありません。

野山に生えているウドの根には茎以上の効果がありますが、根を採集すれば芽が出ないので、根は残すようにしたいものです。

◎神経痛やリウマチに

ウドは昔から神経痛やリウマチのくすりとして用いられてきました。関節に溜まった水分の代謝がよくなり、腫れや痛みを除きます。神経痛やリウマチには、生（なま）のウド料理やジュースにします。また、頭痛の特効薬でもあります。

　葉や皮を網などに入れて入浴剤にすると香りもよく、体が温まり、血液の循環もよくなります。

◎おいしい食べ方

ウド料理といえば、なんといっても酢みそあえです。葉は天ぷらにすると、味と香りを楽しめます。皮はきんぴらに。

　甘酢漬け、サラダ、刺身のツマとしても用いられます。

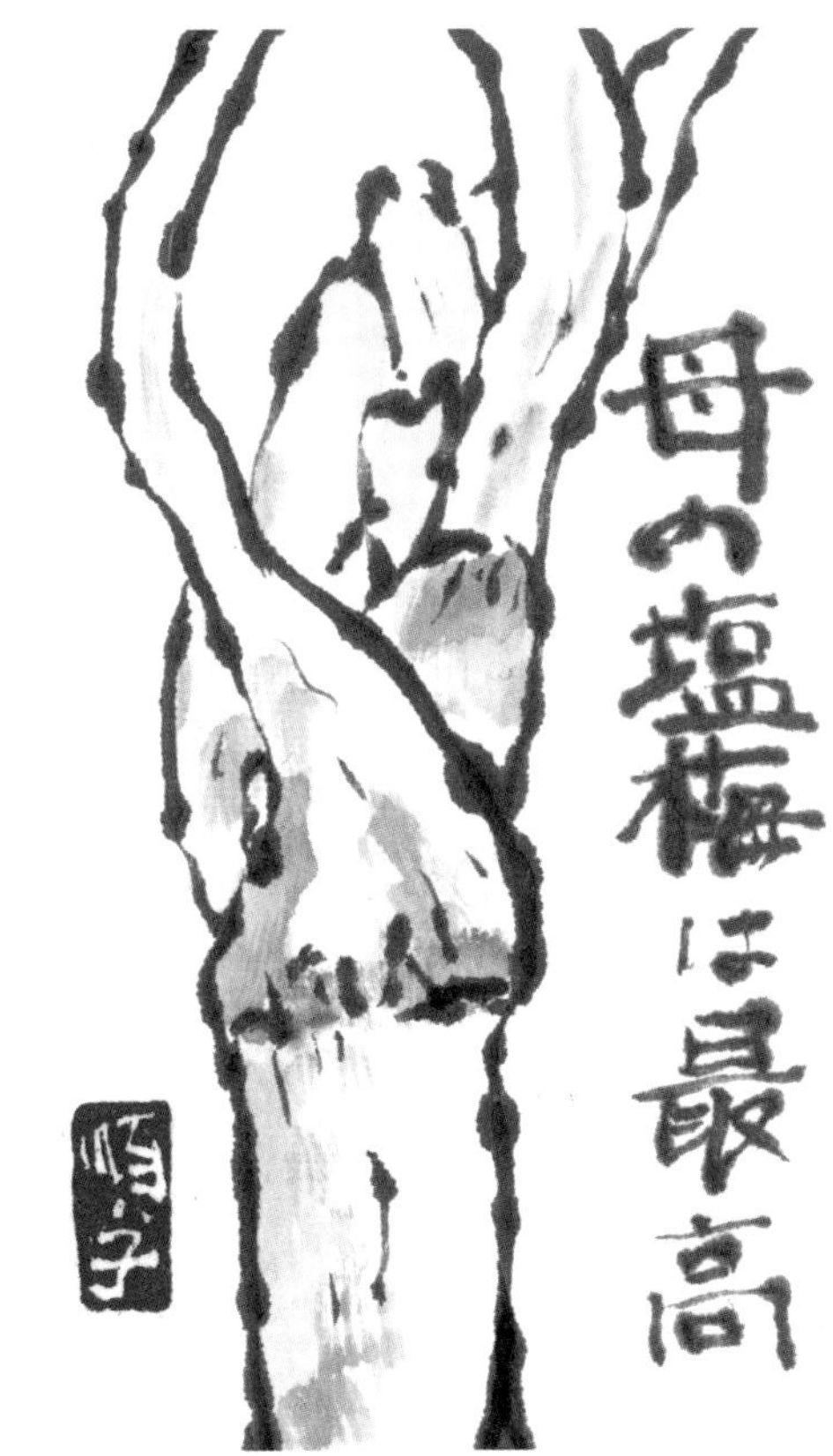

★ネバネバが夏バテを防ぐ

オクラ

オクラの花は黄色く、ハイビスカスの花のように豪華です。朝に咲いて、午後にはしぼんでしまいます。果実の収穫は、花が咲いてから4〜5日です。槍（やり）が天をつくような姿で実がなります。丸オクラ、赤オクラ、八角形の品種、大きな花を食用にする品種などもあります。

原産地

アフリカ大陸

注目の成分

ペクチン、ムチレージ

おもな栄養素

β-カロテン、ビタミンB_1、B_2、C、カリウム、カルシウム、マグネシウム、食物繊維

◎クレオパトラの美容食

幕末から明治初期ごろにアメリカから導入されましたが、野菜として普及したのは一九七〇年代以降です。

欧米では「レディースフィンガー」とも呼ばれます。淑女の指という意味ですが、どうしてもクレオパトラを想像してしまいます。なぜ？　オクラもクレオパトラの美容食の一つといわれているからです。

◎ネバネバがたんぱく質の吸収を助ける

オクラは、納豆やヤマイモとともに「三練り」の一つです。ヌルヌル、ネバネバが特徴で、暑い夏を乗り切る健康野菜です。

ネバネバのもとは食物繊維の一つであるペクチンで、整腸作用があり、下痢や便秘に効果があるとされます。また、血中コレステロールを減らし、血圧を下げる働きがあります。ムチレージもネバネバのもとで、たんぱく質の吸収を助ける、胃粘膜を保護

するなどの効果があります。

◎食べやすくする調理のひと手間

表面のうぶ毛を除くには、ヘタの方から先の方に向かって塩をつけた指でこすり、水で洗い流します。鮮度がよいほど、うぶ毛が多く、トゲのようにに刺さることがあるので、逆方向にはこすらないようにしましょう。

保存方法

ポリ袋に入れて冷蔵庫の野菜室に。南国の野菜なので、チルド室は苦手です。冷凍する場合は、塩をまぶし、板ずりしてからヘタ部分を切り落とし、ラップにくるんでポリ袋に入れます。使うときは冷凍のまま加熱調理します。電子レンジの600wで40秒加熱してラップにくるみ、さらにポリ袋に入れて冷凍すると、自然解凍でそのまま使えます。

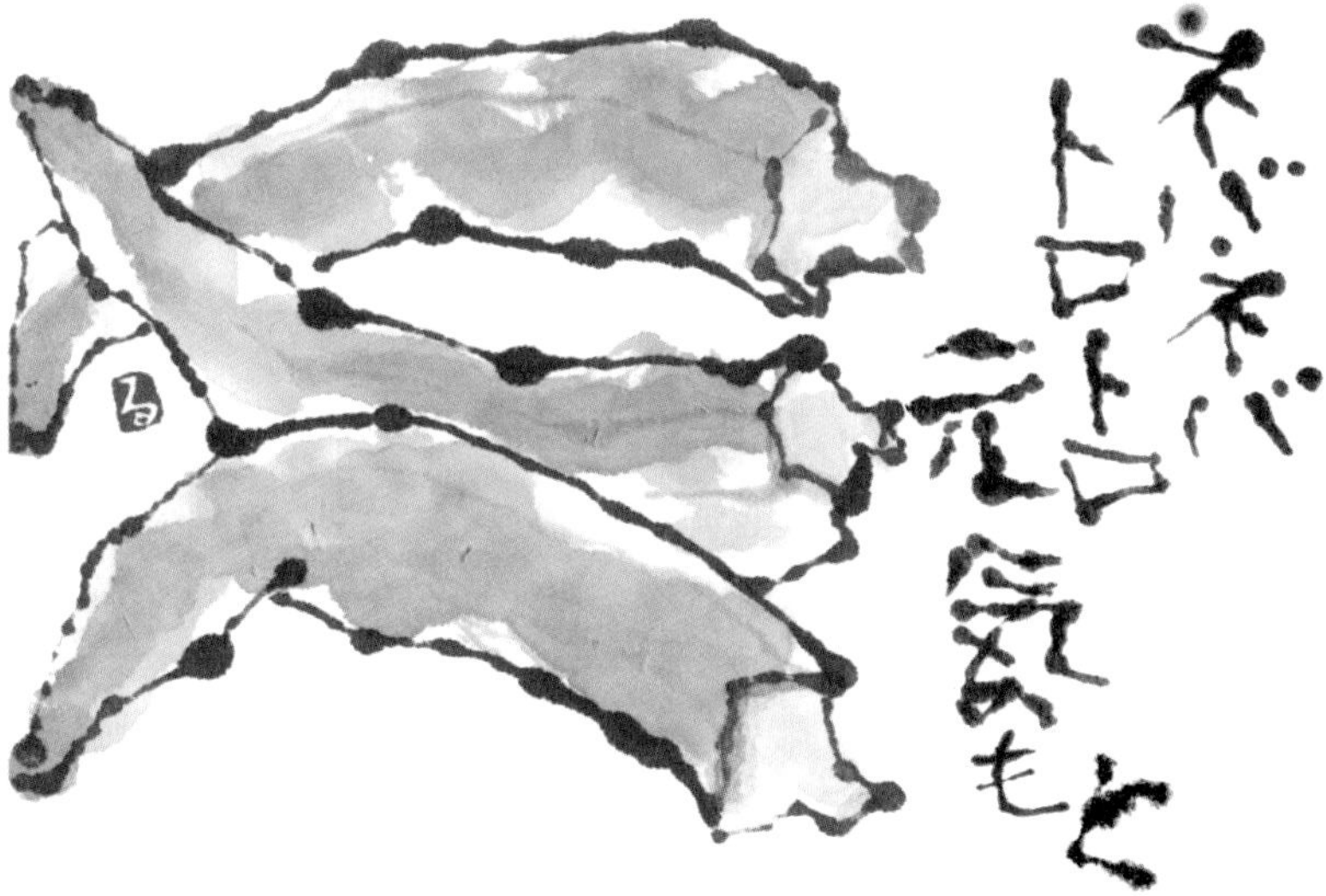

◎おいしい食べ方

生のまま刻んで削り節としょうゆをかけ、ぬめりが出るまでかきまぜれば、一品でき上がります。

ゆでるときは、パンクしないように、ちょっと空気抜きの包丁を入れます。一分ほどゆで、冷水で冷まします。食べやすい大きさに切り、あえものにしても。アミノ酸が豊富な納豆にまぜると、おいしく元気になるおかずができます。

ゆでたり、油で揚げたりしたあと、縦に包丁を入れて二つに開き、大皿に載せたお料理のまわりをぐるっと囲んでみましょう。花びらのように美しくなり、料理が引き立ちます。

肉巻きはメインディッシュになります。

サッと煮たり焼いたりして、煮魚や焼き魚のつけ合わせにも。

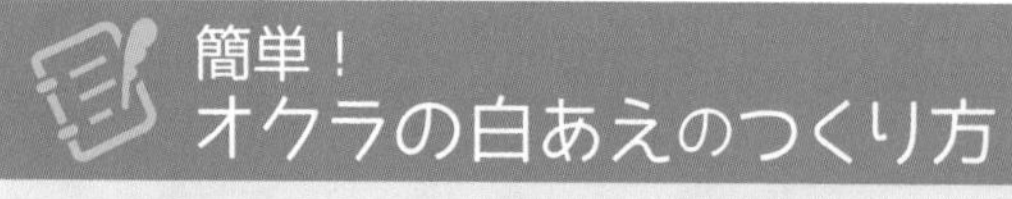

色もきれいな白あえの衣をつくってみましょう。

◉つくり方

① ポリ袋に水を切った木綿豆腐を半丁と、砂糖・みりんを各大さじ1/2、白みそ小さじ1、すりゴマ大さじ2を入れる。
② ①をこねるようによくまぜる。
③ ゆでたオクラを食べやすい大きさに切る。
④ ③をめんつゆなどで下味をつけて、①の衣にまぜればでき上がり。

★くたびれた胃腸を快適に

カブ

忘年会、お正月と続く年末年始。ごちそうで胃がもたれることはありませんか？　そんなときに食べたくなるのが、さっぱりした野菜です。「春の七草」のスズナはカブのことで、くたびれた胃腸をいやしてくれます。「古事記」や「日本書紀」にも載っています。

原産地

アフガニスタン周辺とヨーロッパの西南部

注目の成分

アミラーゼ

おもな栄養素

［実　皮つき生］葉酸、パントテン酸、ビタミンC、カリウム、食物繊維
［葉］β-カロテン、ビタミンB_1、B_2、ビタミンC、カルシウム

◎コカブのルーツ

日本では、カブは紀元前から栽培されていたとされ、江戸時代には飢饉（ききん）に備えて全国で栽培されるようになりました。

カブの中で最も多く栽培されているのが「コカブ」で、小さいカブの総称です。実（み）はやや平べったい球形で、きめが細かく柔らかです。葉や茎は、緑が鮮やかで柔らかいのが特長です。

「金町（かなまち）コカブ」は東京都葛飾区の金町周辺で明治後期につくられた品種で、コカブのルーツといわれます。各地にさまざまな伝統品種があります。

◎消化酵素がいっぱい

カブの実にはデンプンなどを分解する消化酵素のアミラーゼ（ジアスターゼ）が含まれ、消化を助け、胸焼けや胃もたれを防ぎます。

葉には体内でビタミンAに変換されるβ-カロテンが豊富です。粘膜が丈夫になり、のどの腫（は）れを繰

り返す人におすすめの野菜です。ビタミンC、B_1、B_2も多く、肌の健康を保ち、おできや口内炎の予防にもなります。カルシウムは一〇〇グラム中二五〇ミリグラムも含まれています。さらに、カリウムも豊富です。

カブのおろし汁は生きた酵素が働き、胃の中に停滞している水分の代謝をうながし、食欲も出てきます。胃腸に冷えがあるときは、カブの煮ものがおすすめです。

漢方では、カブにはせきやのどの渇き、二日酔い、冷えによる腹痛を治すなどの効果があるとされています。

◎がんの予防薬

「カブは根にも葉にも実験動物の発ガンを妨げる化合物が含まれている」「カブの葉は……さまざまなガン、とくに肺ガンによる死亡率が平均以下の人たちが、よく食べる食品リストのトップにあげている緑黄色野菜の一つである」とアメリカのジャーナリストが書いています。さらに、抗がん物質は加熱すると壊れるので「最低いくらかは生で食べること」とアドバイスしています。

カブの葉や茎のジュースは鼻血や、せき、声がれ、口の渇きにも有効です。

赤カブの色素は、甘酢に漬けるなど酸性になると鮮やかになります。

江戸時代の書物には、立春のあとの庚子の日にカブのしぼり汁を温めて皆が飲む習慣があったとの記録があります。流行性の病気にかからないようにという願いが込められていたようです。

保存方法

葉と実を分け、別々にポリ袋に入れ冷蔵庫に。実を冷凍する場合は生のまま薄く切り、広げて凍らせます。

◎おいしい食べ方

浅漬けは、皮つきのカブを三ミリ厚さの半月切りに、葉や茎は三センチの長さに切り、二パーセントの塩で漬けます。タカノツメ、塩昆布、昆布茶などをお好みで加えます。酢のものにも。

かぶら汁は実をダシ汁で煮て、茎、葉、油揚げを入れてしょうゆで味をつけ、水溶き片栗粉でとろみをつけます。シチューやスープにするときは、煮崩れに注意します。

葉や茎は、お浸しやあえものに。ゴマ油で炒めて甘辛く味つけすると、常備菜になります。油揚げ、ムキエビなどといっしょに炒めても美味です。

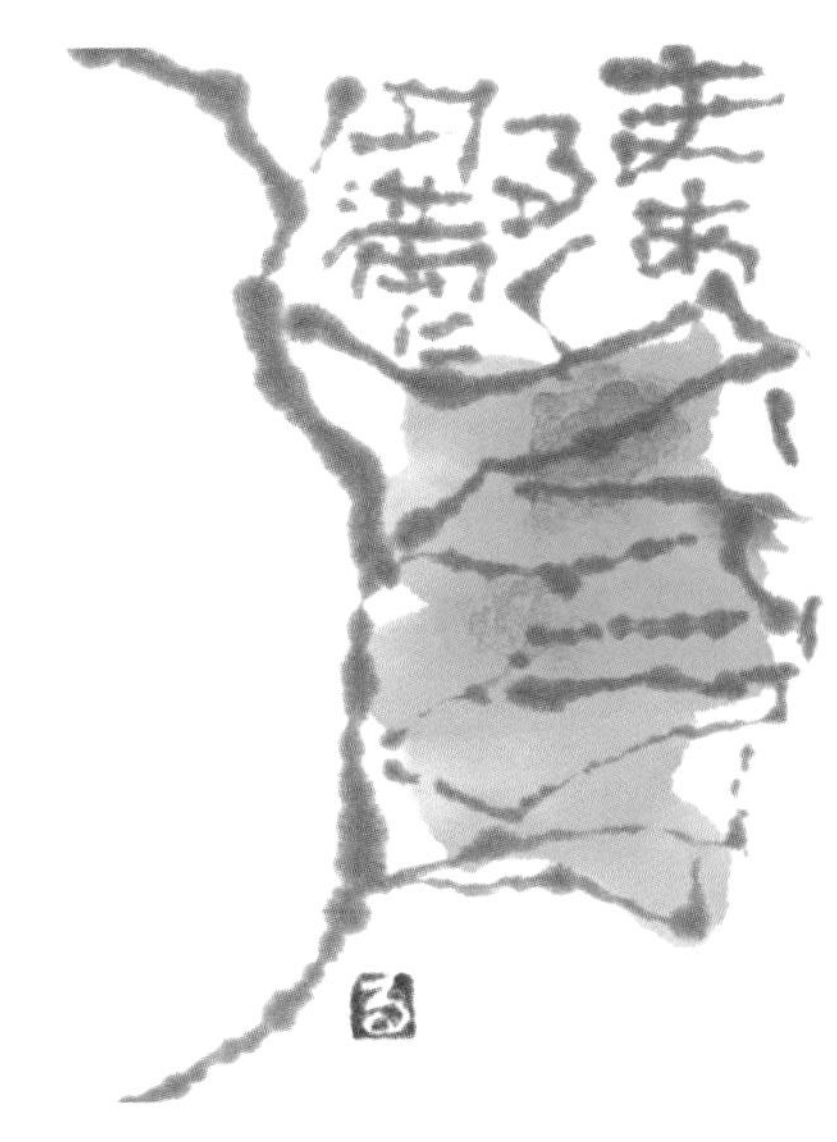

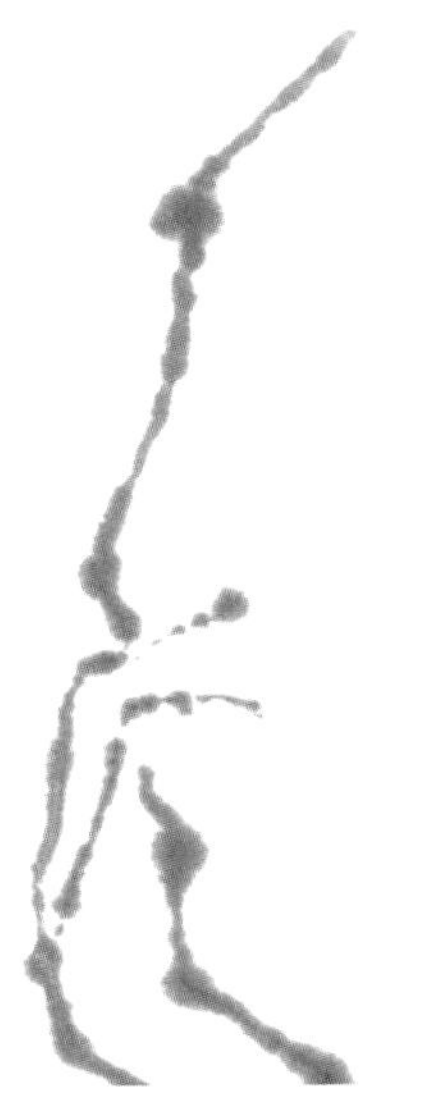

★熟成させてから食べて

カボチャ

冬至にカボチャを食べると、脳卒中やカゼの予防になるといわれます。カボチャは冬至のころに多いイメージですが、国産カボチャの旬は夏から秋にかけてで、流通量が最も多いのは9月です。冬至のころは国産カボチャよりも輸入ものが多くなります。

原産地

日本カボチャ：中央アメリカ
西洋カボチャ：南アメリカ

おもな栄養素

糖質（デンプン）、β-カロテン、ビタミンE、ビタミンB_1、B_2、ビタミンC、カリウム、カルシウム、鉄、食物繊維

◎カボチャの種類

冬至にカボチャという意味は、昔、保存が利くカボチャで冬の栄養バランスをととのえた、ということのようです。

カボチャは大きく三種類に分類されます。日本カボチャ、西洋カボチャ、ペポカボチャです。

日本カボチャは、アメリカからカンボジアを経由してタネが持ち込まれたので、なまってカボチャになったといわれています。でこぼこが多くて甘味が少なく、しょうゆと相性がよく煮崩れしにくいので、煮ものに向いています。

西洋カボチャは表面がツルンとなめらかで、甘味が強く、β-カロテンも多めです。

現在市場に出回っているのは、両者の雑種が主流だそうです。

ペポカボチャには、そうめんカボチャやズッキーニなどが含まれます。

採れたてのカボチャはデンプンが多く、おいしい

ものではありません。デンプンが糖に変わったら食べごろです。そういえば、私が小さかったころ、家の縁側にはいっぱいカボチャが並んでいましたっけ。

◎滋養強壮効果

カボチャには体を温める働きがあり、冷えや虚弱体質にも有効です。病気で体力が落ちたときには滋養強壮の妙薬になります。一〇〇グラムあたりのカロリーは、ジャガイモやサトイモより高く、トウモロコシと同じくらいですから、主食の代用にもなります。

カボチャ特有の黄色はβ‐カロテンという色素で、いくつか抗がん物質も見つかっています。

ビタミンもミネラルもいっぱいで、とくにビタミンCが豊富です。鉄分も多く、ビタミンCが鉄分の吸収を助ける働きをするので、貧血にも効果があります。

ビタミンEの含有量も豊富で、ビタミンCとの相乗効果で血流を改善し、肌の健康を保ちます。

◎タネは前立腺のくすり

カボチャのタネは、前立腺肥大症の予防や症状の改善に効果があるといわれます。

夜にトイレに何回も起きる、尿が出にくいなどの症状を改善します。前立腺がんの予防に効果があることも話題になっています。また、痰を切れやすくし、のどの痛みにも効果があるとされています。中国や韓国では、市場などでたくさん売られています。

私たちが普通、食用にしているカボチャのタネは退化しているので、あまり食用・薬用には向きません。食用にするために栽培されている品種、あるいは野生種のタネを用います。タネは塩水で洗って天日で一週間くらい干し、一日三〇個くらい、皮をむいて食べます。

◎おいしい食べ方

カボチャはみそ味の汁ものにも合います。パスタなどの麺類やパンとの相性もよく、お菓子の材料にもなります。

カボチャとジャガイモをさいの目に切り、よく煮込んでから塩で味をつけて食べると、消化がよく、すぐ元気が出るので、昔は病後によく用いられました。

「坊ちゃん」などの小さいカボチャもあります。丸ごとラップをして三分ほど電子レンジにかけ、柔らかくしてから横半分に切ってタネを除くと、二つの容器ができます。さらに全体に熱が通るまで電子レンジにかけ、中にグラタンの材料を入れてオーブンなどで焼くと、おもてなし料理に。

お弁当のおかずには、サイコロ状に切ってからラップをし、電子レンジにかけると便利です。カボチャの持つ甘味で十分おいしくいただけますが、ちょっと塩を振ると甘味が引き立ちます。

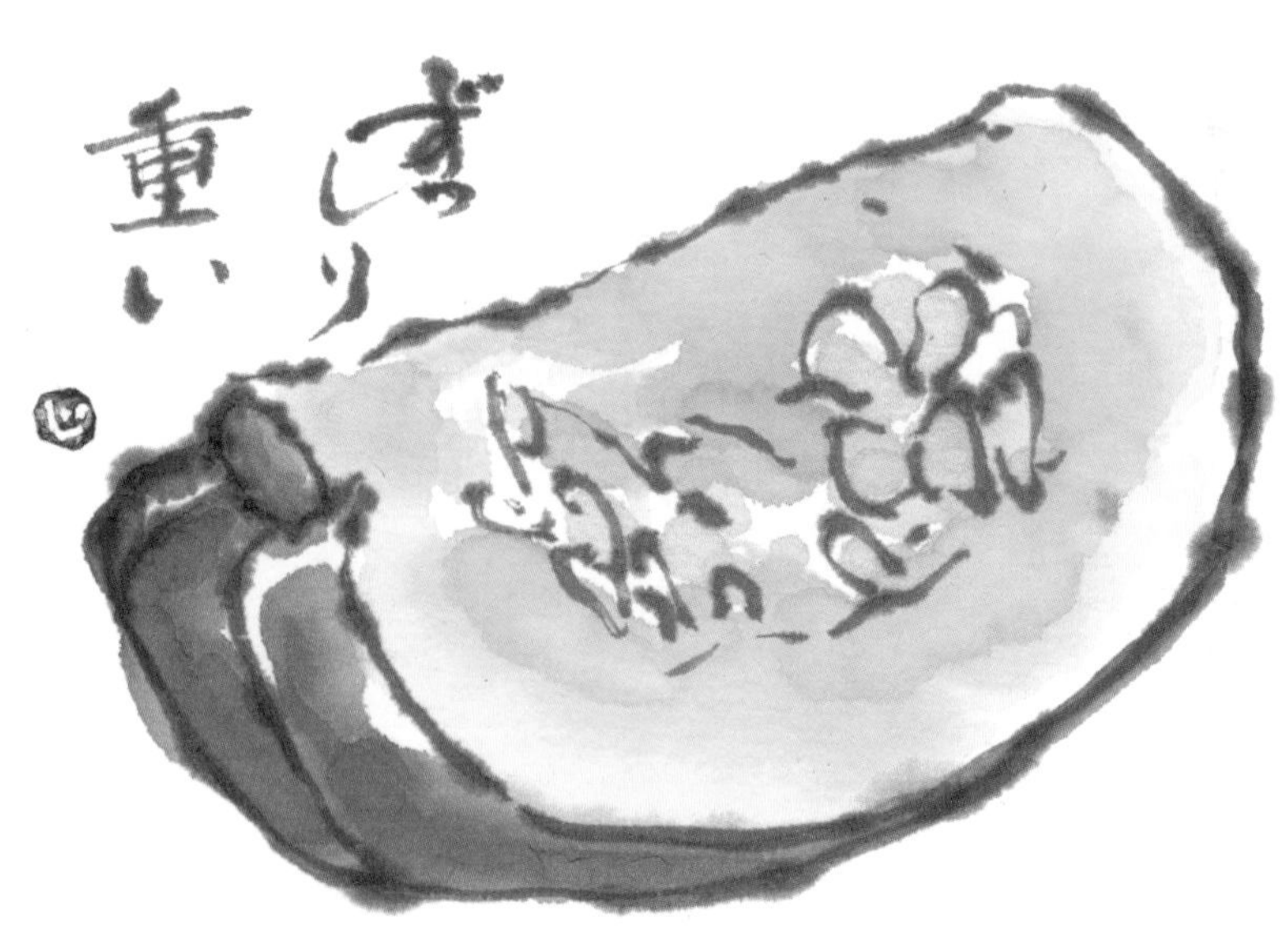

美しい花野菜

カリフラワー

お弁当づくりには黄色、オレンジ色など、色のついた野菜が活躍します。白いカリフラワーは緑のブロッコリーに圧倒されて、生産量が1970年をピークに減少してきました。最近は、紫、オレンジ色、黄緑色などカラフルな品種が増えて、じわじわと人気上昇中です。

原産地

地中海東部沿岸

注目の成分

イソチオシアネート

おもな栄養素

たんぱく質、ビタミンB_1、B_2、ビタミンC、食物繊維

◎発がん性物質を抑えるファイトケミカルも

食用にするのは花蕾（からい）（つぼみ）と花梗（かこう）（花を支える茎）です。

カリフラワーに多く含まれるビタミンCは、加熱しても壊れにくいのが特長です。

ファイトケミカルの一つであるイソチオシアネートは、発がん性物質を抑えます。

◎おいしい食べ方

カリフラワー、ロマネスコなどは、外国では生（なま）で食卓にのぼることも多く、ちょっと驚きです。新鮮なものはスライスしてサラダにトッピングします。

ゆでる時は小房に分け、茎の部分を薄く切り、沸騰したお湯にひとつまみの塩を入れて二分ほど加熱し、ザルに広げて冷まします。

さまざまな温野菜といっしょに、バーニャカウダソースやポン酢でいただきます。ピクルス、天ぷら、シチューなどの煮もの、炒めものにも合います。

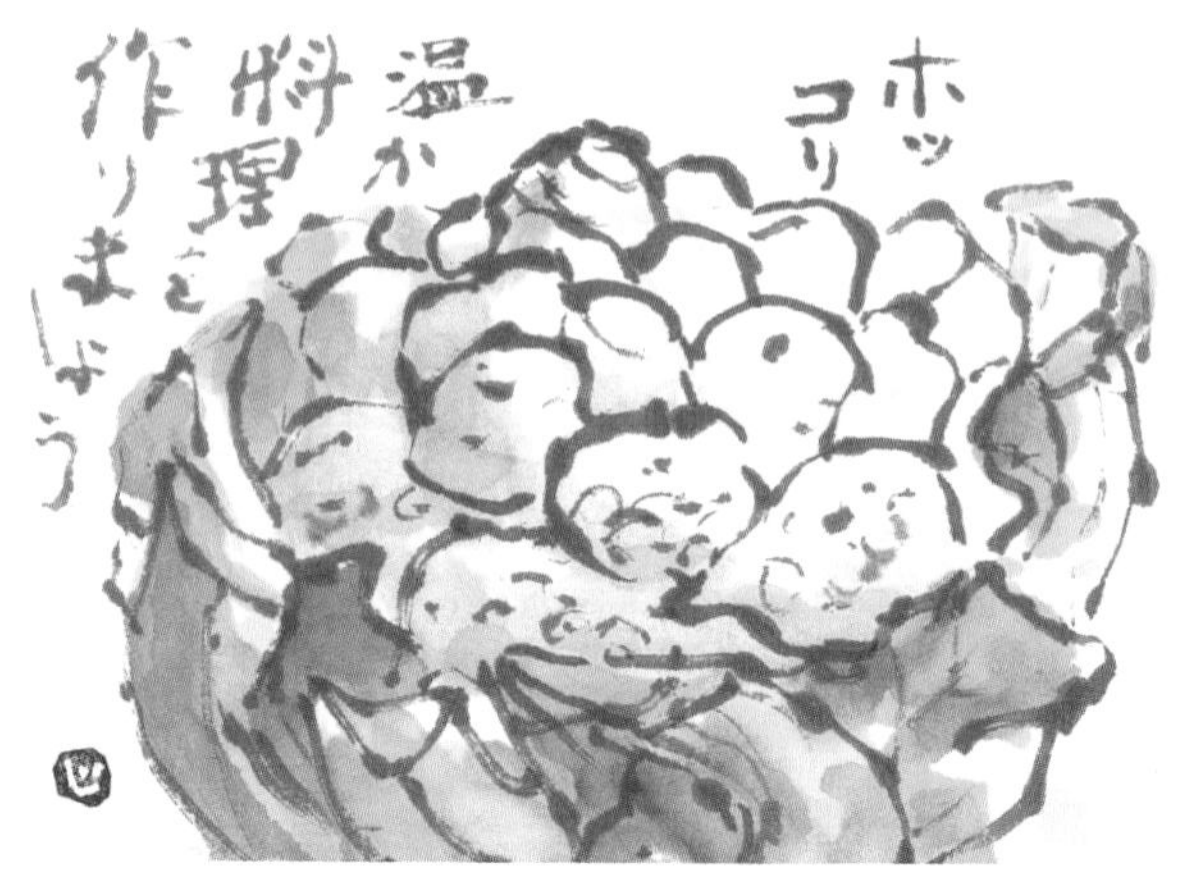

こんな品種も！

◎オレンジカリフラワー

オレンジ色の品種には「オレンジブーケ」や「スーパームーン」、手のひらサイズの「オレンジ美星（みせい）」などがあります。食感は白いカリフラワーと同じで、甘味も感じられます。しっかりとした硬さがあり、ゆでると色がさらに鮮やかになります。

オレンジ色の色素はβ-カロテンです。

◎ロマネスコ

ロマネスコはカリフラワーの一品種で、イタリアのローマで栽培されていたことから、この名前がつけられました。

一つひとつの房（ふさ）がらせん状に並び、中の小さな房もその中の房もらせん状になっていて、「世界一美しい野菜」といわれています。「うずまき」や「さんごしょう」の別名も。

★保存方法

ラップで包み、冷蔵庫の野菜室で。冷凍する場合は、まず小房に分けてから硬めにゆでます。しっかり水を切ってトレイに広げて凍らせ、ポリ袋などに入れて冷凍庫へ。食べるときは自然解凍で、炒めものや煮ものには凍ったまま使います。

キノコ類

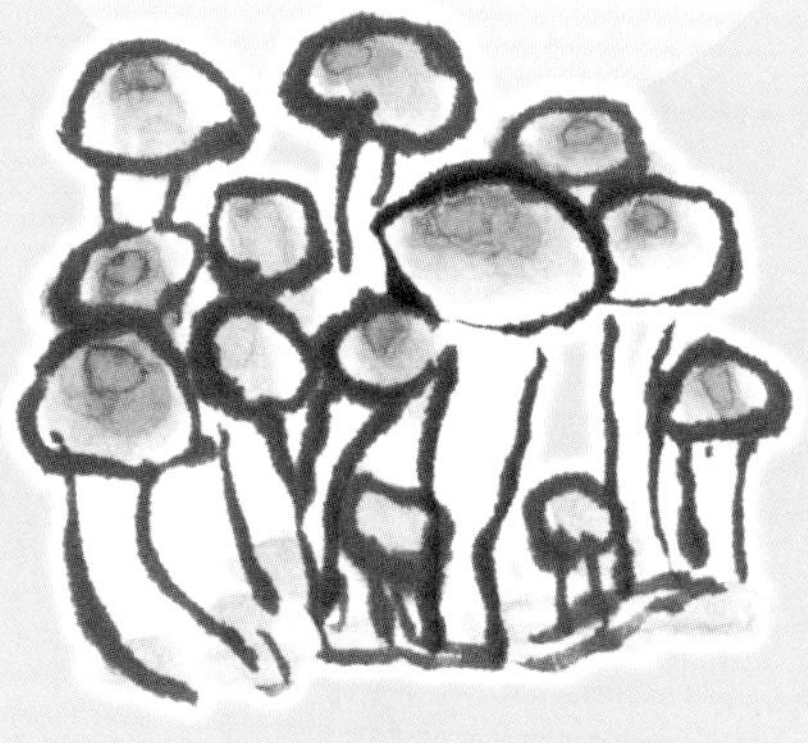

子どものころ、キノコの季節になると、家族皆でキノコ採りに夢中でした。生活の一部だったのです。食べられるキノコと毒キノコを分別できるのは生きる知恵で、どの地域にもキノコ博士がいました。

日本の民間療法では、キノコ類は、不老長寿やがんのくすりとされています。免疫力を高め、抗がん作用を持つといわれる成分の研究もおこなわれています。

キノコに多く含まれる、注目の成分をご紹介します。

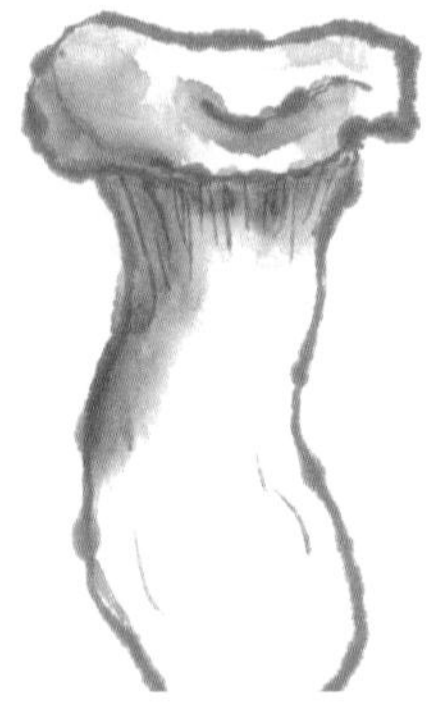

おもな注目成分

β-グルカン…………免疫力アップ

β-グルカンは多糖類で食物繊維と同じような働きをします。油分を吸着し、腸内環境をととのえ、免疫力をアップさせます。

その他の食物繊維も豊富です。水に溶ける水溶性食物繊維は、便を排出しやすくします。水に溶けない食物繊維は、便の量をふやして便通を改善します。キノコ類には、不溶性食物繊維が多く含まれています。

エルゴステロール…………骨をつくる

エルゴステロール（エルゴステリン）はキノコ類に多く含まれるビタミンDの前駆(ぜんく)物質（プロビタミンD）の1つです。

エルゴステロールは、日光（紫外線）に当たるとビタミンD_2に変化し、骨の形成を助け、骨粗しょう症などの予防に役立ちます。

グアニル酸…………うまみのもと

キノコに含まれているグアニル酸はアミノ酸の一種で、うまみのもとです。

キノコを冷凍すると、細胞壁が壊れ、グアニル酸が細胞の中から出やすくなり、栄養が吸収されやすくなります。

フィトステリン

フィトステリンはコレステロールの沈着を防ぎます。動脈硬化、高血圧、狭心症、心筋梗塞、脳梗塞、糖尿病などを予防し、老化を防ぎます。血液がきれいになって循環が改善するので、冷えや疲労などにも効果があります。

ビタミンB群

キノコにはビタミンB_1、B_2、ナイアシン、ビタミンB_6、葉酸、パントテン酸、ビタミンB_{12}などB群が豊富に含まれています。

疲労回復、皮膚や粘膜の健康を保ち、血行をよくする働きもあります。

エリタデニン

エリタデニンは、血液の中のコレステロールをきれいに掃除する働きをします。水に溶けやすい物質なので、シイタケなどの戻し汁に多く含まれています。

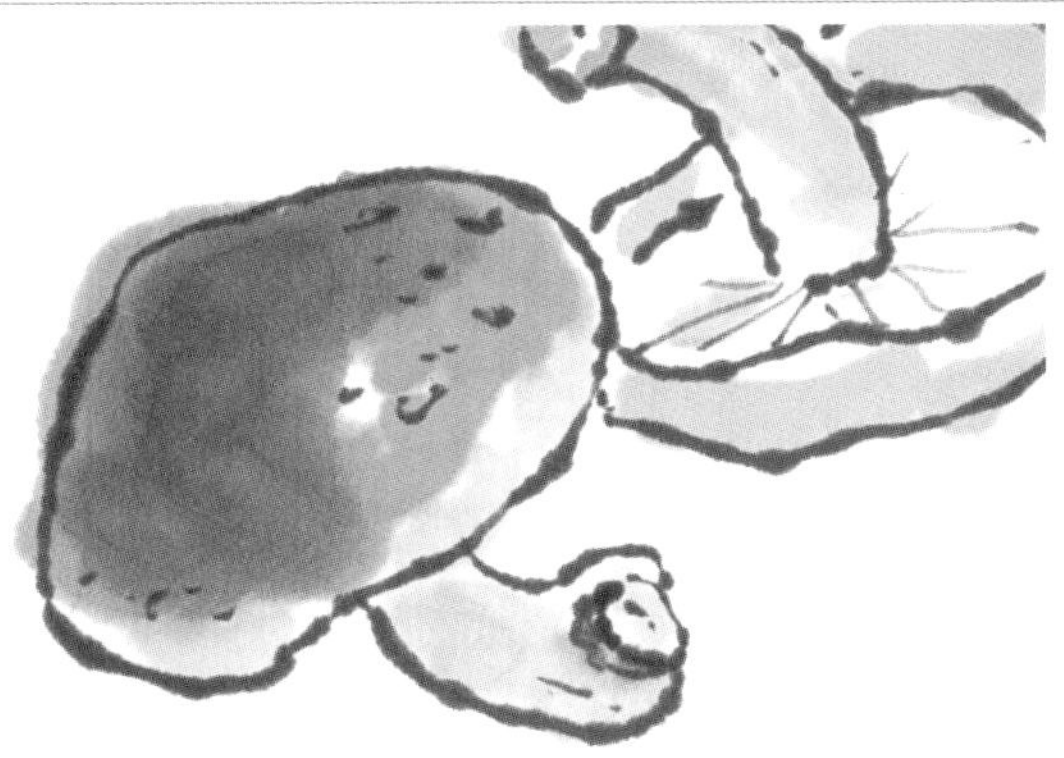

★低カロリーで食物繊維豊富

エノキタケ

鍋ものには欠かせないキノコです。「エノキ」とも呼ばれ、別名はナメタケ、ユキノシタなどです。天然ものは、エノキ、コナラ、クワなどの広葉樹の切り株や枯れ木に生え、色は褐色でカサが大きく、柄(軸)は短いキノコです。ごはんのお供の「なめ茸」の材料はエノキタケです。

原産地

特定されていない。アジア、ヨーロッパ、アフリカなど広い地域に分布。日本にも自生

注目の成分

ギャバ、エルゴステロール、β-グルカン

おもな栄養素

ビタミンB_1、B_2、ナイアシン、パントテン酸、カリウム、鉄、亜鉛、食物繊維

◎キノコのモヤシ

日本にも自生し古くから食用にしてきました。周年出荷されていますが、晩秋から早春にかけての寒い季節が本来の旬の時期で、需要も多くなります。金額ではシイタケにかないませんが、日本で最も栽培量の多いキノコです。

菌床栽培がほとんどです。モヤシのように育てられるので、白く、軸が細長くなっています。最近は野生種を掛け合わせた茶色のエノキタケも流通しています。

背丈がそろい、カサが開いていないものを選びます。

生のエノキタケに含まれるたんぱく質には溶血作用があるといわれます。そのたんぱく質は熱によって破壊されるので、必ず加熱してから食べましょう。

保存方法

冷凍保存するときは、石づき(根もと)を切りとって、小分けにしてポリ袋などに入れて冷凍庫に入れます。真空パックのものは冷蔵庫で1週間程度。

◎エノキ栽培農家にはがんが少ない

一〇〇グラム当たりの熱量は三四キロカロリーと低カロリーです。

多く含まれるギャバという成分には、神経の興奮をしずめる、腎臓や肝臓の働きを活発にする、血圧や神経を安定させるなどの効果があるとされています。

ビタミンB_1の含有量がキノコ類の中ではトップクラスで、疲労回復、皮膚や髪の毛、爪などの健康によいとされています。

長野県や大学の疫学調査・研究によると、エノキタケの生産農家のがん発生率は、国内全体および長野県全体に比べて、有意に低いとの報告があります。

エノキタケには、高血圧予防、血栓の予防、便通をととのえる、カゼ予防、ストレス緩和、疲労回復などの効果があるとされています。

◎なめ茸を手づくりしてみましょう

ごはんに載せる、ダイコンおろしやキュウリとあえるなどしていただきます。

サッと加熱すると歯ごたえがあり、じっくり煮るとトロっとした食感になり、鍋もの、炒めもの、あえものなどいろいろな料理に。

コマツナとエノキタケのお浸し、煮浸しも美味です。

なめ茸のつくり方

◉用意するもの

エノキタケ…………1株
酒・みりん・しょうゆ…各大さじ2
砂糖………………お好みで
酢…………………大さじ1

◉つくり方

① エノキタケの石づきを切り落とし、3～4等分に切ってほぐす。
② 鍋に①と酒、みりん、しょうゆを入れ、好みで砂糖を適量加えて中火で加熱する。
③ 粘りが出て味がしみ、汁けが少なくなったら酢を入れる。ひと煮立ちさせたらでき上がり。

★ずっしりとした存在感

エリンギ

軸の長さは約10㎝。太くて、弾力があります。カサは小さくて平らです。日本にはもともと自生していないキノコで、愛知県林業センターが1993年ごろに栽培法を確立してから普及するように。別名はカオリヒラタケ。生産量が多いのは長野県、新潟県などです（2020年）。

原産地

ヨーロッパ南部から中央アジアの草原地帯

注目の成分

エルゴステロール、*β*-グルカン

おもな栄養素

ビタミンD、ビタミンB_1、B_2、ナイアシン、パントテン酸、カリウム、食物繊維

◎食物繊維が脂肪を吸いとって

食感が加熱したアワビやホタテの貝柱に似ているから「白あわび茸」と呼ばれたことがありました。初めて見たときは、あまりの大きさに驚きました。加熱してもしっかりしているので、存在感があり、メインディッシュになります。カロリーが低いのも特長です。独特の食感に関係するのは食物繊維の多さです。食物繊維は腸内を掃除して便通をととのえる、コレステロール値の上昇を抑えるなどの働きをします。

カリウムも豊富で、体内のナトリウムを尿に排出するので、高血圧の予防に役立ちます。

ビタミンB_1は糖質の代謝を助け、疲労回復の効果があります。そして、ビタミンB_2は、活性酵素の働きを抑えて、がんの発生を防ぐといわれます。

さらに、肌や髪の毛の健康を維持する働きもあります。パントテン酸はストレスを緩和し、肥満予防効果が期待されています。

◎おいしい食べ方

クセがなく、味もさっぱりしているので、和・洋・中、どの料理にも合います。フランスやイタリアでは昔から食べられてきました。イタリアでは開いたカサに人気があるそうです。

歯ごたえを楽しむために、軸を輪切りにしてバターでソテーし、塩・コショウで味をつけます。また、手で縦に裂いたものは、味がしみ込みやすくなります。

煮込んで佃煮に、炊き込みごはんの具に、グラタン、スープ、蒸しものにも。

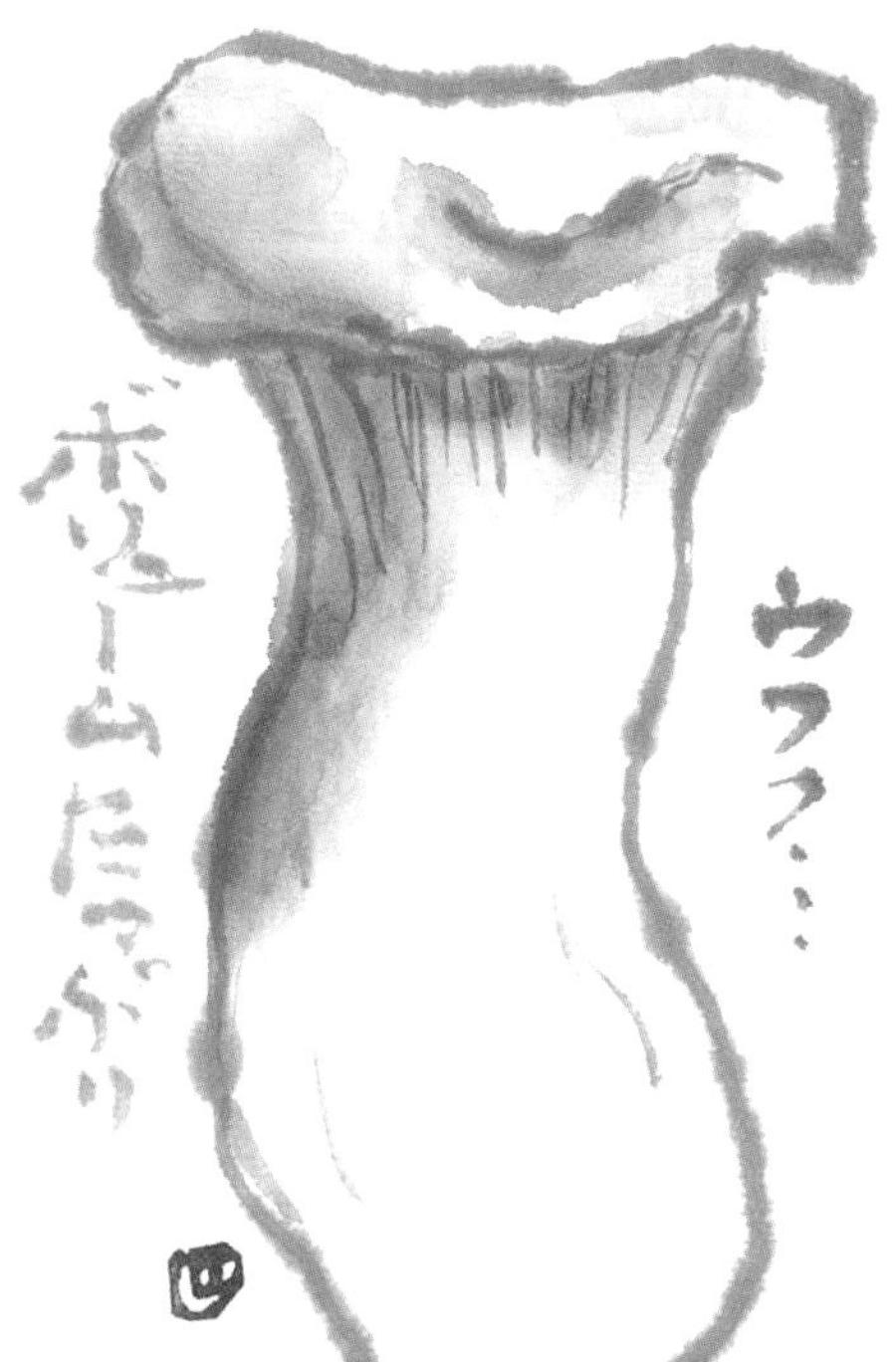

保存方法

キノコとしては日持ちがよいほうですが、なるべく早く食べましょう。保存するときはラップでくるんで冷蔵庫に。

スライスする、手で裂くなどして、使いやすいサイズにカットし、保存用のポリ袋などに入れて冷凍庫へ。調理するさいは、冷凍のまま使えます。

生で食べると食中毒を起こす場合があるので、必ず加熱しましょう。

★香りとうまみが自慢

シイタケ

独特の香りと味で親しまれています。中国、朝鮮半島、フィリピン、日本などに分布し、シイ、クリ、ナラ、クヌギなどの枯れ木に菌子が寄生し、キノコの形になります。シイタケ栽培は、江戸時代の中ごろからおこなわれているそうです。生産額はキノコ類の中ではトップです。

原産地

ヨーロッパ南部から中央アジアの草原地帯

注目の成分

エルゴステロール、エリタデニン、フィトステリン、β-グルカン、グアニル酸

おもな栄養素

ビタミンB_1、B_2、ビタミンB_6、食物繊維

◎日光に当たった干しシイタケを！

生シイタケは菌床栽培が主流で、生産量が多いのは徳島県、北海道などです。干しシイタケは原木栽培されたものが多く、大分県が圧倒的な生産量を誇ります（いずれも二〇二〇年）。

干しシイタケに含まれるエルゴステロールは、日光に当たると三〇倍にも増加し、生のものより香りも栄養も豊かです。ほとんどの市販品は電気で乾燥させたものなので、ビタミンD_2ができません。半日くらい天日干ししてから食べましょう。

◎動脈硬化の予防に

血液中のコレステロールをきれいに掃除するエリタデニンは水に溶けやすい物質で、戻し汁に多く含まれています。

フィトステリンもコレステロールの沈着を防ぎ、ビタミンB_{12}も脂肪やそのほかの代謝に関係します。動脈硬化、高血圧、狭心症、心筋梗塞、脳梗塞、糖

尿病などを予防し、老化を防ぎます。

◎カゼの妙薬

シイタケの煎じ液にハチミツを加えて飲むと、せきや痰（たん）のくすりになります。夏バテや消化不良、嘔吐などにも煎じ液は有効です。

江戸時代の書物には、ニラを食べたあとにシイタケを食べるとニラの「臭気（しゅうき）は薫（くん）じない」と書いてあり、口臭消しによいとされていました。

◎おいしい食べ方

新鮮なシイタケは、網焼きにしてそのまま、あるいは少量のしょうゆやレモン汁をたらしていただきます。バターで炒めてポン酢で食べる、肉づめ、鍋料理、天ぷら、炒めものにしても。和食のお惣菜や中華料理、西洋料理にもよく合います。

干しシイタケは水に浸け、冷蔵庫でひと晩置いて戻しますが、空気を抜くことができる容器に水といっしょに入れると、五分で戻ります。

戻し汁にはうまみのもとや薬効成分が多く、「シイタケ水」として飲む健康法もあります。お吸いものや煮もののダシにして使い切りましょう。

秋いきのこうれしい
おすい汁
たべて
自然に
感謝

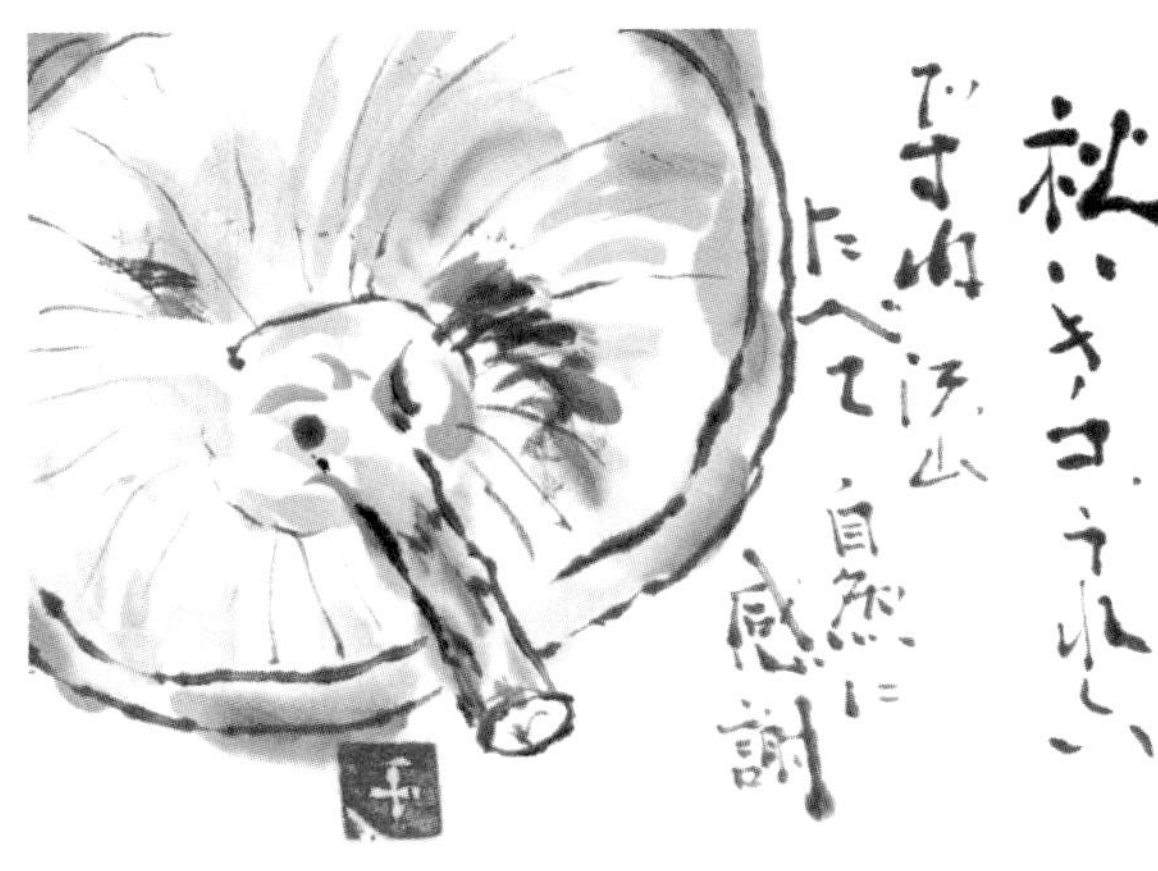

★ツルツル、ヌルヌルで人気

ナメコ

ブナなどの倒木や切り株に発生するキノコ。原木栽培は1920年代からで、菌床栽培技術の確立は1963年以降です。現在、販売されているナメコのほとんどが菌床栽培品です。小粒のものが人気ですが、成長してカサが開いたもののほうが味も香りもよいとの研究があります。

原産地

日本

注目の成分

粘性多糖体、エルゴステロール、*β*-グルカン

おもな栄養素

ビタミンB1、B2、葉酸、ナイアシン、パントテン酸、カリウム、カルシウム、マグネシウム、鉄、銅、食物繊維

◎ヌルヌルの成分は？

ナメコを漢字で書くと滑子。いかにもツルンと滑りそうな名前です。

トロトロ、ツルツル、ヌルヌルの食感がたまりませんが、この物質はいったい何でしょう？

「粘性多糖体」といわれ、ムチレージに近い物質、食物繊維のペクチン、たんぱく質などが合わさったものと考えられています。ムチレージは、オクラやヤマイモなどにも含まれるネバネバ物質です。

水分を保つため、虫に食べられないためなど、植物が自分の身を守るためにつくった物質です。ムチレージは、たんぱく質の消化や吸収を助け、胃粘膜の修復に役立つといわれます。

カリウムは余分なナトリウムを排出し、血圧の上昇を抑制します。比較的多く含まれている食物繊維は、便通をととのえて腸内環境をよくします。

新潟県、山形県、長野県が比較的生産量の多い県です（二〇二〇年）。

◎おいしい食べ方

あえものにする場合は、軽く水洗い後、熱湯でサッとゆで、水気を切ってから使います。ダイコンおろしと合わせたナメコおろしも美味です。みそ汁、鍋ものには、水洗いしてから使います。

天然ものの味は格別です。まず、しっかり洗って汚れを落としましょう。

保存方法

ポリ袋などに入れて冷蔵庫で保存しますが、日持ちしないので、1～2日で使い切りましょう。湯通ししたものを冷凍することもできますが、食味は少し落ちます。

大好き! ナメコ汁

子どものころのわが家には、泊まり客がよくきました。今のように簡単にホテルなどを利用できる時代ではなかったので、病院通いのため、運転免許をとるため、受験のためなどで、親戚が出入りしていたのです。

そんなときのみそ汁は決まってナメコ汁でした。ナメコの缶詰は突然の来客にも対応できるので、いつも用意してありました。

豆腐もさいの目ではなく、薄く、大きめに切ります。今も私は、ナメコ汁のときは同じように豆腐を切っています。

キノコ類はほぼ毎日食べますが、中でもナメコは週に2回はいただきます。わが家のみそ汁の原点です。

いかにもキノコという形

ブナシメジ

かつて「ホンシメジ」の商品名で売られていた人工栽培の「ブナシメジ」。「香りマツタケ、味シメジ」はホンシメジのことで、人工栽培が難しく、天然ものしかありませんでした。現在はホンシメジの人工栽培品が少し流通しています。スーパーなどに並んでいるのはブナシメジです。

原産地

不明
北半球温帯以北に分布、日本に自生

注目の成分

リジン、エルゴステロール、β-グルカン

おもな栄養素

ビタミンB_1、B_2、ナイアシン、パントテン酸、食物繊維

◎豊富なアミノ酸類

ブナシメジは、ブナ、カエデなどの倒木や切り株などに発生します。天然ものには、直径三センチほどのカサがあります。

長野県が全国出荷量の約四割、新潟県が約二割を占めます（二〇二〇年）。

必須アミノ酸のリジンには、たんぱく質やカルシウムの吸収を促進する働きがあり、うまみ成分のアミノ酸類が多く含まれています。また、水溶性のビタミンも豊富です。

◎おいしい食べ方

ブナシメジの軸には弾力があり、食感もよくてクセがないので、和・洋・中、どんな料理にも合います。

炊き込みごはん、サッとゆでてから白あえにしても、おいしくいただけます。みそ汁やシチューにすれば、水溶性の栄養素が無駄になりません。

甘酢あんかけ、鮭（さけ）とのマリネ、豚肉との煮込み、青菜との炒めもの、天ぷら、カレーの具など、いつでも気の利いた一品ができます。

保存方法

パックのまま、もしくは密閉容器に入れれば冷蔵庫でも数日保存できます。2%の塩を加えたお湯にサッとくぐらせると、冷凍もできます。

おしくらまんじゅう
おされてなくな
よく遊んだね
じ

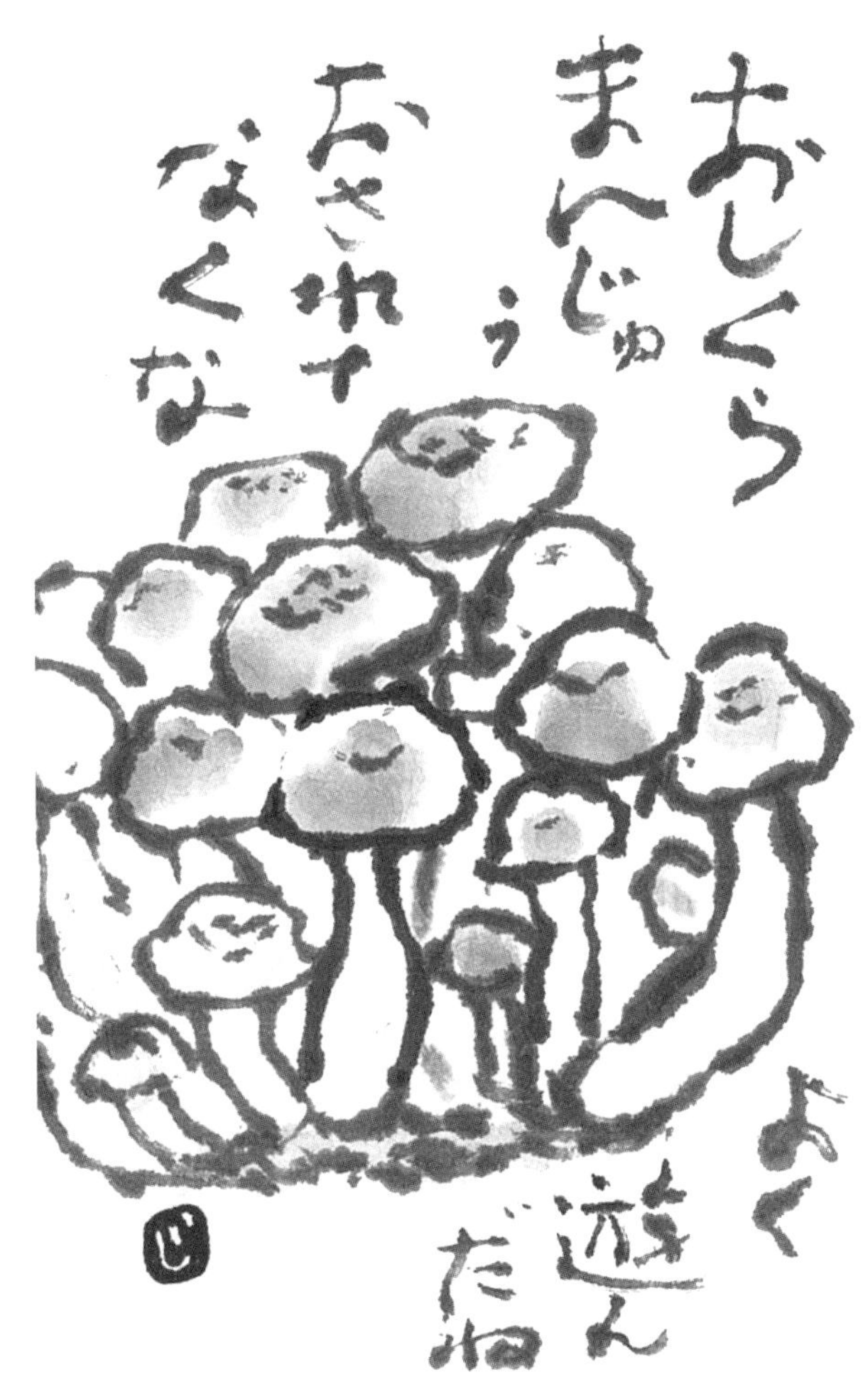

★免疫力を高める

マイタケ

名前の由来は諸説あります。おいしいマイタケを見つけると踊ってしまうほどうれしかったから、思わず踊ってしまうほど味がよかったから、カサの姿が踊っている姿に見えたから、鳥が空を舞う姿に見えたからなど。マイタケは香り、うまみ、歯ざわりのよさで人気のキノコです。

原産地

温帯各地

注目の成分

β-グルカン、エルゴステロール

おもな栄養素

ビタミンB_1、B_2、ナイアシン、カリウム、鉄、食物繊維

◎幻のキノコだった

アメリカ、ヨーロッパ、アジアなどの温帯以北に広く分布し、日本にも自生していましたが、めったに見つからないので「幻のキノコ」でした。一九八〇年代から人工栽培で大量生産されるようになりました。

現在の産地は新潟県が七割近いシェアを持ち、静岡県、福岡県などが続きます（二〇二〇年）。

◎β-グルカンが群を抜いて多い

マイタケは、インフルエンザなどに対する予防効果や、マイタケ抽出物の抗がん剤の副作用を軽くする働きなどがあると話題になりました。

β-グルカンの働きがほかのキノコより強いといわれ、免疫力を高めてがん細胞の増殖を抑制するのではと研究が進められています。

漢方では利尿、抗がんなどの働きがあるとされています。

◎おいしい食べ方

マイタケをバターで炒めて、ダシ、しょうゆ、砂糖、酒、みりんなどで調味し、炊きたてのごはんにまぜるとおいしくて、おかわり必至です。また、秋田の郷土料理である「きりたんぽ鍋」にも欠かせません。

忘れられないのは、奥鬼怒の山から下りて食べた天ぷらそばの味です。器からはみ出すほどのマイタケの天ぷらが載っていました。

たんぱく質分解酵素を含むので、茶わん蒸しには加熱したものを使います。また、マイタケを肉に張りつけて五時間くらいおくと、肉が柔らかくなります。

冷凍する場合は小分けにし、冷凍のまま調理します。

ゆでるときは、熱湯に油を一滴落とすと煮汁が黒くなるのを防げます。

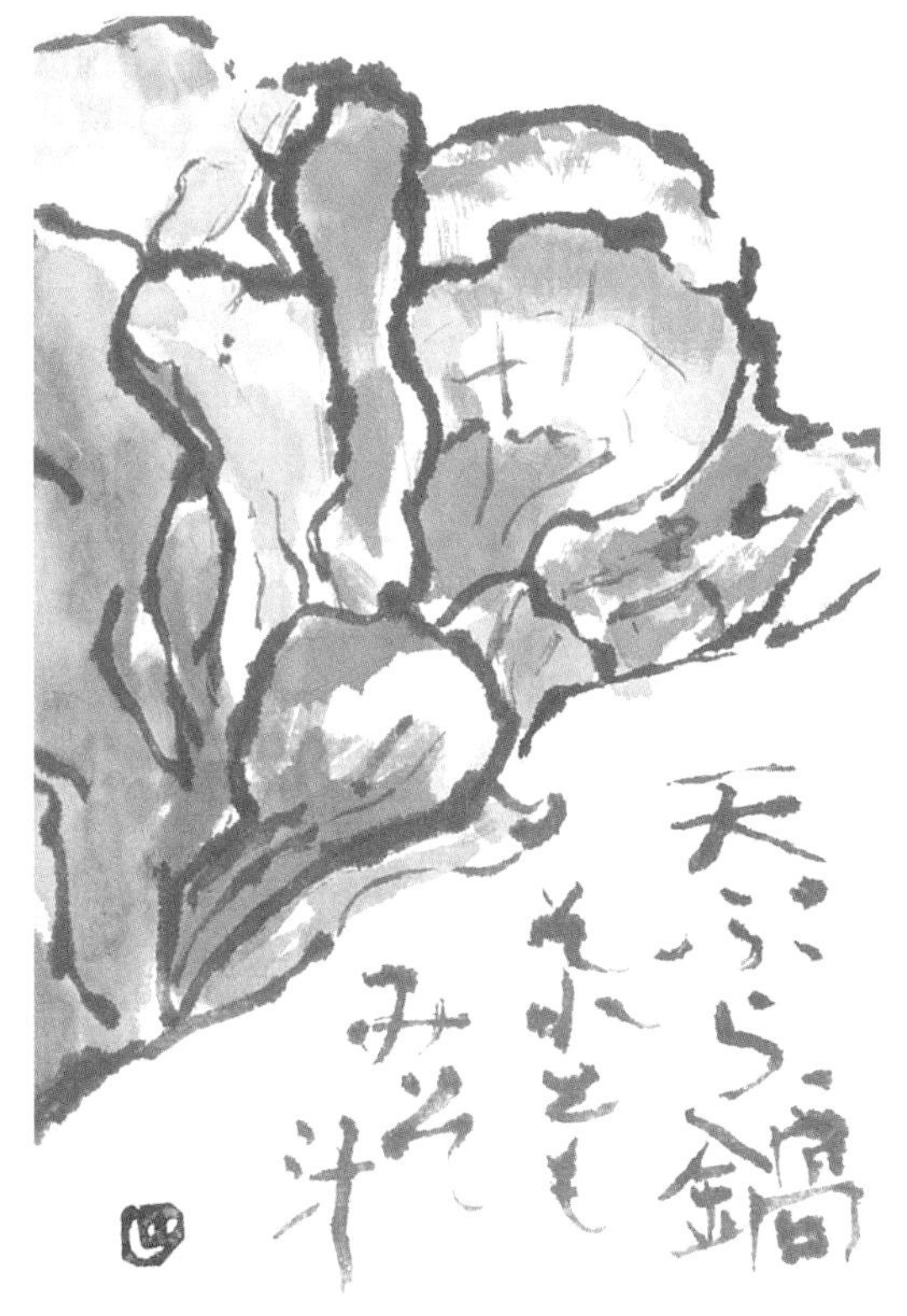

★うまみ抜群、世界のキノコ

マッシュルーム

コロンとした丸いカサを持ち、ホワイト、オフホワイト、クリーム、ブラウンなどの種類があります。日本では、風味がおだやかなホワイト種が好まれます。ブラウン種は香りが強く味も濃いので、炒めものや煮込み料理向きです。最近は、ジャンボマッシュルームも出回るように。

原産地

ヨーロッパの草原地帯

注目の成分

グルタミン酸、β-グルカン、エルゴステロール

おもな栄養素

ビタミンB_1、B_2、ナイアシン、パントテン酸、カリウム、食物繊維

◎明治時代から栽培

和名は「ツクリタケ」。「西洋マツタケ」の別名もあり、世界のキノコの約七五％を占めます。日本では明治時代に栽培が始まり、大量に輸出していました。現在のおもな産地は千葉県と岡山県で、全体の約七五％を占めます（二〇二〇年）。旬は春と秋です。

研修で行ったポルトガルの「ＴＡＢＥＲＵＮＡ」は、とても人気のレストランです。野生のマッシュルーム料理のカサは、開いていました。

◎うまみのもとはグルタミン酸

マッシュルームにはうまみ成分のグルタミン酸が多いのが特長です。ビタミンB群の一つであるパントテン酸は食欲不振の改善、皮膚や粘膜の健康の維持、免疫力を高める、善玉コレステロールを増すなどの働きがあり、ホルモンの合成にも欠かせません。ただしパントテン酸は熱に弱く、加熱調理で約半分が破壊されます。

漢方では食欲不振、のぼせ、痰(たん)に効くとされています。

◎おいしい食べ方

食べるさいは、土や汚れをキッチンペーパーか布で拭きとります。水洗いすると、風味を失ってしまうからです。

生(なま)のままスライスして、変色防止のレモン汁をふりかけて、サラダなどで食べます。まるごとバターやオリーブ油で半生程度に炒めても。シチューやスープに入れて煮込むのは定番です。網焼きしてから、ニンニク風味のオリーブ油と酢をまぜてつくったドレッシングをかけても美味です。

保存方法

ペーパータオルで包み、保存袋に入れて冷蔵庫に。薄切りしてレモン汁をかけ、冷凍保存してもよいでしょう。冷凍するとうまみが増します。

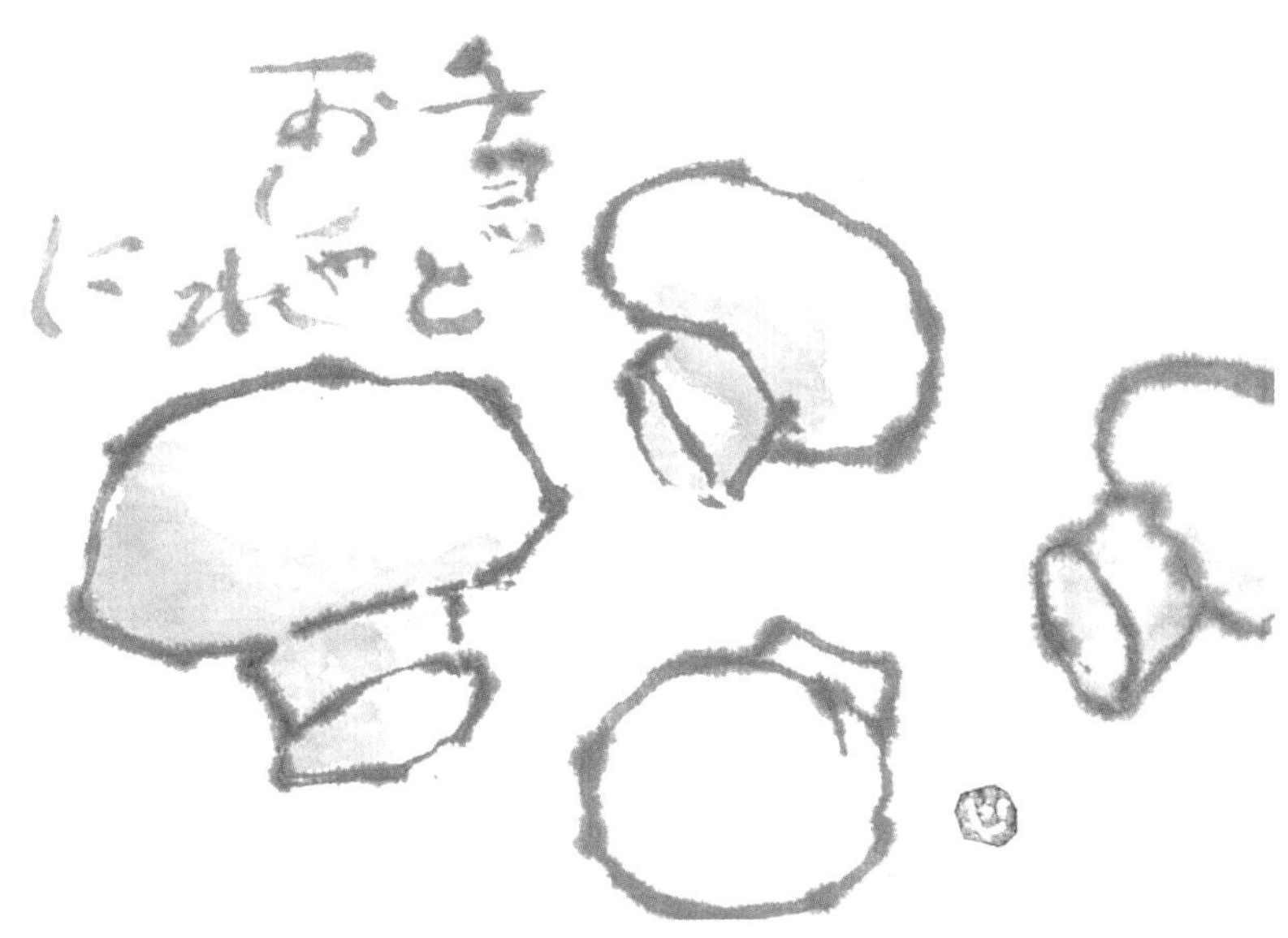

★ただれた胃腸を修復

キャベツ

キャベツは西洋野菜ですが、私たちの食生活に最もなじんでいる野菜の1つです。生(なま)のキャベツをこんなに食べる国はほかにないそうで、日本独特の食文化になっています。柔らかい春キャベツは生で、しっかりと巻かれた冬キャベツは煮込んで、甘味と歯ごたえを楽しみたいものです。

原産地

ヨーロッパ

注目の成分

ビタミンU

おもな栄養素

β-カロテン、ビタミンK、葉酸、ビタミンC、カルシウム、食物繊維

◎キャベツのルーツ

ルーツは観賞用の葉ボタンの仲間で、最初に食用にしたのはギリシャだそうです。その後ヨーロッパ各地で栽培され、さらにアメリカに渡って改良が進みました。中国でも古くから栽培されています。日本には一八世紀ごろに入ってきたといわれていますが、現在のような結球(けっきゅう)キャベツが本格的に導入されたのは明治一〇年代です。

中国の古い薬物書には「耳や目をはっきりさせる」と書いてあります。

◎消化器潰瘍(かいよう)の妙薬

ヨーロッパでは、キャベツは古くから胃や十二指腸潰瘍の妙薬として知られています。キャベツには、潰瘍に効くビタミンU、出血を止める働きのあるビタミンKなどが含まれており、ただれた胃や十二指腸、小腸や大腸などの粘膜の修復や保護をしてくれます。繰り返し潰瘍に悩まされている方や、胃や腸

があまり丈夫でない方は、ふだんの食事にキャベツをとり入れてはいかがでしょうか？　ビタミンUはキャベツの芯のところに多いので、芯も刻んで食べましょう。

潰瘍にはキャベツのジュースが用いられます。ヨーロッパでは一日一リットルが目安になっていますが、日本のジュース療法の専門家は、一回七〇ミリリットルを一日三回、空腹時に飲んでも十分効果があるといっています。キャベツのにおいが気になる場合は、ニンジンとリンゴのミックスジュースにすると飲みやすくなります。

◎キャベツの湿布で熱冷まし

お子さんが熱を出したとき「キャベツの葉をかぶって寝かせていました」というお母さんに出会いました。このごろでは、めずらしくなった手当てです。発熱には、キャベツをもんでしんなりさせ、額や腋の下、鼠径部などを湿布します。

生で
食べると
旬の
甘みが
口いっぱいに
広がる

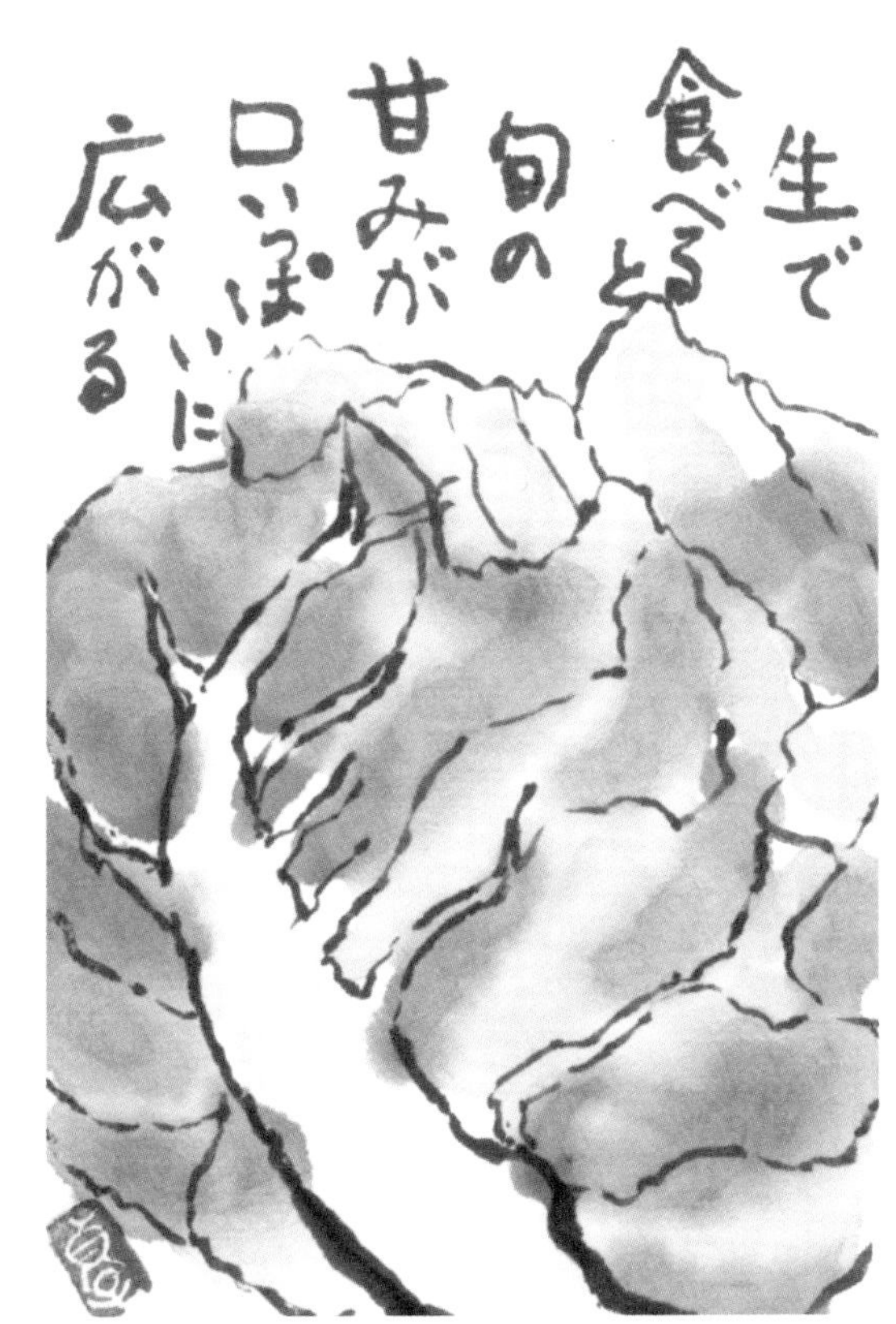

◎便秘を治し、肌の健康を保つ

キャベツには便秘を治し、ニキビや吹出物をきれいにして肌の健康を保つ働きもあります。食物繊維は腸の掃除をし、便通をととのえます。また、ビタミンCが淡色野菜の中では抜群に多く含まれています。

キャベツの葉をよくもんで、しっとりさせてパックすると、あぶら性でニキビが出やすい方の肌の手入れに役立ちます。

また、キャベツにはカゼや歯周病の予防、神経のイライラを防止するなど、たくさんの働きがあります。

そして、尿をアルカリ性にして体内の尿酸の排泄も助けるので、痛風の予防食にも用いられます。

◎おいしい食べ方

豚カツに添える千切りキャベツ、何度もおかわりしたくなりませんか？

ベーコンや鶏肉との煮込みや、ロールキャベツなどにすると、煮汁のほうにがん予防や老化防止などの薬効成分がいっぱいできるので、汁ごといただきましょう。

キャベツの芯をつけたまま八等分し、ニンジン二本を食べやすい大きさに切り、水、固形のコンソメスープのもと、ソーセージを入れ、鍋のフタをして煮立ったら、さらに二〇分コトコト煮ます。塩・コショウで味をととのえるだけで、メインのおかずになります。

また、千切りキャベツにラップをして電子レンジにかけ、しんなりしたら、塩昆布をまぜるだけで一品できます。

キャベツ二枚を一口大にちぎり、キュウリ半本を薄く輪切りにし、ショウガの千切りと塩小さじ二分の一をボウルなどでまぜ、よくもんでからポリ袋に入れ冷蔵庫に入れると、浅漬けができます。

体のむくみを解消する

キュウリ

子どものころの夏のおやつでした。みそをつけて丸かじりすると、カリッと音がひびきました。太ったキュウリはキュウリもみに。タネを親指の爪で除くのは子どもの仕事でした。完熟すると黄色になるので、江戸時代までは黄瓜（キウリ）と呼ばれました。今私たちが食べているのは未熟果です。

原産地

インド、ヒマラヤ山麓

注目の成分

ククルビタシン、ピラジン、アスコルビナーゼ

おもな栄養素

β-カロテン、ビタミンK、ビタミンC、カリウム、銅、食物繊維

◎人気の野菜

原産地から中国を経由して、天平時代に日本に入ってきたといわれます。野生のものは表面にイボが多く、味はとても苦いそうです。切り口が徳川の葵の御紋に似ているので、武士は恐れ多くてほとんど口にしなかったという話もあります。

キュウリは夏野菜の代表ですが、全国で栽培されています。一年中ハウスものが出回り、消費量も抜群です。家庭菜園で栽培する人たちは、「毎日の成長が楽しみ」といいます。

人気の秘密は、さわやかな香り、パリパリッとした歯ごたえ、そして何よりも調理が簡単なことにあるようです。

日本ではサラダ、酢のもの、漬けものなどにしておもに生（なま）で食べられていますが、中国では酢豚などの炒めものや煮ものにするほか、幅広い料理に利用されています。

◎夏バテ防止に

キュウリは、体内にこもった熱を冷ましてのどの渇きをいやし、さわやかな気分にしてくれる野菜です。汗で失われる水分を補い、水分代謝を活発にする働きもあるので、夏には欠かせない食べものです。

夏バテで胃腸の調子が悪いときには、キュウリの漬けものが整腸剤、食欲増進剤になります。

キュウリのぬかみそ漬けは、ぬかのビタミンB_1がキュウリにしみ込み、疲労回復、胃腸の調子をととのえる、食欲増進などの働きが期待できます。

小児の下痢で、寒気がなくて熱感だけがひどい場合には、キュウリとハチミツをいっしょに食べます。

しかし、もともと胃腸の冷えている人が多食すると下痢の原因になることもあります。江戸時代の記録の中でも、少し毒があるから食べすぎてはいけないと戒めています。

◎むくみをとり、腎臓や心臓の働きをよくする

キュウリの九〇パーセントは水分ですが、薬効は優れています。自然利尿剤ともいわれ、カリウムが体内の余分なナトリウムを体外に排出し、むくみをとり除きます。その結果、高血圧や心臓病の予防に役立ちます。生のままかじっても利尿効果がありますが、熱を通すと、さらにその効果が高まるといわれます。中国の唐の時代の処方集には、タネをとらずに切って、酢で煮て半煮えの状態で食べると、すぐに効果があらわれるという記録もあります。

むくみには、熟したキュウリの皮三〇グラムを水六〇〇ミリリットルで煎じた液を毎日数回に分けて飲みます。陰干しにしたキュウリを煎じて飲んでも同じ効果が得られます。

また、キュウリのツルには血圧を下げ、コレステロールを低下させる働きがあることがわかり、中国ではそのエキスを使った降圧剤が登場してい

るそうです。

高血圧や腎臓病の方は毎日の食事にとり入れると、症状の改善が期待できます。ただし、人工透析の方はカリウムの多い野菜には注意が必要です。

◎痛風の治療や予防にも

体内の尿酸過剰にも効果があり、尿酸値が高いために起こる痛風の治療や予防に用いられています。ニンジンとキュウリのジュースにすると効果的です。

キュウリの中にはビタミンCを破壊するアスコルビナーゼという酵素が含まれていますが、つくりたてのジュースを飲む場合には、あまり気にしなくてもよいようです。

また、キュウリのジュースは、のどが腫(は)れて痛む場合や歯槽膿漏(しそうのうろう)のような歯ぐきの病気にも有効です。そのほか、爪の割れや、抜け毛の予防にもなるといわれています。

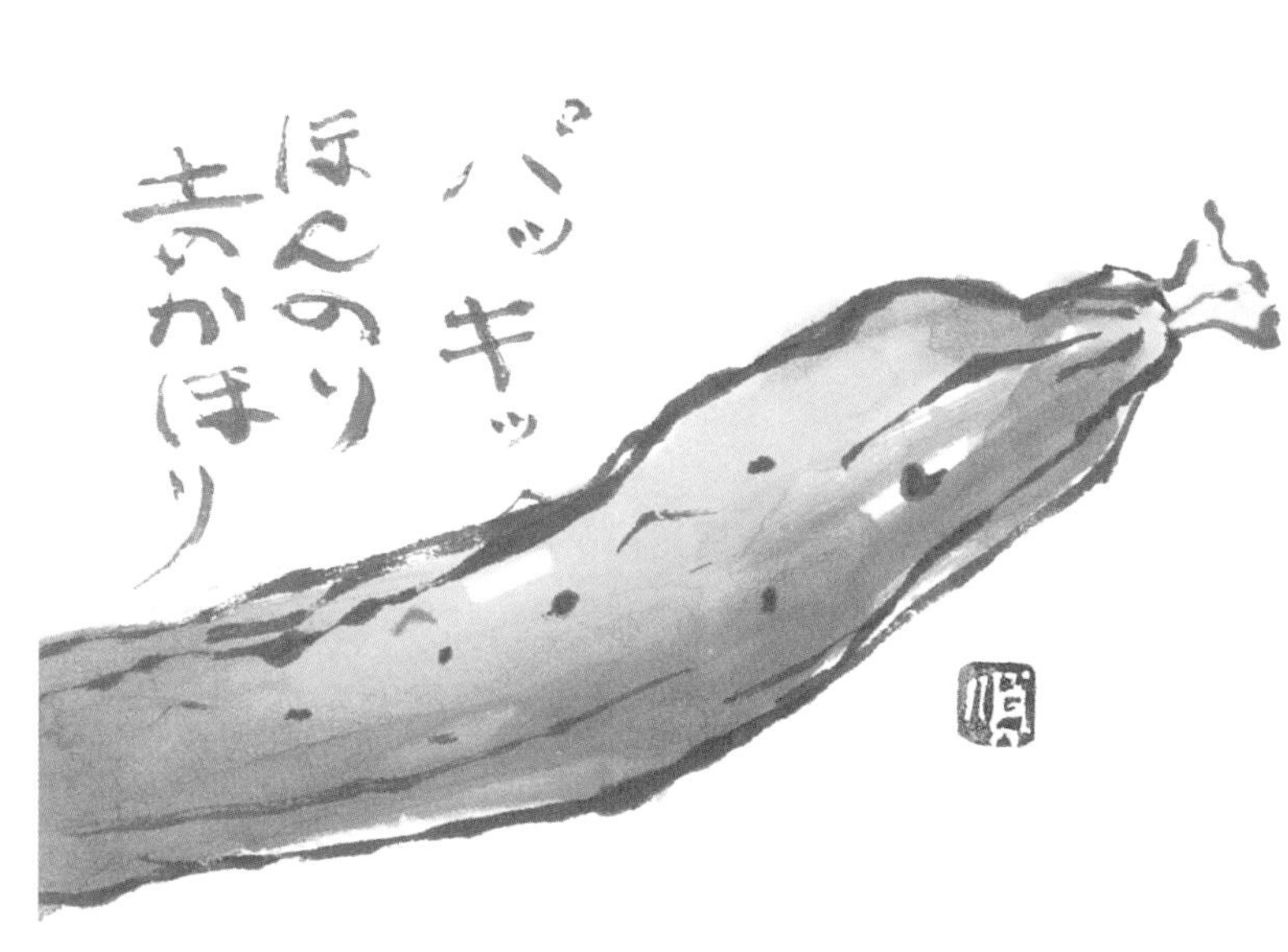

◎おいしい食べ方

塩をつけて手でもみ、ザルの上に載せて熱湯をかけ、うちわなどであおいで冷まし、水分を拭きとるなどの下処理をすると、色が鮮やかになり、青臭さも減ります。

ツルンとした部分には苦味やえぐみがあります。苦味成分はククルビタシンで、腫瘍を壊す働きがあるとされ、抗がん作用も期待されています。青臭さのもとはピラジンで、血液をサラサラにするといわれています。塩でもむことで、強すぎる苦味や青臭さが防げます。

干しキュウリは〇・五～一センチ厚さに切り、ザルに並べて三時間～一日天日に干し、半生状態にします。漬けもの、炒めものにすると、歯ごたえも風味も増します。

プラスα しぼり汁は高級化粧水

ヘチマ水をとる要領でツルからとった液や、キュウリのしぼり汁を布で漉した液は、高級な化粧水になります。

また、キュウリを薄く切って10分間くらい顔に載せてパックをすると、日焼けした皮膚がさっぱりして気持ちよくなります。まぶたの上に載せると、目の疲れがとれ、まぶたの腫れが引きます。

★もともとは薬草だった

クレソン

春をつれてくるクレソンは、フランス語。英語ではウォータークレス。ミズガラシ、オランダガラシの別名もあります。ヨーロッパや中国でも、もともと薬草でした。葉や茎にはほんのりと苦味や辛味があり、さわやかな香りもあります。セリに似ていますが、アブラナ科の植物です。

原産地

ヨーロッパ中部、中央アジア

注目の成分

シニグリン、アリルイソチオシアネート

おもな栄養素

β-カロテン、ビタミンK、ビタミンB群、ビタミンC、カリウム、カルシウム、鉄

◎川辺に自生

日本に入ってきたのは明治初期。レストラン等の業務用に導入されました。外国人の住んでいたところや、レストランの近くで育てられていましたが、このごろは、あちこちの川辺に生えているのを見かけます。需要の増加とともに、ハウス栽培等によって、一年を通して出荷されるようになりました。出荷量が多い県のトップは山梨県です（二〇一八年）。

◎辛味のもとはシニグリン

辛味のもとは、シニグリンです。噛（か）んだりして傷がつくと、辛味成分のアリルイソチオシアネートができます。ワサビ、ダイコン、ブロッコリー、辛子（からし）などにも含まれる硫黄を含む物質です。消化を促進し、抗菌作用もあります。

クレソンにはビタミンやミネラルが、種類も量も多く含まれています。食欲増進、せきを止める、利尿、貧血予防などの働きがあるといわれます。

◎おいしい食べ方

肉との相性がよく、ステーキのつけ合わせによく登場します。こってりしたスープには葉の先をちぎって散らします。

サラダ、お浸し、ゴマあえ、ワサビあえ、天ぷら、茶碗蒸しなどによく用いられます。

ゆでてから、ツナの缶詰や鶏ささ身などとあえ、ドレッシングやポン酢などでいただきましょう。

ゴマ辛子あえは、辛子じょうゆで味つけ後、煎りゴマを指でつぶしながら振りかけます。

硬めの茎は、油で炒めてきんぴら風に味をつけます。

保存方法

湿らせたキッチンペーパーなどで包み、ポリ袋に入れて、冷蔵庫の野菜室に入れます。長持ちしないので、1～2日でいただきましょう。コップなどに水を入れて差し、ポリ袋をかぶせて冷蔵庫に入れると、シャキッとして長持ちします。こまめに水を交換します。

つけ合わせだけではもったいない

40年も前、法事などを家でおこなうことが多かったころのことです。親戚のおばさんが、「田んぼの水路にいっぱい生えていて……」とたくさんのクレソンをカゴに入れて持ってきてくれました。それまで、ステーキのつけ合わせと思っていたクレソンですが、ゆでて法事のお手伝いの皆さんと食べました。法事というと、いつもクレソンを思い出します。

★夏バテ防止の健康野菜

ゴーヤー

長さは25㎝ほどで、イボがたくさんあるのが特徴です。ゴーヤーの植物名は「ツルレイシ」。ゴーヤ、ニガウリとも呼ばれます。中国名は「苦瓜」。「涼瓜」とも書きます。沖縄では「ゴーヤー」と伸ばして発音します。関東を含む本州では「ゴーヤ」の表記が一般的です。

原産地

熱帯アジア

注目の成分

モモルデシン

おもな栄養素

β-カロテン、ビタミンE、ビタミンK、ビタミンC、カリウム、カルシウム、マグネシウム、鉄、食物繊維

◎緑のカーテンとして人気

中国から琉球王国に導入されたのは、江戸時代が始まるずっと前。沖縄県や九州南部で栽培されていました。

沖縄の本土復帰後も、病害虫のため出荷はされていませんでした。病害虫問題が克服された一九九〇年代に沖縄ブームがあり、その後の朝ドラ以降ゴーヤーは市民権を得ました。

今や、夏の暑さ対策の緑のカーテンとして苗木を配る自治体もあり、全国区の野菜になっています。マンションのベランダ、家庭菜園、学校、保育園などでも栽培されています。

品種もふえて、細長いもの、太いもの、「白ゴーヤー」、イボがない品種などがあります。

熟したタネは赤いゼリー状のものに覆われ、甘味が強くワタも甘いので、昔はおやつに食べられていました。食べてみると確かに甘く、砂糖がなかった時代には貴重なおやつだっただろうと思います。

◎苦味のもとは？

苦味のもとは、フラボノイド系のポリフェノールであるモモルデシンなどです。食欲を増進させ、血糖値を安定させる、コレステロール値を低下させるなどの働きがあるといわれます。

ゴーヤーに多く含まれるビタミンCは、熱によっても壊れにくいという特徴があります。

漢方では、体にこもった熱を冷ます効果があるとされています。

◎おいしい食べ方

生（なま）のまま、二ミリメートルほどの厚さに切り、ポン酢で食べるのが最も簡単な食べ方です。塩を振って一〇分ほどおき、水気をしぼるという下処理をすると、しんなりして苦味も減ります。

「ゴーヤーおかか」は、薄く切ったゴーヤーを柄つきの網ザルに入れてサッと熱湯をくぐらせ、水に浸け、水気をしぼり、しょうゆとたくさんの削り節で食べます。

ゴーヤーチャンプルーには沖縄独特のシマ豆腐が用いられます。木綿豆腐を用いる場合は、ラップをしないで、半丁を六〇〇Wで二分間くらい電子レンジにかけ、水切りをします。

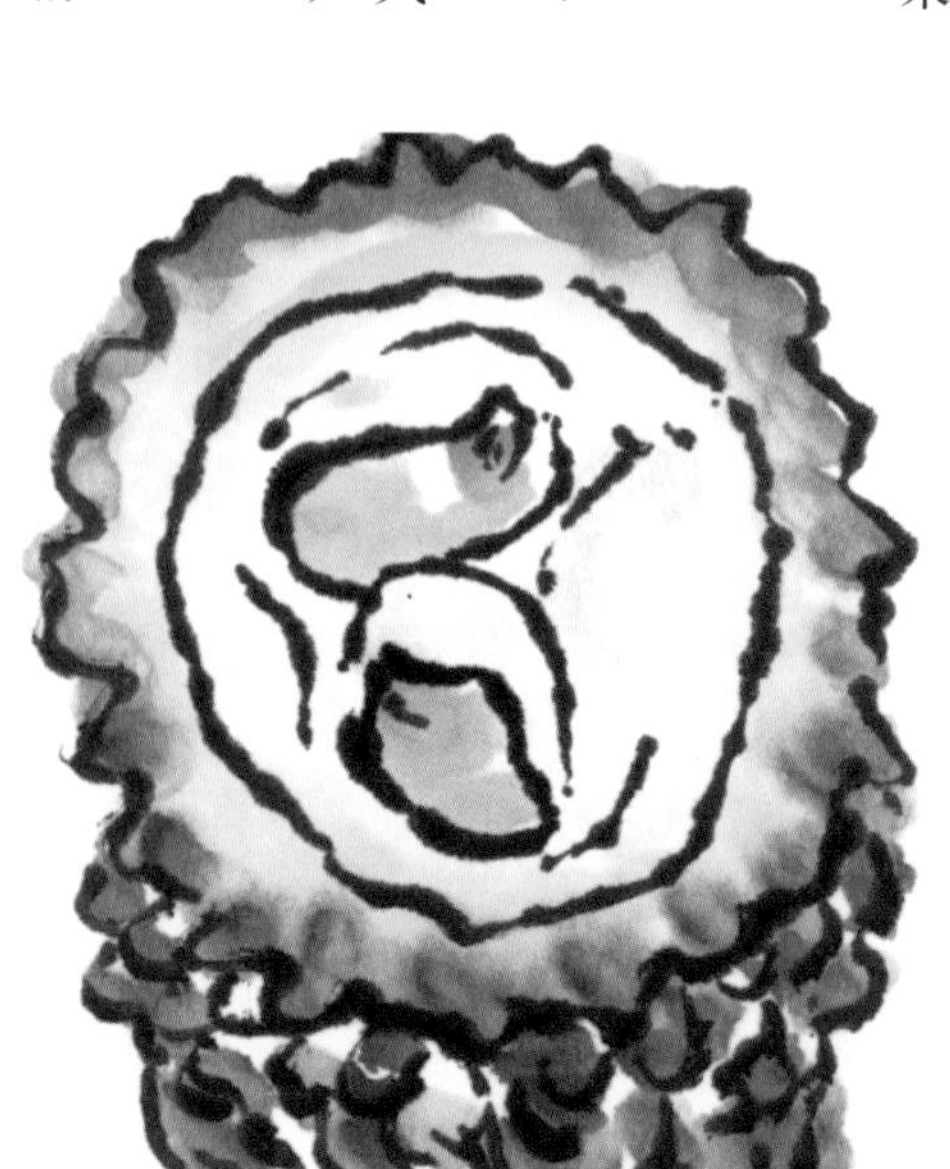

保存方法

冷凍保存するときは、スライスしたものを軽くゆで、水気を切ってから保存袋に入れます。使うさいは、凍ったまま調理します。

★食物繊維の宝庫

ゴボウ

世界の広い地域に自生しているのに、日本以外で食用にしている国はほとんどありません。日本では、縄文時代の遺跡からタネが発見されました。平安時代の日本最古の医書(いしょ)『医心方(いしんほう)』にも薬用としての記録がありますが、一般家庭で食べられるようになったのは、江戸時代以降です。

原産地

ユーラシア大陸（ヨーロッパ、シベリア、中国東北部など）

注目の成分

イヌリン、リグニン、アルギニン、クロロゲン酸

おもな栄養素

ビタミンB_1、B_2、カリウム、カルシウム、マグネシウム　リン、銅、食物繊維

◎がんを予防する食物繊維

ゴボウの効用はなんといっても、食物繊維を多量に含んでいることです。食物繊維は体内のコレステロールを低下させたり、発がん物質を早く体の外に追い出し、腸の掃除をしたりと大活躍をしています。

オリゴ糖の一種のイヌリンは、大腸がんや便秘、肥満を予防し、血糖上昇を抑えます。

不溶性食物繊維のリグニンは腸の働きをととのえます。また、カリウムは体内の余分な水分を排出し、血圧をコントロールします。

マグネシウムは骨や歯をつくる材料になるミネラルです。

糖尿病の治療薬としてゴボウが使われてきた歴史は古く、すでに一五〇〇年も前の中国の薬物書にそのことが記されています。

子どもの肥満や小児生活習慣病の予防にも役立ちます。子どもたちにも、ぜひ毎日とらせたい野菜の一つです。

◎腫れものの霊薬

ゴボウの根を煎じて飲むと、おできや吹き出もの、乳腺炎やのどの腫れなどに効果があります。おできには葉を貼ったり、根のしぼり汁を直接つけたりします。

また、抗生物質のなかった時代には、盲腸（虫垂炎）のときに、民間療法でゴボウの根をハコベといっしょに煎じて飲んでいました。

◎解毒の妙薬

ゴボウには解毒作用もあり、食肉の中毒には、干した根または生の根を煎じて飲めばよいとされています。肉とゴボウの組み合わせは味がよいだけではなく、食中毒の予防という意味があったわけです。

江戸時代には、黒い色の野菜には精力増強作用があるとされ、ゴボウも精がつくと信じられていました。今ではその作用がアルギニンという性ホルモンの分泌をうながす物質によるものであることがわかってきています。

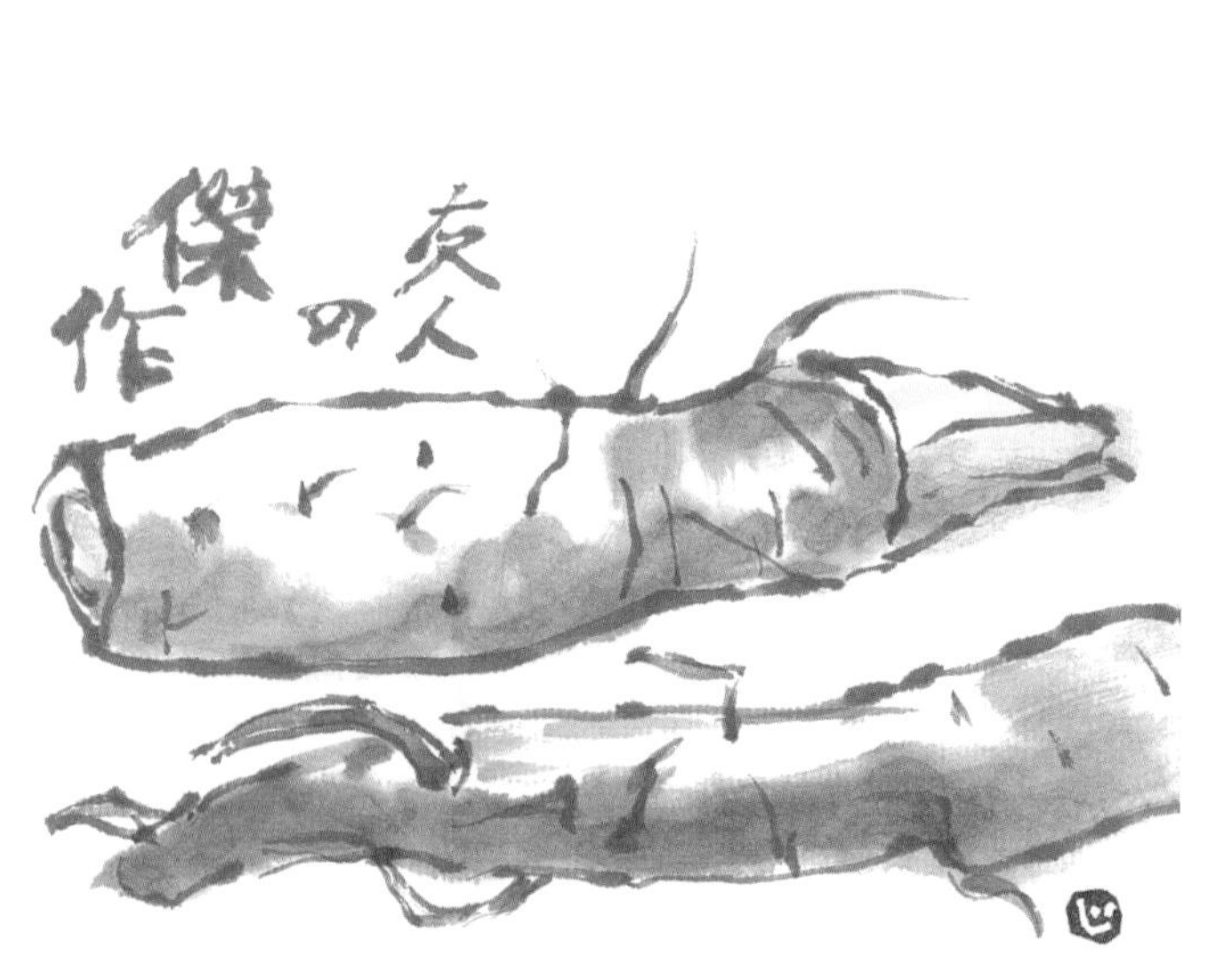

◎アク抜きはほどほどに

ゴボウはアクが出るので、一般にはアク抜きをします。しかしアクといわれるものの中には体力を補い、精力をつける働きをする有用な物質がたくさん含まれています。

ゴボウのアクと呼ばれるものは、クロロゲン酸などのポリフェノールです。強い抗酸化力があり、発がんを抑え、老化を抑制し、肝臓や胃にもよいとされます。ゴボウ特有の香りとともに表皮の近くに多く含まれているので、ゴボウの皮はタワシなどで優しく洗うだけにしましょう。また、洗ってきれいにしたものは表面の大事な成分が少なくなっているので、泥つきのものを求めましょう。切ったゴボウをさらした水はポリフェノールが溶け出しているので、スープや煮ものダシ汁に使いましょう。

体によいとわかっていても、手は汚れるし、おならが出るしと、敬遠されがちです。こういう野菜は少量をこまめに摂取するのがコツです。

◎おいしい食べ方

ゴボウといえばきんぴらゴボウがその代表格。ゴマや挽き肉を入れると味が引き立ちます。牛肉や豚肉と煮込んだり、豚汁やけんちん汁などに入れたり、あえものにしたり、料理法もさまざまです。

新ゴボウは、ゴボウを若採りしたもので、「夏ゴボウ」とも呼ばれ、旬は四〜六月です。柔らかい食感と上品な香りが魅力です。

柳川鍋は、ささがきした新ゴボウと開いたドジョウを甘辛く煮て卵でとじますが、最近はドジョウの代わりに、ウナギや肉などを使う「柳川風」が主流です。

新ゴボウは繊維が柔らかいので、サラダやあえものに適しています。新ゴボウを薄く切り、酢を落としたお湯で二分ほどゆでて食べます。

★アンチエイジングのポリフェノールがいっぱい

ゴマ

古代エジプトではゴマ油をミイラの仕上げに使用し、メソポタミア文明のバビロニア時代にはゴマは通貨として使われていました。インダス文明では、油を食用や灯油、儀式に用いていました。日本には中国、朝鮮半島を経由して入り、縄文時代の遺跡からはゴマが出土しています。

原産地

アフリカ

注目の成分

ゴマ：セサミン、セサモリン
ゴマ油：セサミノール、セサモール

おもな栄養素

脂質、たんぱく質、ビタミンE、ビタミンB_1、B_2、B_6、カルシウム、鉄

◎若返りの滋養強壮剤

煎ったゴマには、セサミノールやセサモールなどたくさんの抗酸化物質が入っています。一般的に油は酸化が進みやすく、いたみやすいものですが、焙煎後にしぼったゴマ油は酸化が進みにくく、とても安定しています。

老化とは、いわば人間の細胞が酸化され、錆びていく過程です。その酸化に対抗し、老化を強力に防止するゴマ油は細胞をいきいきさせる妙薬です。

インドの伝統医学ではゴマ油でオイルマッサージをし、耳や鼻からもゴマ油をたらし、体の中の汚れた物質を全部出してしまい、若返らせるという浄化療法がおこなわれます。

ゴマに含まれるゴマリグナンの一種セサミンなどは、強力な抗酸化作用を持ち、老化を防止し、肝臓の働きもよくします。

「北総の小江戸」と呼ばれる佐原（千葉県）に出かけたときのおみやげは、いつもゴマ油です。

◎髪クログロ

ゴマには髪の毛をふやし、白髪を防ぐ働きもあります。中国の古い薬物書には「白髪(はくはつ)を黒に返す」とあり、ゴマとハチミツを使った丸薬もつくられていました。練りゴマに好みの量のハチミツを加え、よく練ってから食パンなどにつけて食べると、抜け毛が少なくなる健康食になります。内臓が充実し、体のすみずみの血行がよくなり、栄養が行き届く結果のようです。ゴマ油で頭皮をマッサージするのもよい方法です。

また、ゴマには耳や目の働きをよくする働きもあります。老眼の進行を抑え、目も疲れにくくなります。

◎ミネラルが豊富

大さじ二杯のゴマには、牛乳二〇〇ミリリットル分のカルシウムが含まれています。これは骨の

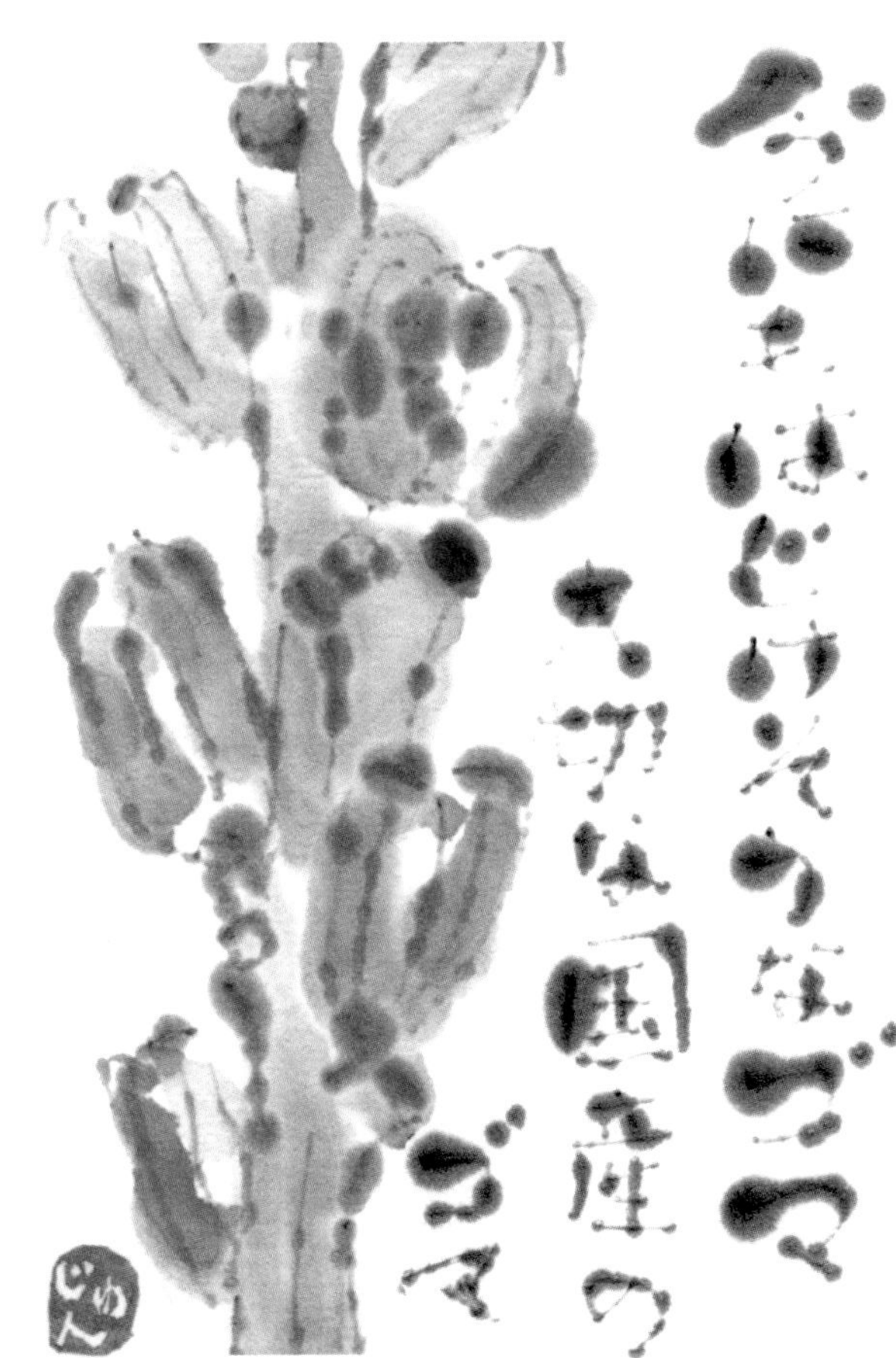

発育をうながし、老化の防止にも役立ちます。皮むきゴマはカルシウムの量が九割も減ってしまうので、皮つきのゴマを煎って用いたいものです。またゴマ塩のように粒のまま食べるときは、よく噛みましょう。

カリウムが多く、ナトリウムが少ないのも特徴です。多く含まれる鉄分は、貧血の予防になり、銅、亜鉛、マンガンなどの微量元素も豊富です。

◎漢方の軟膏にも

西洋医学の軟膏の基剤は、それ自体になるべく薬理作用のないものがよいとされています。しかし漢方で用いる軟膏は、それ自体に薬効があるものを用います。ゴマ油もその一つです。

華岡青洲のつくった「紫雲膏」や、宋の時代の処方集に載っている「神仙太乙膏（タイツコウ）」もゴマ油を基剤にしています（三五頁参照）。「タイツコウ」は許可を受けた薬局で製造し、販売できる薬局製剤になりました。

「タイツコウ」は、私自身の子育てにもなくてはならない軟膏でした。おむつかぶれや切り傷、すり傷、虫さされ、おできなどに大変重宝な軟膏です。おかげで新薬の軟膏をほとんど使わずにすみました。

ゴマ油は、リノール酸やオレイン酸などを多く含みます。近年、リノール酸は心筋梗塞や脳梗塞などの病気の原因になるといわれ、敬遠されがちです。しかし、抗酸化物質を多く含むゴマ油は、むしろ心筋梗塞や脳梗塞などの予防に役立つといわれます。お料理の最後に火を止めてから、香りづけに用いるとよいでしょう。

★カルシウムいっぱいの健康野菜

コマツナ

私たちは、冬においしくなる緑の野菜に恵まれています。コマツナの旬は11月から3月にかけて。ビタミンやミネラルも、バランスよく豊富に含まれています。アクがなく、クセの少ない野菜です。キャベツと同じアブラナ科ですが、コマツナは代表的な緑黄色野菜です。

原産地

日本

おもな栄養素

β-カロテン、ビタミンE、ビタミンK、ビタミンB_1、B_2、ナイアシン、ビタミンC、ナトリウム、カリウム、カルシウム、リン、鉄、食物繊維

◎歯周病の予防に

コマツナは、歯や歯ぐきの健康にとてもよい野菜です。歯周病になりやすい方は、コマツナ料理やコマツナジュースで体質を改善しましょう。

コマツナジュースは、一日二〇〇～三〇〇グラムのコマツナをよく洗い、ジューサーあるいはミキサーでつくります。体格や体力がしっかりとしている方に向いている青汁です。レモンやリンゴで味をととのえてもよいでしょう。

◎ホウレンソウより多いビタミンC

コマツナのビタミンCは、ホウレンソウより多く、強力な抗酸化作用があります。免疫力を高めてカゼの予防をします。カルシウムも大変多く、骨を丈夫にし、神経の興奮状態をしずめます。また、鉄分は貧血の予防になり、食物繊維は便秘の解消に役立ちます。利尿作用もあるため、イライラして血圧が上がる人に適しています。

◎がん予防にコマツナジュース

がんの予防や治療に用いるジュースの基本は、ニンジンジュース（七二頁を参照）とコマツナジュースです。入院患者さんに食養生を導入している病院では、ニンジンジュースは虚弱体質の方に、コマツナジュースは体格や体力がしっかりとしている方に、中間の方には両方のミックスジュースをと、使い分けをしています。

たくさんのカロテンの仲間（カロテノイド）が含まれています。カロテノイドは、赤、橙、黄色など色の濃い色素で、がんの予防効果があることが実験や調査で明らかになりました。また、色の違う野菜を組み合わせて食べると、がんの予防効果がさらに高まります。さまざまな野菜やくだものといっしょが、よいですね。

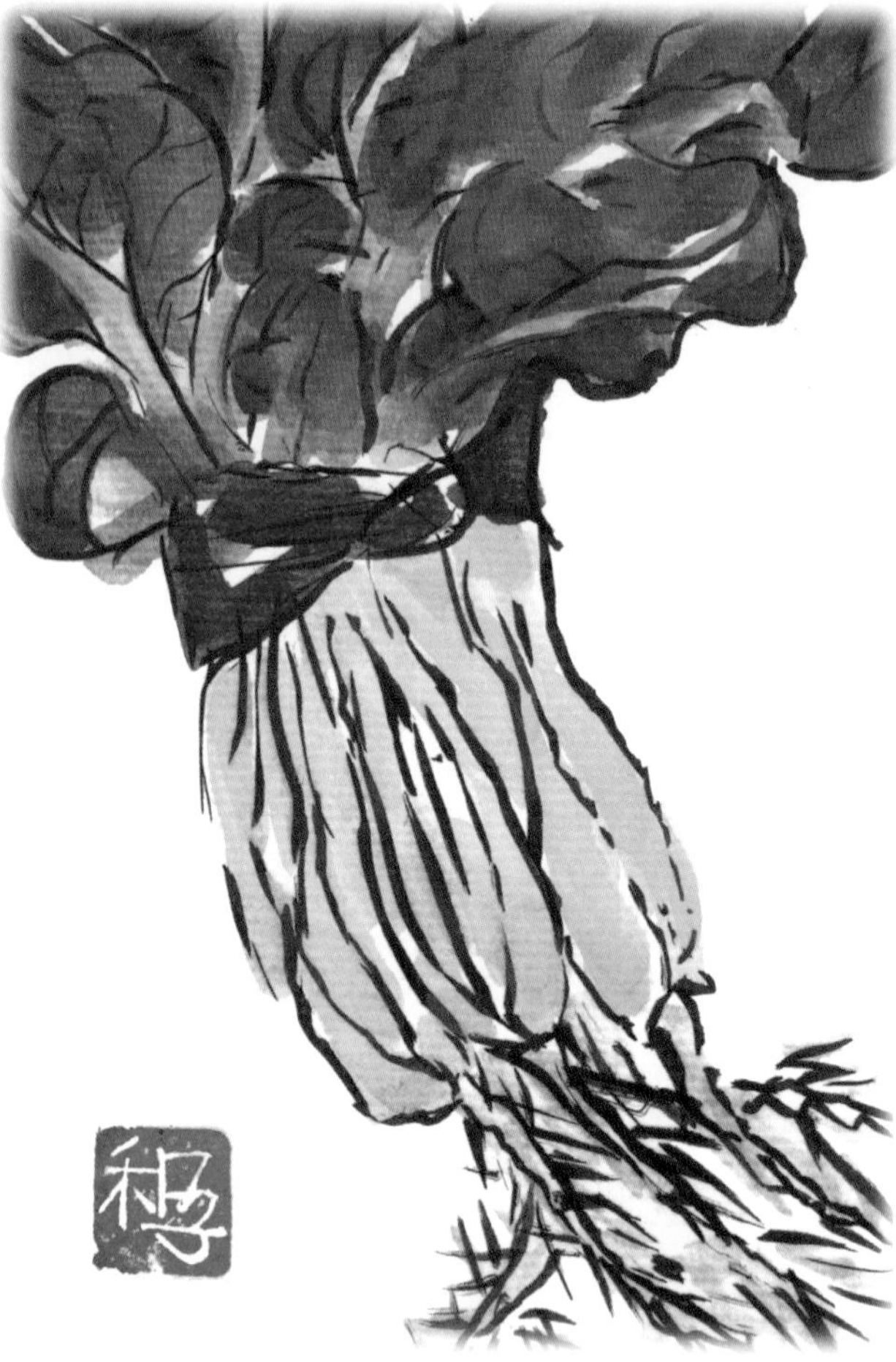

◎おいしい食べ方

わが家の定番のコマツナ料理は、油揚げや厚揚げとの煮浸しです。つくり方は、まずコマツナを軽く下ゆでし、ザルで自然に水を切ります。削り節でとったダシ汁に酒としょうゆで味をつけます。湯通しして千切りにした油揚げと四〜五センチに切ったコマツナを入れ、ひと煮立ちさせます。熱いままでもおいしいですが、冷ますときには具をザルにあげて、汁と別々にします。そして、いっしょに盛りつけると、緑色がいつまでもきれいです。

コマツナは、漬けもの、あえものにするほか、みそ汁の具としてもよく用いられます。

◎本物のコマツナは？

江戸時代に武蔵国（むさしのくに）の小松川村で栽培されたのでコマツナと呼ばれました。小松川は現在の新小岩駅のあたりから荒川に向かって流れていた川で、その岸辺に植えられていたようです。

ところが、今私たちが食べているのは、本来のコマツナではないという悩ましい問題があります。今のコマツナは、チンゲンサイやターサイとの交配種で、伝統的なコマツナではありません。とはいっても、実際に本物のコマツナを食べる機会はほとんどありません。篤農家（とくのうか）の中でタネが引き継がれている本物のコマツナに出合えるのを楽しみにしています。

★食物繊維で腸のお掃除

サツマイモ

3000年も前からメキシコなど中南米で栽培されていました。ヨーロッパに持ち込んだのはコロンブスだといわれます。100年後には中国に伝わり、日本には17世紀の初めに、琉球（りゅうきゅう）、薩摩（さつま）、長崎などに伝えられ、琉球イモ、薩摩イモ、唐（から）イモなどの名前で呼ばれました。

原産地

メキシコなど熱帯アメリカ

注目の成分

ヤラピン、アントシアニン（紫色の品種）

おもな栄養素

糖質（デンプン）、ビタミンE、ビタミンB_1、ビタミンC、カリウム、カルシウム、マグネシウム、銅、食物繊維

◎日本人の飢えを救った

江戸時代中期には青木昆陽（あおきこんよう）が小石川の養生所（現小石川植物園）で苗を栽培し、飢饉（ききん）対策の目的で全国に普及させました。江戸時代の大飢饉でサツマイモを植えていたところには死者が少なかったことから、栽培が推奨されました。

太平洋戦争中、そして戦後はサツマイモで飢えをしのぎ、ツルまでも食用としました。

子どものころに食べるものがなくて、サツマイモばかり食べていたからもう食べたくないという人、サツマイモばかり食べていたから今でも大好きという人、戦争体験世代はこの二派に分かれます。

◎滋養強壮剤（じようきょうそうざい）

デンプンのほかにブドウ糖や果糖などの糖類が多く、甘味も強く、主食にもなり、滋養強壮の働きがあります。栄養失調状態のときは、とくに体力や気力をつけるくすりになります。カリウムも多く利尿

作用があり、ヤマイモのように精力をつけ老化を防止する働きもあるので、ふだんの食事に頻繁にとり入れたいものです。ただし、中国の古い薬物書にも「やや肥(ふと)りぎみの者は、多食してはいけない」と書いてあるので、ほどほどに。

◎ビタミンCの宝庫

イモ類のビタミンCはデンプンに包まれているため、加熱してもあまり破壊されず、七割も残るという利点があります。ビタミンCはメラニン色素の沈着やシミ・ソバカスを防ぎ、肌の老化を防止します。カゼの予防に役立ち、コレステロールを掃除するので、動脈硬化の予防にもなります。ビタミンEとの相乗効果で抗酸化作用が強くなります。

黄色い種類のサツマイモには、β-カロテンが含まれています。そのほか、ビタミンB_1やカルシウムなどのミネラル類も豊富です。紫色のサツマイモに含まれるファイトケミカルのアントシアニンには抗酸化作用があり、老化を防ぎます。

◎腸をきれいに掃除

食物繊維が多く、便秘にも効果大です。火を通したサツマイモ約二本を食べると、大量の便が出て、腸の中の悪玉菌が減り、有用な腸内細菌がふえます。また、サツマイモを切ったときにしみ出る白い液には、ヤラピンという物質が入っていて、便通をよくする働きがあるとわかっています。このような方法で腸をきれいにしておくことは大腸がんなどの予防になります。

サツマイモを食べるとき、皮ごと食べると胸やけの防止になります。

◎おいしい食べ方

ほくほくや、ねっとりした焼きイモ。冬の寒い日には何ともいえないおいしさを感じます。

サツマイモは収穫後一カ月ほど熟成させて、デンプンが糖に変わるのを待って、出荷されます。

焼きイモは、加熱によってアミラーゼという酵素がデンプンを分解し、甘味を増します。石焼きイモのおいしさはこの過程がゆっくり進むためで、落ち葉やワラなどで時間をかけて焼く場合も同様です。電子レンジではこの酵素が働きません。

家庭で焼きイモにするときは、サツマイモをよく洗ってぬらしたキッチンペーパーでくるみます。その上からアルミホイルでしっかり巻き、四五～九〇分、時間をかけてオーブントースターなどで焼きます。近所の八百屋さんは、焼きイモを発泡スチロールの箱に入れて、ひと晩寝かせて販売しています。

大学イモ、栗きんとん、ようかん、スイートポテトなどは、代表的なサツマイモ料理です。炊き込みごはん、グラタン、ポタージュ、みそ汁の実にもなります。

こんな品種も！

◎安納芋（あんのういも）（安納イモ）

ねっとりとした食感が人気です。生（なま）だと糖度は16度前後。じっくり焼くと40度前後にもなり、蜜のような甘さが味わえます。

安納芋には、表皮が赤い「安納紅（べに）」と表皮が白っぽい「安納こがね」の2種類があります。「安納こがね」にも果肉に少し紅が入った「安納もみじ」や果肉がオレンジ色の「安納みつき」があります。

「安納紅」や「安納こがね」は登録された品種で、種子島だけで栽培が認められていましたが、数年前からほかの地域でも栽培できるようになりました。収穫は9～11月で、熟成させて甘味が増したころに出荷されます。

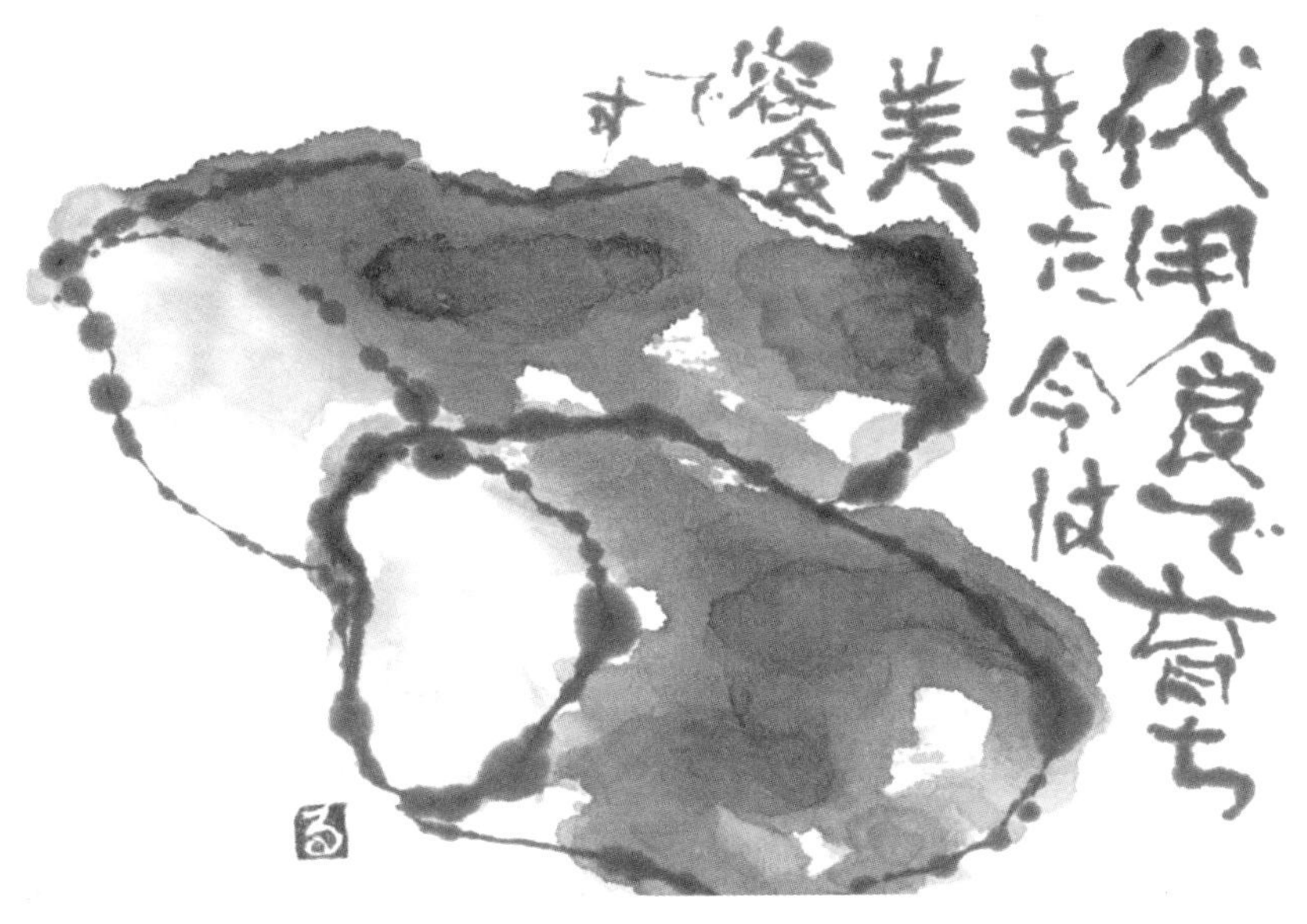

究極の手抜き

炊飯器でサツマイモ

このごろの私は、炊飯器でごはんを炊くようにサツマイモをふかしています。サツマイモを皮ごと洗い、1合の水とサツマイモを入れて炊飯のスイッチを押すだけです。サツマイモを切ってから入れても大丈夫です。ねっとり仕上げたいときは、サツマイモと水3合を入れて、玄米モードで炊きます。お釜からサツマイモをとり出すだけで、すぐに食べられます。塩少々を入れて炊いても。

保存方法

保存の適温は13 ～ 15度。1本ずつ新聞紙などで包み、日の当たらない風通しのよい場所に置きます。冷蔵庫での保存には向きません。焼いてからラップなどに包めば、冷凍庫で長期間保存できます。

★ぬめりがパワーの源

サトイモ

昔、中国の梁（りょう）という国では、サトイモの栽培を熱心におこない、大飢饉のときに、人々が飢え死にせずにすんだという記録があります。里イモというのは山イモに対する言葉。古くから栽培されてきたことを意味します。日本には稲よりも早く伝わり、人々のエネルギー源でした。

原産地

インド東部、インドシナ半島などの熱帯アジア

注目の成分

ムチレージ、ガラクタン

おもな栄養素

糖質、たんぱく質、ビタミンB_1、B_2、ビタミンC、カリウム、食物繊維

◎古くからの縁起物

中国でも日本でも四〇〇〇年以上前から栽培され、品種も大変多く、地方による呼び名も数えきれないほどです。今でもパプアニューギニアの高地にはサトイモを主食にしている人々がいます。

日本では、お月見にはキヌカツギを供え、収穫への感謝、子孫繁栄の願いを託します。子イモ、孫イモができるので縁起がよいとされ、お祝いの煮ものにも欠かせません。煮っころがしは家庭料理の代表でもあります。

サトイモの収穫期になると、山形県や宮城県の川原（かわら）ではイモ煮会が盛んです。大鍋を貸してくれるところや薪（まき）を売っているお店もあり、職場や学校、隣近所の友人などさまざまなグループでにぎわいます。

◎ぬめりが大事

サトイモの特徴は何といっても、あのぬめりです。ぬめりのもとは、ムチレージやガラクタンという成

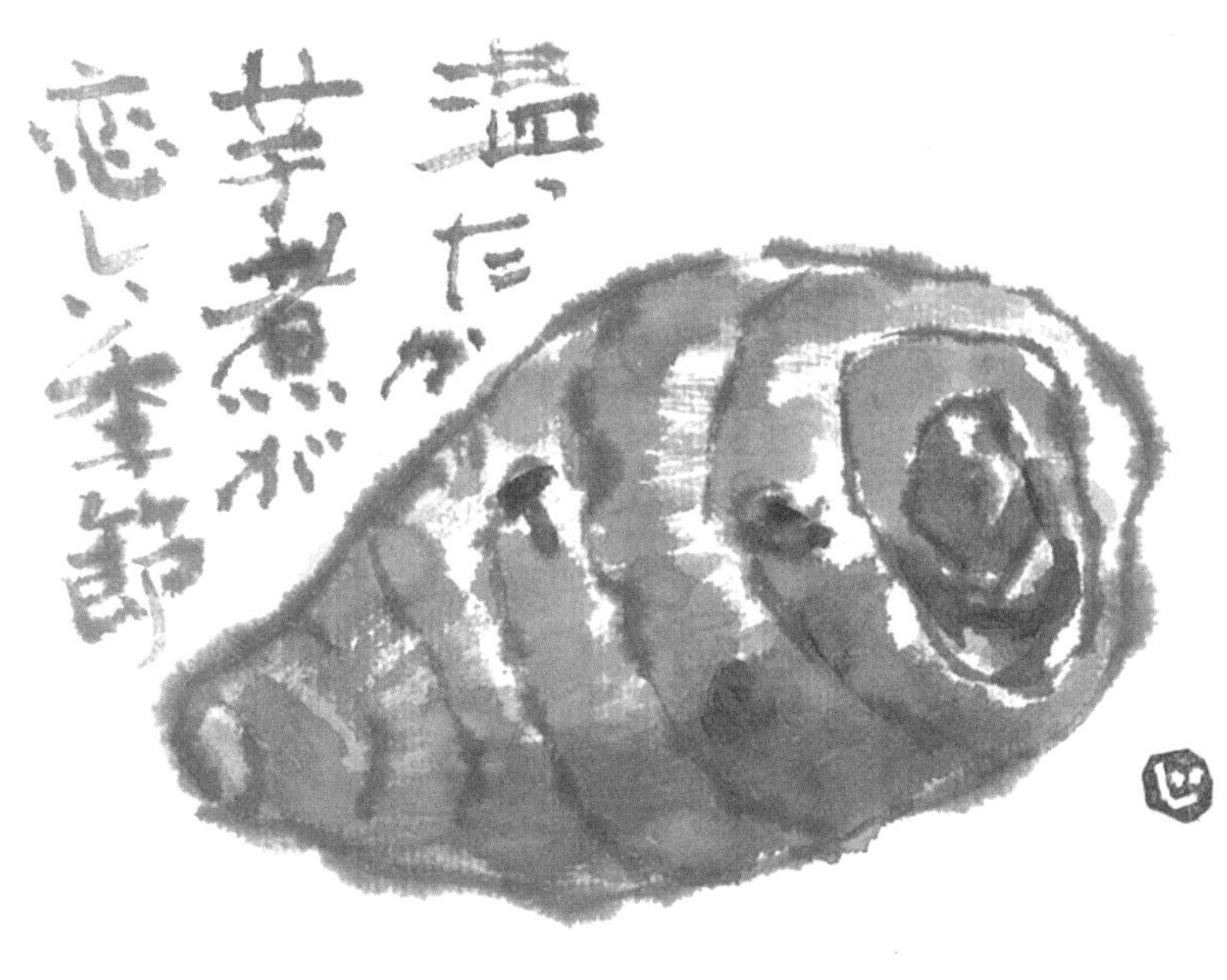

分です。ムチレージには、たんぱく質の吸収を助ける、胃粘膜を保護するなどの効果があります。また、ガラクタンには脳を活性化する、免疫力を高めるなどの働きがあります。

えぐみや、肌のかゆみのもとはシュウ酸カルシウムの針状結晶（しんじょうけっしょう）やホモゲンチジン酸などです。アク抜きは、皮をむいてから塩もみをしたり、ぬめりを除くためゴシゴシ洗ったり、ゆでこぼしたりします。アクは抜けますが、せっかくの薬効も減少してしまうので、ほどほどが大事です。

また、皮をむいてから長い時間水に浸けると硬く

保存方法

洗わずに新聞紙などに包み、風通しのよい冷暗所に置きます。食べやすい大きさに切ってから硬めにゆで、ぬめりを拭きとってから保存袋に入れて冷凍します。

煮ものには冷凍のまま使えます。

なり、煮えにくくなるのでご注意を。

一般にサトイモの皮は厚くむきますが、家庭料理では皮をよく洗い、熱湯で四分ほどゆでてから冷水にとると、ツルンと皮がむけます。購入するときは、なるべく土つきのものを選びましょう。

◎天然の消化薬

サトイモには、唾液の分泌をよくする働きがあり、消化を助け、胃腸の調子をととのえます。慢性の便秘も解消し、体力が落ちて下痢をするときにも有効です。老化防止に役立つ唾液腺ホルモンの分泌も盛んになり、若々しさを保つことができます。

サトイモにはデンプンとジャガイモのおよそ二倍のカリウムが含まれており、利尿作用、血圧降下作用などが期待できます。カロリーが比較的低いのも特長です。

サトイモの薬効でとくに優れているのが、内臓の熱をとり去る働きです。みぞおちのあたりが熱っぽく、モヤモヤしてすっきりしないときや、口が渇くなどの症状に用いると、内臓の炎症をしずめて症状を軽くします。

◎ずいきの効用

サトイモの葉柄（葉と茎の間にある、葉を支える柄の部分）を「ずいき」「いもがら」といい、食用にします。八つ頭の葉柄はずいきに適しているほか、ずいき用の品種が栽培されています。

生のずいきの皮をむき三〇分ほど水にさらし、熱湯で二分間ゆでて食べやすい長さに切り、熱いうちに甘酢に漬けると、赤い色が美しく出ます。

ずいきの皮をむいて乾燥させたものは保存食品。鉄、カルシウム、食物繊維が豊富です。戻すときは、ぬるま湯に三〇分ほど浸けます。五センチほどの長さに切り、油揚げやコンニャクと炒め煮にしても美味です。

こんな品種も！

◎エビイモ（海老芋）

サトイモの一品種で、京野菜の1つです。
横のしま模様と、反り返った姿がエビに似ているので、エビイモと名づけられました。きめが細かく、煮崩れしにくいのが特長で、粘り気、風味、甘味に優れた高級食材とされています。

日本で栽培されるようになったのは、江戸中期からです。現在のおもな産地は静岡県磐田（いわた）市周辺で、旬は10月中旬から翌年2月ごろまでです。

エビイモを使った料理として有名なものに、京料理の「いもぼう」があります。乾物の棒ダラとエビイモを、炊き合わせたものです。おでん、コロッケ、汁ものにも向いています。

◎八つ頭

子イモが親イモと分かれずに岩のような塊になっています。ほくほくした食感と独特の甘味が特長です。

お正月の縁起物とされるのは、人の頭（=リーダー）になるからなど、いろいろな説があります。

デコボコが多くて調理が大変という短所を克服したのが「丸系八つ頭」で、2014年に埼玉県の研究所が開発しました。

八つ頭は中国を経由し、平安時代には日本に入っていました。生産量が多いのは千葉県、埼玉県（東京卸売市場ランキング2021年）。旬は12月から3月です。

よく洗い、すき間の土を落とし、食べやすい大きさに切って面とりします。強すぎるアクを除くために下ゆでして汁を捨て、ぬめりを洗い落とします。

煮しめは、ダシ汁に酒、みりん、砂糖、しょうゆを入れ、下ゆでした八つ頭を竹串が通るまで20～30分煮ます。

★麻辣がクセになる

サンショウ

英語でジャパニーズペッパーと呼ばれるサンショウ（山椒）。「木の芽」といえばサンショウの若芽のことです。サンショウは、トウガラシやコショウとともに辛味の強い植物で、香辛料として欠かせません。里山を歩くと山野に自生しているのをよく見かけます。庭木にもなっています。

原産地

日本、朝鮮などの東アジア、北アメリカ

注目の成分

サンショオール、シトロネラール、ジテルペン

おもな栄養素

ビタミンB_1、B_2、カリウム、カルシウム、鉄

◎おなかの冷えに

中国には花椒（ホアジャオ）という種類があり、産地により蜀椒、川椒などの名前で呼ばれます。マーボー豆腐などに用います。花椒はサンショウの仲間ですが別種で、香りも辛味も異なります。

秋には赤く熟したサンショウの実がはじけます。黒い種子を除いた果皮（外皮）は香りが高く、よく用いられる漢方薬にも入っていて、冷えのためにおなかが痛む、嘔吐、下痢、動悸がするなどの症状に効果があります。

果皮の粉末が粉ザンショウです。あまり熟しすぎないものがよいとされています。粉末は食用として七味唐辛子やウナギの薬味になります。ウナギの消化を助け、胸焼けの予防にも役立ちます。辛味の成分はサンショオールなどの不飽和脂肪酸アミド。舌がしびれる辛味成分で、麻痺するような辛さという意味で「麻辣（マーラー）」と表現し、ブームになりました。サンショオールは、胃腸の動きを活発にし、

腸内ガスの停滞を防ぎ、腹部を温めます。
ミカンの皮などに含まれる精油と同じ成分も多く含まれています。サンショウは、日本の誇るべき香辛料です。

◎おいしい食べ方

サンショウの若芽とみそをすりつぶし、豆腐にぬってから焼くと、木の芽田楽（めでんがく）と呼ばれる日本の伝統食になります。サンショウの葉は、魚の生臭みを除き、食欲を増加させます。

タケノコ料理には、サンショウの若芽である「木の芽」が欠かせません。

花は佃煮や酢漬けなどにします。

葉をポリ袋に入れて冷凍すると、季節はずれのころに香りを楽しむことができます。葉の塩漬けは色も味も衰えないので、いつでも利用できます。

漢方では種子、果皮、葉、根を用います。

プラスα　しもやけには足浴を

しもやけやあかぎれにも効き、果皮の煎じ液をタライに入れ温かいうちに手や足を浸けます。この煎じ液は漆かぶれにも役立ちます。

中国の古い薬物書には、果皮を酒に漬けた液をハゲたところにぬったり、果皮の粉末をラードで練ってからぬったりすると、髪の毛が生えると書いてあります。経験がないので、本当のところはわかりません。

こんな品種も！

◎青ザンショウ

6月ごろになると未熟な緑色の実ができ、青ザンショウと呼ばれます。「小粒でピリリと辛い」珍味です。和歌山県の生産量が国内の約6割を占めます（2018年）。

青ザンショウを使った「ちりめん山椒」は、昔からの京都名物だと思っていましたが、発売は1971年だそうです。

ブドウザンショウという品種は、実がブドウの房のようになり、良品として人気です。

青ザンショウのアク抜きは、ひと晩水に浸けたあと、熱湯で5～10分ゆで、ザルに上げてから流水に5分ほどさらします。しっかりと水分を除いたあと、塩やしょうゆに漬けると、長期保存できます。

佃煮は、酒、しょうゆ、みりん、砂糖を好みの割合で用います。時間をかけて煮ると、ふっくらと仕上がります。昆布やちりめんじゃこと炊き合わせても。

★香りも栄養価も高い和製ハーブ

シソ

平安時代から薬用の目的で栽培されてきました。紫の系統を赤ジソ、緑の系統を青ジソと大きく2つに分けます。赤ジソは梅干しのほか、漢方薬の材料になり蘇葉(そよう)と呼ばれます。青ジソはおもに料理用です。シソの実は蘇子(そし)と呼ばれ、これもれっきとした漢方薬の材料です。

原産地

中国

注目の成分

ペリルアルデヒド、ロズマリン酸、アントシアニン（赤ジソ）

おもな栄養素

β-カロテン、ビタミンE、ビタミンB_1、B_2、ビタミンC、カリウム、カルシウム、鉄

◎食中毒の予防薬

昔、中国の名医が、カニの食中毒で死にかけた人に紫色の葉を与えたところ、元気をとり戻したという逸話(いつわ)があります。それ以来、その葉は蘇生(そせい)させる力を持つとされ、紫蘇(しそ)と名づけられました。

カニや魚、肉類の食中毒の予防になります。刺身のツマにシソを添えるのは、生臭みを除くだけでなく、そういう効果を期待してのことです。そればかりか、強酸である胃液の中でも生き続けるアニサキスという寄生虫をやっつける働きさえもあることが実験でわかっています。

◎神経の興奮をしずめる

シソの香りのもとは、ペリルアルデヒドなどの精油で、防腐、殺菌、食欲増進の働きがあります。さらに気分をさわやかにし、神経の興奮をしずめ、気のめぐりをよくします。落ち込んだり、イライラしたり、食欲がないときなどに用いると効果的です。

シソの香りをかぐ、刻んだシソに熱湯を注いで飲むなどすると、自然の眠りにさそわれます。

シソ酒は、半日〜二日陰干し(かげぼ)したシソの葉と実二〇〇グラムと氷砂糖二〇〇グラムを交互に重ね、焼酎一・八リットルを入れます。シソは半月ほどしたらとり出し、つくってから三カ月ほどで飲みごろになります。赤ジソを原料にしたときは、酢やクエン酸などを加えると色が鮮やかになります。

◎カゼの妙薬

シソには頭痛をやわらげ、汗を出し、せきをしずめて痰(たん)を除く働きもあります。カゼのひきはじめでちょっとゾクゾクし、食欲がないときに用います。

ミカンの皮、ショウガ、ネギ、ニンニク、セリなども精油が多く、同様の効果があります。好みのものを二〜三種類用いてスープや雑炊に入れたり、うどんの薬味にすると体が温まり、自然に発汗して、カゼの症状が軽くなります。

ふだん健康なときに、時どきこのような方法で発汗すると、唾液(だえき)・胆汁(たんじゅう)・膵液(すいえき)・腸液などの分泌が活発になって自然治癒力が増し、カ

プラスα　香り高い入浴剤

シソの葉や実、茎も入浴剤として用います。適当な大きさに刻んだら、布袋に入れてお風呂に入れましょう。香りで気分がさわやかになります。血液の循環がよくなり、肌がスベスベになります。

シソの葉や実を刻み、熱湯を注いでお茶のようにして飲むシソ茶は、健康茶として広く愛飲されています。腹痛や下痢にはもちろん、神経痛などの痛みにも有効です。

シソの実の油は、アトピー性皮膚炎などの患者さんに盛んに用いられています。α-リノレン酸がアレルギーをやわらげるからです。赤ジソに多いロズマリン酸もアレルギー症状の緩和に役立ちます。

ぜにもかかりにくくなります。喘息（ぜんそく）の方は発作の回数が減るといわれているので、ぜひお試しください。

シソの煎じ液はうがいぐすり。のどの腫（は）れにも効き、痰の切れも楽になります。

◎高血圧や心臓病の予防に

シソは、高血圧や心臓病などのいわゆる生活習慣病の予防にも役立ちます。利尿作用のほか、血圧を上げる物質をつくらせないような働きもあります。また精神安定作用もあり、イライラすると上がる血圧に有効です。

またシソの実や葉には、コレステロールを掃除する働きもあります。動脈硬化、狭心症、心筋梗塞、脳梗塞の予防にもなります。

シソの実を用いるときは、すりこ木でつぶすようにして実に傷をつけ、中の精油が出やすくします。精油は空気にふれると酸化しやすいので、使う直前に調理しましょう。

◎つくってみようシソジュース

シソジュースづくりは、私の毎年の楽しみです。ジュースの色が紫から赤に変わる瞬間が美しく、感動的です。

シソジュースのつくり方

◉用意するもの

赤ジソの葉…150g
酢……………80mℓ
砂糖…………150g

◉つくり方

① 煮立ったお湯500mℓ（分量外）に赤ジソの葉を入れて3分ほど煮出し、葉をとり除く。
② 酢と砂糖を入れ、よくかきまぜる。冷ましてから冷蔵庫で保存する。お好みで、炭酸水で割ったり、水で薄めたりして飲む。

こんな品種も！

◎青ジソ

青ジソと赤ジソは品種が異なります。

シソの実が大きくなる前に切りとった穂の部分（穂ジソ）と区別するために、「オオバ（大葉）」とも呼ばれます。「ペリーラ」は青ジソのベビーリーフの呼称です。

赤ジソを含めたシソの45%は愛知県で生産されており、青ジソに限ると50%以上が同県豊橋市で生産されています（2018年）。路地物は初夏から夏が旬ですが、温室栽培が盛んなので一年中出回っています。

β-カロテンが非常に多く、活性酸素を抑制し、免疫力をアップさせます。ビタミンB群、E、K、鉄、カルシウムも豊富です。

青ジソは生薬には用いませんが、同様の働きがあります。

★おいしい食べ方

数枚重ねてクルクルと丸め、細く刻んで冷ややっこやそうめんの薬味に。サラダやパスタにも合います。スープに使う場合は、火を止めてから散らします。青ジソの天ぷらは片面だけに衣をつけて油で揚げます。

おもに岩手、福島、宮城の各県に伝わる「シソ巻」は、みそに刻んだクルミなどをまぜて青ジソで包み、油で揚げたり焼いたりしたものです。

★保存方法

塩漬けがおすすめです。青ジソをよく洗い、水気を拭いて塩漬けし、冷蔵庫で保存します。

冷凍するときは熱湯に通して冷水にとり、水分を切ってジッパーつきのポリ袋に入れ、塩をまぶして冷凍庫に。使うときは塩を水で少し流し、おにぎりなどに巻きます。

シソ
ジャガイモ

畑のリンゴといわれて

ジャガイモ

16世紀ごろ原産地からヨーロッパに。日本には江戸時代初期に伝わりました。本格的な栽培は、明治時代の北海道開拓以降です。世界に数千種あるといわれ、日本でもおもな品種だけで20種は生産されています。ジャガイモの生産量が多いのは、群を抜いて北海道です（78% 2020年）。

原産地

南アメリカ

注目の成分

クロロゲン酸

おもな栄養素

糖質（デンプン）、ビタミンB_1、B_2、ビタミンB_6、ナイアシン、ビタミンC、カリウム、食物繊維

◎ほかのイモ類に比べて低カロリー

ジャガイモは、デンプンが多いので太るというイメージがありませんか？　ところが、意外にも穀類やほかのイモ類に比べてカロリーが低く、糖分も少ないので、むしろダイエットに適した食品といえます。

ジャガイモを食べると、脂肪や水分がとれて、体が引きしまり、中年太りの予防にもなります。カリウムが豊富でナトリウムが少ないので、利尿作用があり水太りにも適しています。

ジャガイモのビタミンCはデンプンに保護されていて、煮ても壊れにくいといわれています。そのビタミンCが豊富に含まれており、食べると全身の細胞がいきいきとし、肌の健康が保たれます。

カリウムも非常に多く、体がむくみやすい、血圧がやや高めという方に向いています。千切りにしたジャガイモを一～二分熱湯でゆで、キュウリなどとの酢のものにして食べるとよいでしょう。

ビタミンCとカリウムが多いことから「畑のリンゴ」と呼ばれます。

◎元気の出るジャガイモスープ

ジャガイモスープには、元気が出る、心臓の働きがよくなるなどの働きがあり、いわば「食べる滋養強壮剤（じようきょうそうざい）」です。ジャガイモ、タマネギ、ニンジンをいっしょによく煮込み、少量の塩で味つけして食べましょう。冷え症の方は体がぽかぽかと温まり、アレルギー体質の方の体質改善にも役立ちます。

スープは時間の余裕があるときに多めにつくって冷蔵庫で保存し、みそ味、しょうゆ味、カレー味などいろいろ変えて食べましょう。

授乳中のお母さんがこのスープを飲むと、赤ちゃんがとても丈夫になるといわれています。

ジャガイモと肉は相性がよく、肉による食当たりを防ぐ働きもあります。ニンジン、タマネギを

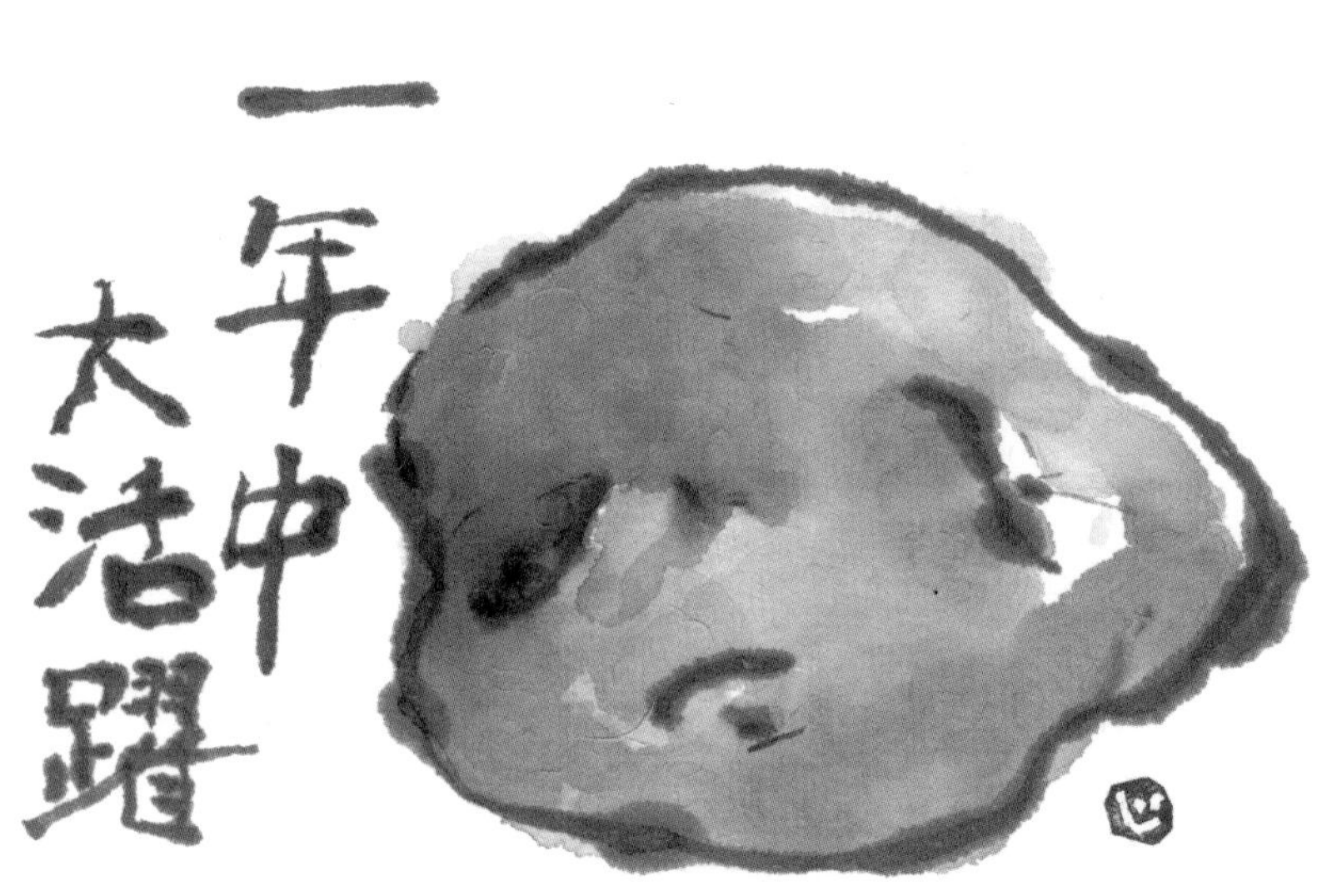

加えた肉ジャガは、まさに理想の料理です。わが家では水は使わずに日本酒で煮て味をつけます。

◎胃・十二指腸潰瘍の妙薬

ジャガイモは洋の東西を問わず、胃潰瘍・十二指腸潰瘍の妙薬として知られています。潰瘍にはジャガイモのジュースを用います。効果が強い反面、副作用の心配もあるため、ジャガイモのジュース療法は、経験のある人や専門家の指導が必要です。

家庭ではジャガイモカーボンが安心です。一日一回コーヒースプーン一杯を水で飲みます。胃・十二指腸潰瘍、アレルギー体質の改善、便秘などに用いられます（つくり方は一四八頁）。

保存方法

新聞紙にくるみ、日光の当たらない常温の場所で。リンゴといっしょに保存すると発芽が抑えられます。

プラスα　打ち身や炎症にイモ湿布

皮のままのジャガイモをすりおろし、布でしぼって水気を捨てます。これと同量の小麦粉を入れ、この二種の分量の約1割のおろしショウガをすり鉢でよくすりまぜ、布にのばして湿布します。打撲などで急ぐときにはすりおろしたジャガイモだけでも十分効果があります。膝、肘、手足の関節痛、打ち身、耳下腺炎などで熱を持っているところに湿布します。

◎芽はよく除きましょう

ジャガイモにはソラニンという有毒物質が含まれています。ソラニンは芽と皮の部分にあり、太陽に当たって緑に変色したところや未熟なジャガイモにも多くなっています。熱をかけても分解されず、毒性は変わりません。

ソラニンを食べると、めまい、腹痛、嘔吐、下痢、眠気などの中毒症状を起こします。芽はえぐるようにしてとり、緑色の皮は厚くむきましょう。

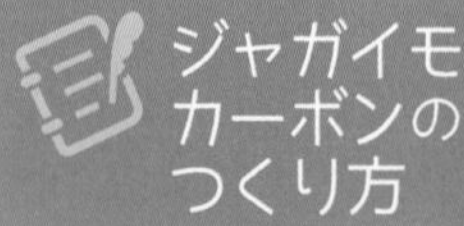

① ジャガイモ10～20個の皮をむき、すりおろす。
② ガーゼなどの布で汁をしぼる。
③ ②を土鍋でフタをせずに木べらでかきまぜながら水分を蒸発させる。

＊鍋の底に残った真っ黒なものがカーボン。おこげをすり鉢で粉末にする。

こんな種類も！

◎新ジャガ

新ジャガの定義はさまざまです。一般的には、春先に出回る九州産のジャガイモを新ジャガといいます。

掘りたてを新ジャガという場合もあり、北海道産は7 ～ 10月に採れたものでも新ジャガと呼びます。皮が薄く、みずみずしく、さっぱりした味です。

★おいしい食べ方

新ジャガはきれいに洗い、十字の切れ目を入れて皮ごとゆでる、蒸す、油で揚げるなどし、あつあつを食べます。バターしょうゆ、みそバター味も合います。

フライパンに小さめの新ジャガ、トマト、ニンニク、アンチョビ、たっぷりのオリーブ油を入れ、フタをして蒸し焼きに。塩コショウで味をととのえ、バジルなどのハーブを散らすとイタリア風になります。

★高い香りと栄養素がいっぱいの緑黄色野菜

シュンギク

旬は晩秋から冬にかけて。鍋ものの季節には欠かせない緑黄色野菜です。高麗菜（こうらいな）や菊菜（きくな）ともいい、また、いつタネを播（ま）いても発芽するところから無尽草（むじんそう）ともいいます。地方によっては、サツマギク、キクナデシコ、オランダギクなどとも呼ばれます。

原産地

地中海沿岸

注目の成分

α-ピネン、ベンズアルデヒド

おもな栄養素

β-カロテン、ビタミンE、ビタミンB_2、ビタミンC、カリウム、カルシウム、リン、鉄、食物繊維

◎食べる胃腸薬

日本では人気の野菜で、中国、インド、フィリピンなどでも食用にしていますが、ヨーロッパでは春に咲く花を観賞用にしています。日本に入ってきたのは江戸時代で、宮崎安貞の『農業全書』に栽培方法が書かれているそうです。

シュンギクの香りのもとはα-ピネンやベンズアルデヒドなどの精油です。胃腸の働きを盛んにし、胃もたれや食欲不振に役立ちます。胃のあたりでチャポチャポと音がする人がシュンギクを食べると、水分代謝がよくなり、余分な水は尿として腎臓から排泄されます。胃酸過多の人向けの野菜です。

おなかの冷えや痛みにも有効ですから、鍋料理などでたくさん食べましょう。

◎β-カロテンがいっぱい

ホウレンソウやコマツナよりもβ-カロテンが豊富です。β-カロテンは体内でビタミンAに変わり

ます。ビタミンAは目の疲れをとり、皮膚や粘膜を丈夫にします。のどが腫(は)れたり痛んだりする人に適しています。

生理や食生活の影響などが重なって、若い女性の貧血が目立ちます。シュンギクは鉄分も多いので、鉄欠乏性貧血に適した野菜です。また、整腸作用の結果、腸からのミネラルの吸収がふえ、貧血に効果が出ます。カルシウムの含有量は牛乳より多く、骨粗しょう症には最適の野菜です。

◎カゼの妙薬

シュンギクの精油には発汗作用もあり、体を温め、痰(たん)にも効果があります。カゼ、高血圧、貧血の予防などに効果がある成分がたくさん入っています。

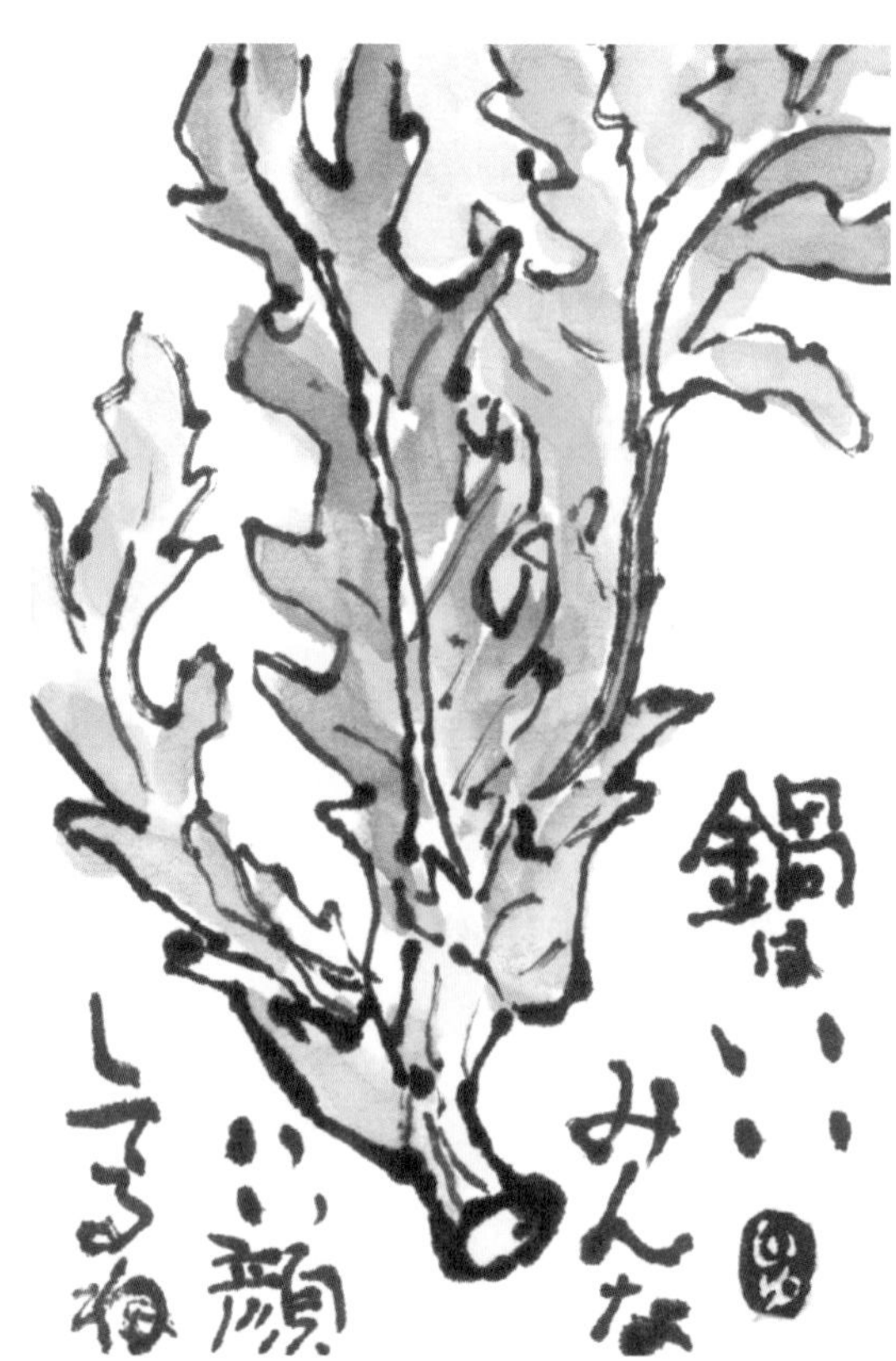

シュンギクやネギを多めに入れたみそ汁、うどん、雑炊、おかゆなどで食べましょう。シュンギクのビタミンCは熱に弱いので、加熱は短時間で。アクが少ないので、ゆでこぼす必要はありません。

シュンギク

ショウガ

★冷えがとれ、ポカポカの体に

ショウガ

台所にある普通の野菜やくだものが「くすり」になる、それを実感させてくれるのがショウガです。カゼをひいたとき、乗り物に乗るとき、体が冷えるとき、体力が落ちたとき、関節が痛いとき、いつも役に立つ辛味野菜です。薬味として、ハーブとして、常備しておきましょう。

原産地

熱帯アジア

注目の成分

ショウガオール、ジンゲロール、ジンギビレン、シトロネラール

おもな栄養素

ビタミンB_6、カリウム、カルシウム、マグネシウム、マンガン、食物繊維

◎漢方処方の半分以上に使用

漢方では生薑と書いてショウキョウと読みます。薑という字は強と同じ意味で、もともとは辛味が強いという意味のようです。普通に用いる漢方処方の半分以上に使用されています。

もともと熱帯産のものなので、日本でも南のほうで採れるものが品質がよいとされます。

現在八百屋で売られているのは、ほとんどがオオショウガで、肉厚で辛味が少なく、繊維の多い品種です。

ショウガをくすりとして用いるときは、辛味が強く、多汁で繊維組織の少ないものが上質とされます。漢方の関係者からは昔のショウガをぜひつくってほしいという要望があります。昔のショウガは小ぶりですが、薬味にしてもひと味違います。

成分は精油で、よい香りや辛味のもとになります。ショウガオール、ジンゲロール、ジンゲロンなどのほか、多数の精油がわかっています。

◎吐き気止めの聖薬（せいやく）、車酔いにも

ショウガは嘔吐を止める働きに優れ、「吐き気止めの聖薬」と呼ばれます。

食欲のないとき、胃が弱って体力が落ちているとき、急性の激しい下痢でおなかが張るようなときは、ショウガを用いた料理を食べると、食欲も出て早く元気になります。

自動車や船に酔いやすい方は、乗る三〇分くらい前にショウガのしぼり汁を飲むか、粉末にしたショウガを〇・五グラムくらい飲みます。私は、これを飲むようになってから、いろは坂でも平気になりました。特効があります。

◎関節の痛みに

デンマークの大学の博士は、ショウガを一日三回五グラムずつ毎日食べると、関節リウマチや変形性関節炎の痛みや腫（は）れが軽くなり、副作用もないと報告しています。インドの伝統医学では何千年も前から関節の症状に用いられてきました。

寿司（すし）にはガリが、カツオにはおろしショウガがつきものです。魚を焼いたり煮たりするときにショウガを用いると、ショウガの成分が魚のたんぱく質と結合して独特の臭みをとり、殺菌・解毒の働きをします。また、魚や肉のたんぱく質を柔らかくするので、漬け汁にショウガのしぼり汁を加えましょう。

そのほか、ショウガには血小板が固まるのを防ぐ働きもあり、脳梗塞や心筋梗塞の予防に役立ちます。

◎カゼの妙薬

発汗や解熱の作用もあるので、カゼにはショウガが欠かせません。薬味いっぱいの雑炊やうどんをすすって、暖かくして休むのが一番です。

ショウガを輪切りにして乾燥させたものや、蒸してから乾燥させたものは漢方では乾薑（かんきょう）といい、

体を温める働きが非常に強くなり、熱薬と呼ばれます。いろいろな臓器の冷えをとり、消化管が冷えて下痢をしたときや、体の中が冷えて気力も体力も落ちこんだときなどに漢方薬の中に入れます。

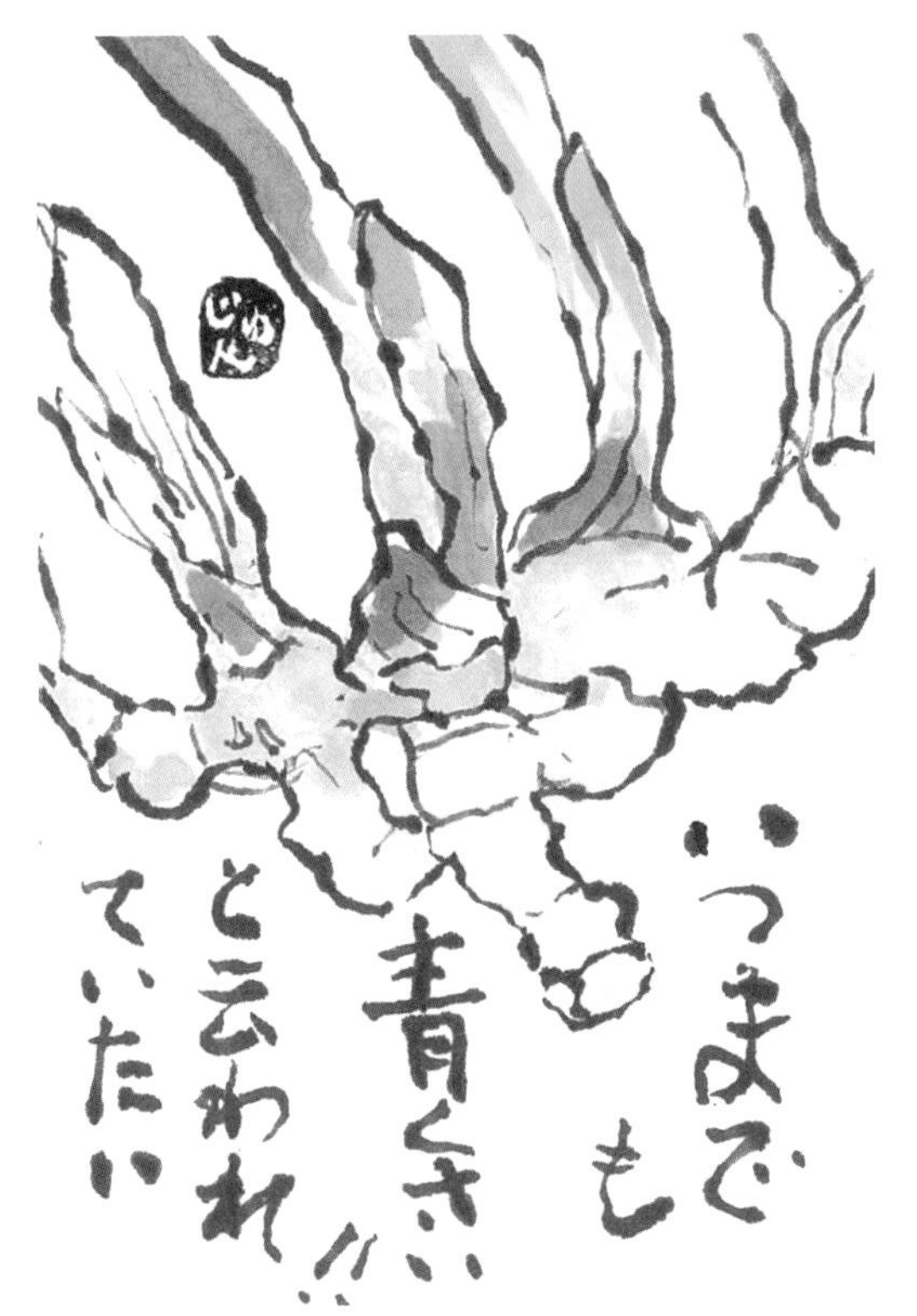

プラスα

お風呂にも

ショウガを煎じた湯をお風呂に入れると、小児のせきに効きます。

膀胱炎や腰痛、坐骨神経痛などの下半身の冷えや痛みには、ショウガ汁を入れたお湯で坐浴をすると効果があります。女性の膣炎などを起こすトリコモナスにも効くので、性器などのかゆみにもショウガ汁の坐浴を試みる価値があります。

なお、ショウガの食べすぎは血圧を高くし、興奮しやすくなることがあります。1日に10円玉1個くらいの量にしたほうがよさそうです。

★色のきれいなカボチャの仲間

ズッキーニ

ズッキーニを最初に見たときは、ツルンとしたキュウリだと思いました。キュウリと同じウリ科ですが、カボチャの仲間で、そうめんカボチャと同じペポカボチャに分類されます。私たちが食べているのは、開花後4～5日の未熟果です。甘味があり、クセが少ないのも特長です。

原産地

アメリカ南部、メキシコ

おもな栄養素

β-カロテン、ビタミンE、ビタミンK、ビタミンB群、ビタミンC、カリウム、カルシウム、マグネシウム、鉄、亜鉛、食物繊維

◎さまざまな品種が

ズッキーニはイタリア語で、和名はつるなしカボチャ。日本での栽培は一九八〇年代以降です。広く出回るようになったのは最近のことですが、イタリアやフランス料理では、とても人気の食材です。

細長い緑色のタイプだけでなく、丸い形、卵形など形もいろいろです。黄色や黄緑色の品種、雌花のついた幼果、雄花だけの販売もされています。

生産量が多いのは、長野県、宮崎県の順です（二〇一八年）。

一〇〇グラム当たり一六キロカロリーと低カロリーです。おもな栄養素のβ-カロテンは粘膜を丈夫にし、カゼの予防などに役立ちます。ビタミンCには肌の健康をととのえる効果が期待できます。また、食物繊維は便通を改善します。

◎おいしい食べ方

皮はむかずに、そのまま食べられます。生のまま

千切りにしてドレッシングをかけてサラダに。

ズッキーニ、ピーマン、タマネギ、トマトなどの野菜とローリエなどをオリーブ油で炒め、ワインを加えて三〇分ほど蒸し煮した「ラタトゥイユ」は、南フランスの料理です。

ズッキーニを五ミリメートル厚さの輪切りにしてから、小麦粉をまぶし、オリーブ油で焼き、パラパラと塩をかけるだけでも一品できます。

天ぷらやフライ、みそ汁の実にもなります。食べやすい大きさに切って、ピクルスにしても。

ズッキーニの花に挽き肉やチーズを詰めて、メレンゲをまぜた衣をつけて油で揚げるフリットも人気です。

保存方法

丸ごと新聞紙などに包み、冷暗所に置きます。冷蔵庫保存はいたみやすくなります。切ったものはラップにくるみ、冷蔵庫に。冷凍は風味や食感が変わります。

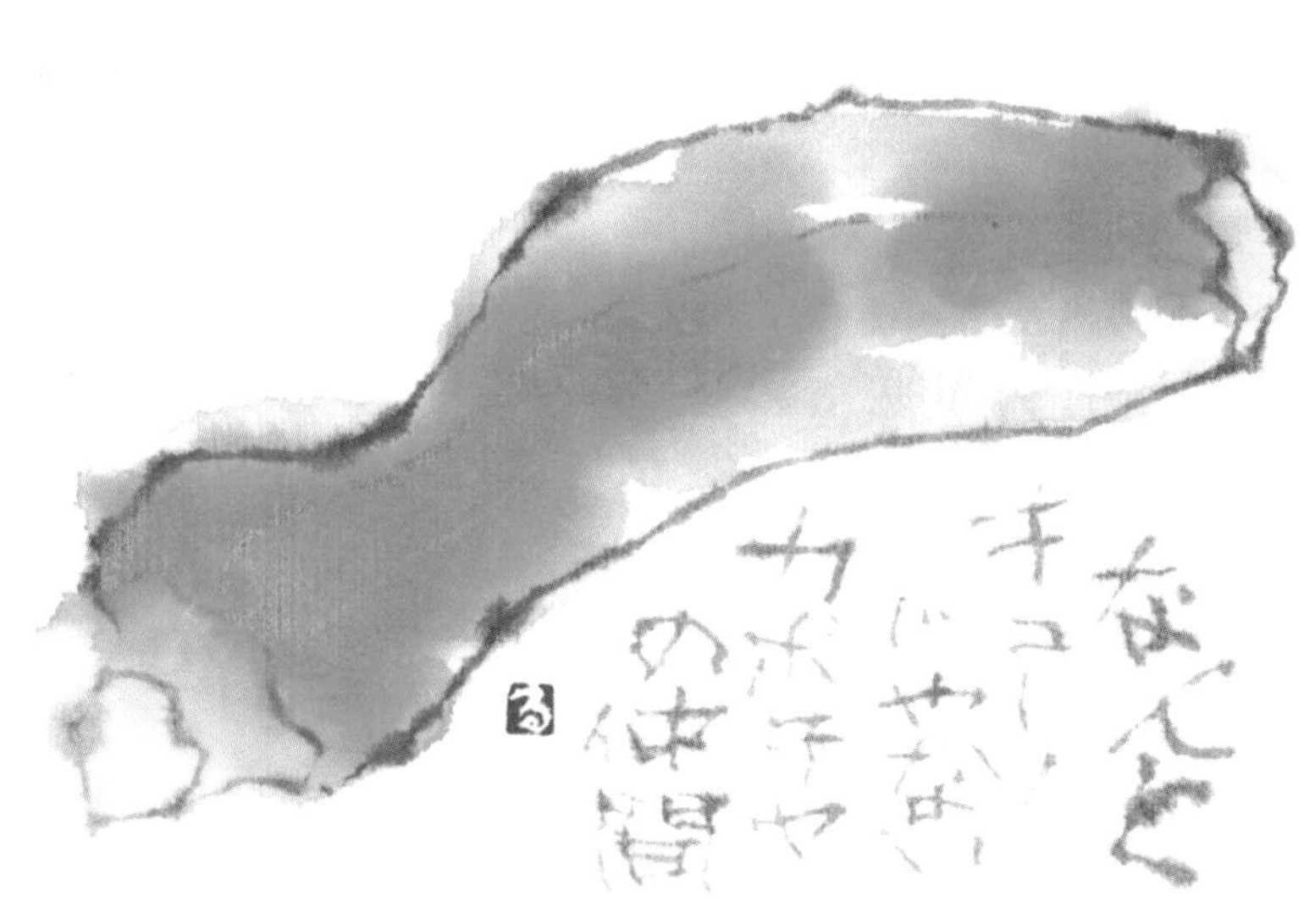

★香り豊かな春の七草で邪気払い

セリ

セリは、昔から邪気払いの力がある野菜といわれています。「セリ、ナズナ……」で知られる春の七草の最初にあげられ、独特の高い香りがあります。ナイフと籠(かご)を持って、あぜ道でセリを摘むのは、子どものころの遊びでした。農薬も使われていなかった時代の記憶です。

原産地

日本

注目の成分

テルペン類（精油）

おもな栄養素

β-カロテン、ビタミンK、ビタミンB_1、B_2、葉酸、ビタミンC、カリウム、鉄、食物繊維

◎動脈硬化や高血圧に

東アジアに広く分布し、中国や日本でも古くから栽培されています。あぜ道などに生えるのを旱芹(かんきん)、おかゼリ、あるいは野ゼリといい、水田や水際などに生えるのを水芹(すいきん)や水ゼリといいます。

セリにはカリウムが多く、利尿作用があり、高血圧に効果があります。コレステロールを掃除する働きもあり、脳梗塞や心筋梗塞などの予防や糖尿病の補助療法に用いられています。セリの煎じ液を飲んだり、お浸しで食べたりします。

食物繊維も比較的多いので、便通の改善にも役立ちます。

◎血の道の妙薬

セリ科の植物には、当帰(とうき)や川芎(せんきゅう)などのように漢方の材料として血の道症に頻繁に用いられるものが多く、それぞれが独特の香りを持っています。セロリなども同様です。この香りを極端に嫌う方は、体質

に合っていないことが多いようです。反対に、この香りがとても好きという方は、体質に合っているようです。香りのもとはテルペン類などの精油です。

セリは、鉄分や葉酸などを含み、増血作用があり、貧血の防止に役立ちます。月経異常や不正出血にも用いられます。

しもやけには、患部をセリの煎じ液と水に交互に浸すと、血液の循環が改善します。

また、入浴剤にすると、肩こりや神経痛などの症状がやわらぎます。

◎肝臓病にも

肝臓の炎症を抑え、胆汁の流れをよくする働きもあるので、黄疸などにも役立ちます。

ジュース療法ではセリ汁は「黄疸、貧血に効き、解熱に効果がある」とされ、ニンジンやセロリなどとともに用いられています。

カゼの初期には、ネギやショウガといっしょにうどんや雑炊やおかゆの薬味にすると発汗作用を強め、気持ちよく汗をかき、カゼが治りやすくなります。

秋田県の伝統料理である「きりたんぽ」には、セリが欠かせません。比内鶏、ゴボウ、マイタケ、しらたきなどのほか、季節の野菜を入れた鍋料理です。最後に入れるのは、やはりセリです。

★ストレスによるイライラの解消に

セロリ

独特の香りと歯ごたえがあります。サラダには欠かせない野菜で、肉の臭みを消す働きもあり、スープや炒めものにも適しています。ピクルスなどの漬けものにしても。古代ギリシャのころから薬用に用いられましたが、ヨーロッパで常食されるようになったのは17世紀以降です。

原産地

ヨーロッパから地中海沿岸、西南アジア、インド

注目の成分

ポリアセチレン、ピラジン、アピイン

おもな栄養素

ビタミンB_1、B_2、葉酸、ビタミンC、カルシウム、食物繊維

◎血圧が高めの方に

日本にセロリを持ち帰ったのは、秀吉の時代、朝鮮に出兵していた加藤清正といわれています。栽培されるようになったのは明治以降です。

セロリは高血圧の人の血圧を下げます。また、動脈硬化のもとである血中のコレステロールを下げる働きもあります。鎮静作用もあり、とくにストレスによるイライラや不安感、不眠、頭痛などに効果があるといわれます。

生食(なましょく)はもちろん、ジュースにしてハチミツで甘味をつけても、おいしくいただけます。

ミネストローネは、セロリの存在が光る一品です。まずニンニクの香りをオリーブ油に移し、ベーコン、サイコロ大に切ったセロリ、タマネギ、ニンジン、ジャガイモを一〇分ほど炒めます。次に、水、刻んだトマト、ローレル、コンソメスープのもとを入れてアクをとりながら二〇分ほど煮込み、塩・コショウで味をととのえます。

◎スタミナ食品

古くから薬用に用いられてきただけに、強壮・強精作用はよく知られています。とくにセロリジュースは抜群の強壮剤。レモンやハチミツを加えたジュースにして飲みます。夏バテせず、快適に過ごせるスタミナドリンクです。

セロリに含まれるポリアセチレンは抗酸化作用が強く、ビタミンB_1、B_2は疲労回復に役立ちます。また、カルシウム、鉄分、マグネシウムなども疲労を防ぐミネラルです。飲み続けることが何よりも大事です。

◎血の道の妙薬

セロリには女性ホルモンの分泌を盛んにし、肌の潤(うるお)いを増す働きがあります。

葉に多く含まれる香り成分のピラジンは、血栓を防止し、血液をサラサラにします。生理不順、不正出血、しもやけ、冷え、貧血の防止などにも役立ちます。冷えがひどい人は、加熱したセロリをたくさん食べましょう。冷えがなく、のぼせだけが強い人には生食(なましょく)が向いています。

さらに、膀胱炎の血尿や排尿時の痛みにも有効です。煎じて一日二回、朝晩の空腹時に服用します。

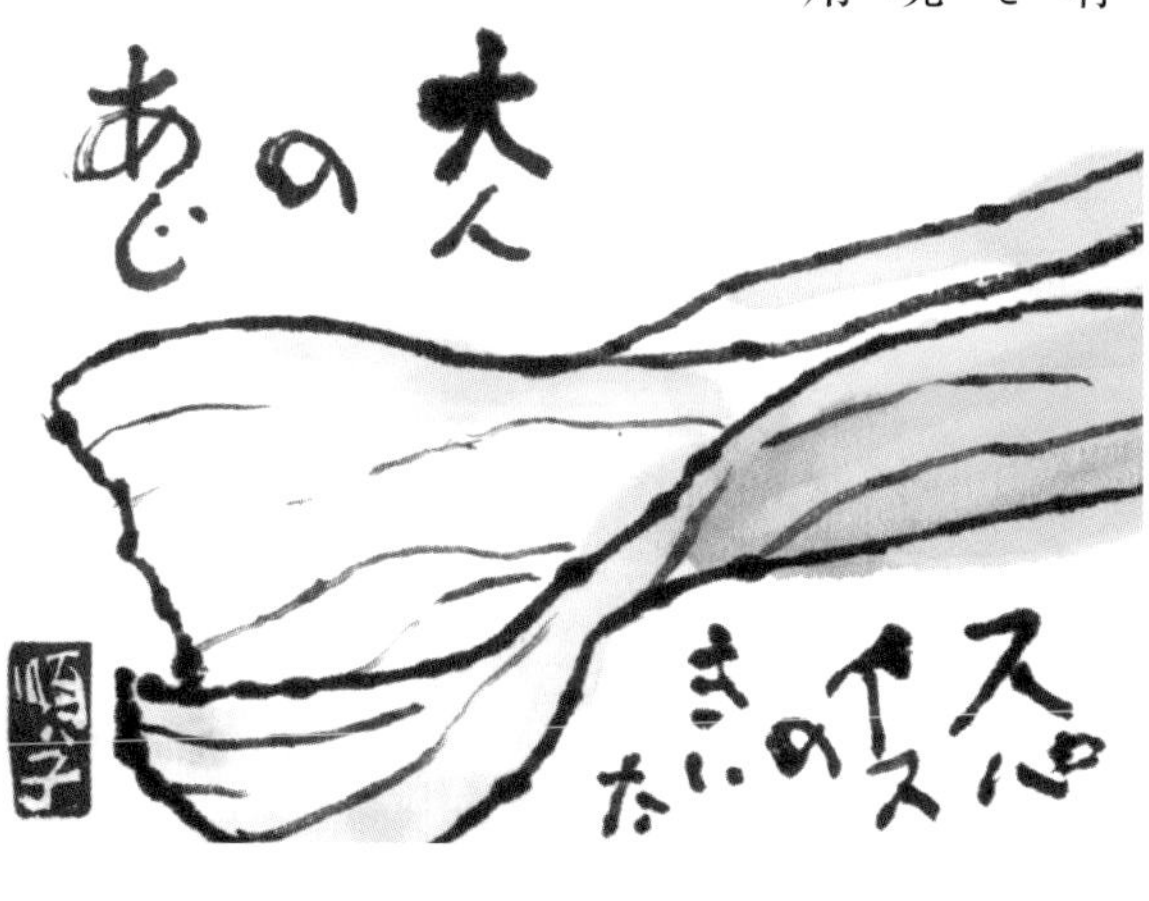

◎便秘や痔が楽に

食物繊維が多いセロリは、便秘の妙薬でもあります。肉食の多い方は、食べたものが排泄されるまでに約三〜四日を要します。食物繊維の多い食品を食べるとそれが短縮され、腸内で悪いものがつくられにくくなります。肉食には必ず添えたい野菜です。

また、セロリは痔にも用いられます。痔の改善には、まず便秘を解消することです。肛門周囲のうっ血が原因なので、肝臓をはじめとする血流を改善することが必要です。セロリは肝臓の働きをよくして血流を改善し、出血にも効果があります。痔には、とくに黒砂糖入りのセロリジュースが有効だといわれます。

◎食欲増進剤

セロリは香りがよく、芳香性健胃剤です。香り成分のアピインは、神経のイライラを抑え、胃液の分泌を促進し消化を助け、食欲を増進させます。

セロリと鶏ガラのスープは胃腸に負担をかけずに食欲を増し、胃腸をきれいに掃除する働きがあります。

セロリを焼酎と氷砂糖に漬けてつくるセロリ酒は、食欲増進の健康酒。疲労回復や眠れないときに効果があります。

筋などの不用な部分は、袋に入れてお風呂に浮かべましょう。肌がスベスベになるだけでなく、体が温まります。

セロリは何といっても鮮度がいのち。株ごと買うと味も香りもよく、お得です。

葉もビタミンやミネラルの宝庫で、茎よりも栄養的に優れています。セロリの香りが苦手な方も少量から食べてみましょう。慣れが一番。そのうちセロリに魅せられるかもしれません。

緑の花のように美しい野菜

ターサイ

ハクサイやチンゲンサイの仲間です。タアサイ、ターツァイとも呼ばれ、漢字では塌菜と書きます。1～2月が旬で、如月菜（きさらぎな）の別名もあります。葉はツヤのある深緑色をしています。中国の湖南省・湖北省あたりが原産で、1930年代に日本に入ってきました。

原産地

中国

おもな栄養素

β-カロテン、ビタミンK、ビタミンB_1、B_2、葉酸、ビタミンC、カリウム、カルシウム、鉄、マグネシウム

◎冬の寒さでロゼット状に

本格的な栽培は七〇年代の日中国交回復以降で、現在は静岡県がトップの生産量です（二〇二〇年）。

冬の寒さに当たると地面を這うロゼット状（根出葉が円盤状に並んだような植物体）になり、花のようにきれいです。霜が降るほどの寒さに当たると葉にシワができて柔らかくなり、甘味も増します。暖かい時期には茎が立ち上がり、コマツナなどと変わらない形状になります。

ツヤがある深緑色と花のような形の美しさは、写真を撮らずにはいられないほど素敵です。

◎さっぱりした味わいで栄養たっぷり

アクやクセが少ないのも特長で、栄養価の高さも魅力です。

豊富に含まれるβ-カロテンは、体内でビタミンAに変化して皮膚や粘膜を保護し、免疫力を高め、低下した視力を回復させる効果もあります。高血圧

予防のカリウムも豊富です。さらに、貧血ぎみの方におすすめのビタミンKや鉄分のほか、カルシウムも含みます。

漢方では、便通をよくする、気の高ぶりによるイライラなどに効果があるとされています。

◎おいしい食べ方

根もとに土が残っていることが多いので、よく洗いましょう。

もともと漬菜（つけな）の種類で、生（なま）のまま食べやすい大きさに切って、浅漬けや塩でもむだけで、すぐに食べられます。

お浸しは、サッとゆでる程度にします。煮浸しは煮汁を冷ましてから合わせます。

辛子（からし）あえは、ゆでたターサイを練り辛子とダシしょうゆであえます。シラスやちりめんじゃこを加えると、おいしさが引き立ちます。炒めものにはベーコンやイカ、エビなどが合います。

また、パスタにまぜると美しい色に仕上がります。油とターサイは、ビタミンAの吸収を高めるよい組み合わせです。

ターサイの花芽はナバナ（菜の花　一九七頁）と同じように食べられます。

保存方法

ポリ袋などに入れて立てて冷蔵庫で。冷凍すると風味がなくなってしまいます。

消化酵素で胃腸の調子をととのえる

ダイコン

寒い日にフーフー吹きながら食べるダイコンの味は、格別です。不思議なもので、年齢とともに、よりおいしく感じられる野菜でもあります。漬けもの、刺身のツマ、なます、切り干しにもなる用途の広い野菜です。縄文、弥生の時代から親しまれてきました。

原産地

地中海地方　中央アジア

注目の成分

アミラーゼ（ジアスターゼ）、アリルイソチオシアネート

おもな栄養素

［根］葉酸、ビタミンC、カリウム、食物繊維

［葉］β-カロテン、ビタミンC、カルシウム、食物繊維

◎天然の消化薬

「ダイコン食いの医者いらず」「ダイコンどきの医者いらず」「ダイコンおろしに医者いらず」、どれもダイコンが収穫される時期には、皆が健康になるということわざです。

中国の古い薬物書には「穀物を消化……」と記載されています。今から一〇〇〇年以上も前に、ダイコンの中に消化酵素が含まれていることなどわかるはずがないのに、その効果について的確にとらえていました。

アミラーゼ（ジアスターゼ）などの消化酵素は、デンプンを消化し、胃もたれ、胸焼けを防止します。生のダイコンやダイコンの葉を噛むだけでも効果があります。

刺身、焼き肉、焼き魚にダイコンおろしを組み合わせるのは、ダイコンが肉や魚の味を引き立て、消化を助け、体にこもった熱を冷まし、さらに中毒を防ぐという先人の知恵です。

ダイコンに含まれる酸化酵素のオキシダーゼは、焼き魚のおこげにできる発がん物質を解毒するといわれています。

辛味成分のアリルイソチオシアネートは、ダイコンの皮や下半分に多く含まれ、解毒やがん予防の働きがあります。

◎ヨーロッパでは胆のうの「くすり」

ヨーロッパの伝統医学では肝臓や胆のうの病気に、ダイコンのしぼり汁を飲むという治療法があります。冷やして飲みやすくしてから一日一〇〇〜一五〇ミリリットルを何回かに分けて服用します。胆のうのあたりに痛みがある人には、すぐに効果があらわれます。

ダイコンのしぼり汁やダイコンおろしは、二日酔いや便秘、下痢、アトピー性皮膚炎などの症状にも有効です。高血圧症やのどが腫(は)れやすい人は、ダイコンを毎日食べると体質が改善されます。

◎煮込むと滋養強壮剤(じようきょうそうざい)に

ダイコンの煮込み料理は、丈夫な体をつくる滋養強壮剤です。ブリ、サケ、アジ、豚肉もダイコンとよく合います。コクがあっておいしく、ポカポカ温まり、体の中から元気がわいてきます。煮汁に薬効成分が溶け出すので、薄味にしたり、お湯で薄めたりして残らずいただきましょう。

ダイコンは、細菌やウイルスなどに負けない体をつくります。

せきがひどいときには、輪切りにしたダイコンにハチミツを載せ、出てくる汁をスプーン一杯そのままあるいはお湯に溶かして飲みます。ダイコンおろしにハチミツや水飴(みずあめ)を加え、熱湯を注いで飲んでもＯＫです。

漢方ではダイコンの種子を莱菔子(らいふくし)と呼び、煎じて飲むと消化を助け、胆のうの働きをよくします。また、せきや痰(たん)の症状を改善します。

◎春の七草は万病の「くすり」

ダイコンはスズシロと呼ばれ、春の七草の一つです。七草がゆは、くたびれた胃腸をととのえ、血液をきれいにして、万病の予防に役立ちます。

ヨーロッパにも春季療法（しゅんきりょうほう）という春の七草によく似た風習があり、ダイコンが用いられます。ドイツなど緯度の高い国では、冬は新鮮な野菜が極端に不足します。肉や貯蔵品ばかり食べると血が汚れ、春から夏にかけて病気になりやすい体になると考えられています。ですから、春のはじめに新鮮でビタミンの多い植物を食べるのです。

◎もっと葉つきダイコンを！

宅配の野菜ボックスが届くと、私はまずダイコンの葉をゆでます。せっかくの葉もひと晩放置すれば鮮度を失ってしまうからです。ゆでたダイコンの葉にレモンやスダチの汁をかけ、シラスや削り節とまぜると、さっぱりしたおかずになります。ゴマ油で炒め、甘辛く味つけしても。みそ汁の実や即席漬けもよいですね。

風通しのよいところでカラカラに乾燥させた葉を、さらしの袋に入れて入浴剤にすると、体がとても温まり、かゆみ止めにもなります。

元気な葉のついたダイコンが手に入りにくくなりました。もっと葉つきダイコンが出回るといいなあと思います。

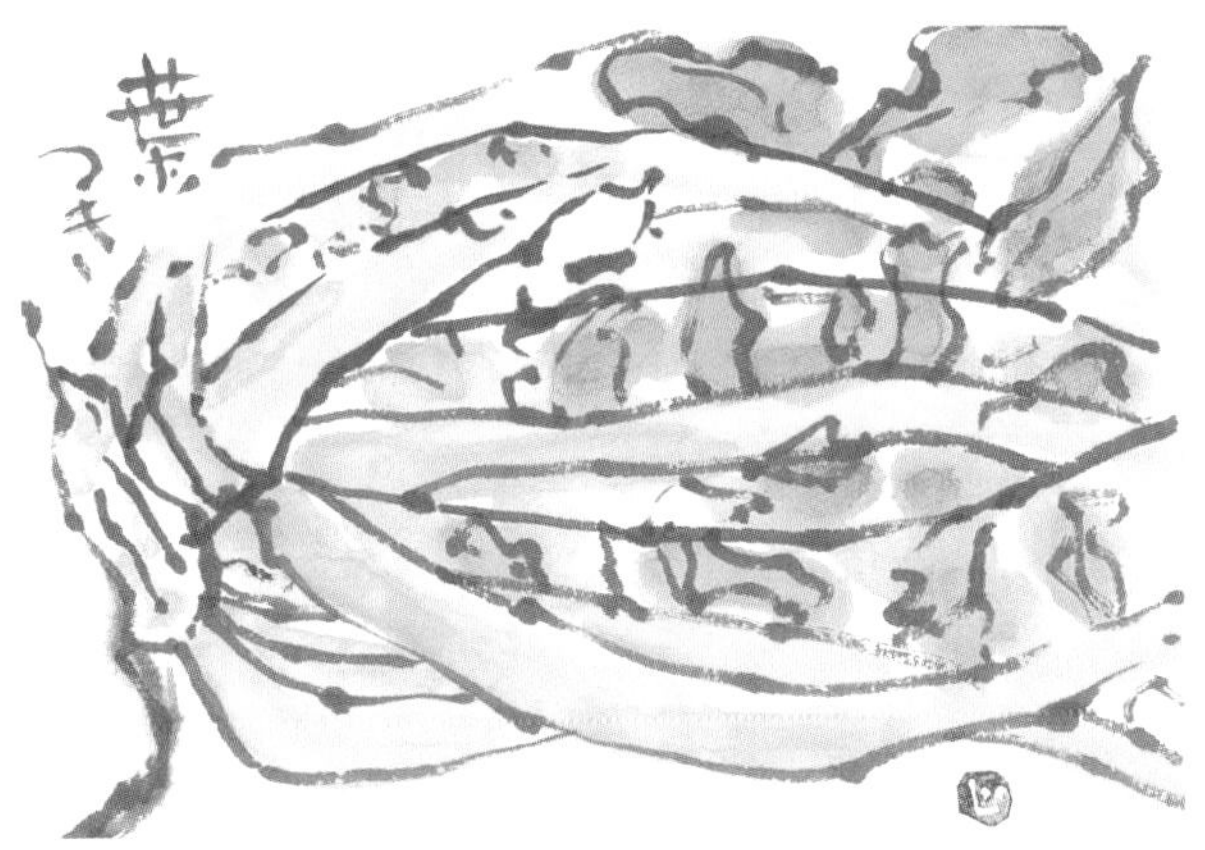

◎日本人に最適の野菜

日本人には、頭痛、吐き気、めまい、耳なり、車酔いなどを訴える、いわゆる水毒（すいどく）体質の人が多く見られます。とくに更年期にさしかかった女性は血とともに水分代謝がみだれ、このような症状がひどくなることがあります。そういう方は毎日の料理の中にダイコンやショウガなどを用いると、症状が軽くなり、病気を予防することができます。

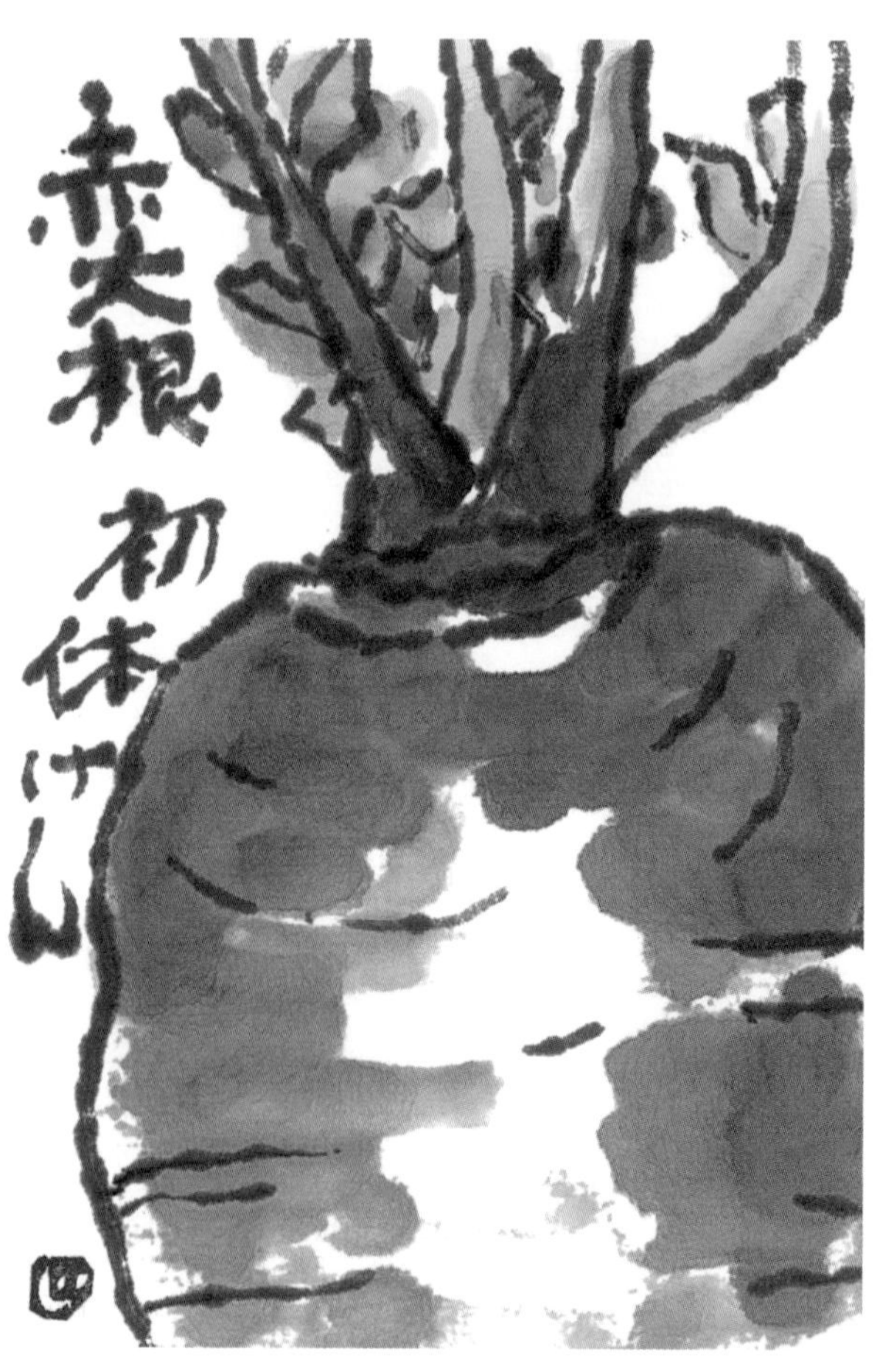

中国の薬物書ではダイコンを「蔬菜（そさい）中で最も利益あるもの」とベタほめしていますが、これは日本人のためにあるような言葉だと感心させられます。

郵便はがき

料金受取人払郵便

小石川局承認

7766

差出有効期間
2025年9月13
日まで
（切手不要）

1 1 2 - 8 7 9 0

101

東京都文京区水道2-10-9
板倉ビル2階

（株）本の泉社 行

1 1 2 8 7 9 0 101

フリガナ お名前	年齢　歳 性別（男・女）
ご住所　〒 電話　（　　　）　FAX　（　　　）	
メールアドレス	
メールマガジンを希望しますか？（YES・NO）	

読者カード

■このたびは本の泉社の本をご購入いただき、誠にありがとうございます。

ご購入いただいた書名は何でしょうか。

(　　　　　　　　　　　　　　　　　　　　　　　　　　　　　　)

■ご意見・感想などお聞かせください。なお小社ウェブサイトでご紹介させていただく場合がありますので、匿名希望や差し障りのある方はその旨お書き添えください。

■ありがとうございました。

※ご記入いただいた個人情報は正当な目的のためにのみ使用いたします。

また、本の泉社ウェブサイト（http://honnoizumi.co.jp）では、刊行書（単行本・定期誌）の詳細な書誌情報と共に、新刊・おすすめ・お知らせのご案内も掲載しています。ぜひご利用ください。

こんな品種も！

◎短形大根

「青首」や「三浦」などの大根より小さく、ミニ大根よりも大きい長さ20～30cmの大根を「短形大根」といいます。栽培期間が短くて病気に強く、スが入りにくいのが特長です。

家庭菜園やプランターでも栽培でき、直売所などでも大人気。さらに、重すぎないというメリットもあります。

1970年代後半からは、市場品のほとんどを青首大根が占めていました。近年は伝統野菜ブームで地大根が見直されつつあり、短形大根の新品種も次つぎとつくられています。

◎紅芯（こうしん）大根

形は「カブ」のように丸く、表皮の色は「青首大根」のようで、中は赤い色をしています。青皮（あおかわ）紅心大根とも呼ばれ、大根の品種の1つです。辛味が少なく、甘味とシャキシャキした食感が特長です。

中国・北京のあたりでは古くから栽培されていたようで、日本へは中国から伝わりました。中国では「心里美（シンリイメイ）」と書きます。「里」は「裏」の略字で、「心の中は美しい」という意味になります。別名「紅心美（ホンシイメイ）」とも。旬は11月ごろからの寒い季節です。

赤い色はアントシアニンで抗酸化力があり、免疫力をアップさせ、目の疲れや肌の健康によいとされます。

★おいしい食べ方

生で食べるのがベストです。お祝いのときには、花びらのような飾り切りにするときれいです。大根おろしにしても華やかです。千切りにし、塩とゴマ油をかければサラダに。薄切りしてリンゴやハムなどを巻いてみましょう。スティック状に切ってバーニャカウダの具材にしても楽しめます。

ジュースにする場合、レモン汁を加えると飲みやすくなります。

酢に漬けると、赤色がより鮮やかになります。

加熱は色が変わるので、最小限にしましょう。

★保存方法

葉や茎は食べやすい長さに切り、サッとゆでて冷凍に。食べるときはゴマ油で炒めるのもおすすめです。

★旬を感じながら味わいたい

タケノコ

「初物七十五日」ということわざが浮かぶのは、タケノコの季節。おっぴさん（曽祖父母）は初物を食べると寿命が延びるといっていたと、祖母から聞きました。子どものころは、タケノコの皮に梅干しをはさみ、三角にたたんでチュッ、チュッと吸うのが楽しみでした。

原産地

ヨーロッパ、西南アジア、インド

注目の成分

ベタイン、チロシン、グルタミン酸、アスパラギン酸

おもな栄養素

ビタミンB群、ビタミンC、カリウム、マグネシウム、リン、亜鉛、マンガン、食物繊維

◎うまみ成分がいっぱい

春の香りとうまみを提供してくれるタケノコ。うまみ成分には、ベタインのほか、チロシン、グルタミン酸などたくさんのアミノ酸類が含まれています。便通をよくする働きは、食物繊維によるものです。胃腸の弱い方は下痢をすることがあるのでご注意を。

漢方の書籍には、体の熱を冷ます、痰を除く、むくみをとる、便通をよくする、二日酔いに効くなど、さまざまな記載があります。

◎アクができる前にゆでる

タケノコは、お湯を沸かしてから掘れというくらい鮮度が大事です。時間がたつと、シュウ酸やえぐみのもとであるホモゲンチジン酸などがふえてきます。うまみのもとのチロシンがホモゲンチジン酸に変わってしまうからです。

新鮮なものや、アクの少ない品種は、水で煮るだけでもアク止めになります。

◎タケノコの白い結晶は？

ゆでたタケノコの白い結晶は、チロシンです。うまみ成分で、脳を活性化させるといわれます。洗い落とさないようにしましょう。コリンなどのアレルギーに似た症状を引き起こす成分（仮性アレルゲン）もあるので、敏感な体質の方は多食をさけたほうがよいようです。

保存方法

水煮後、20％の塩漬けにすると長く保存できます。1年以上保存する場合は、塩をたっぷり使い、ポリ袋に入れてから密封容器に入れて暗所に置きます。

使うさいは、軽く水洗いしたあとで薄い食塩水（1.5％）に入れると、うまみはそのままで、早く塩が抜けます。何度か食塩水をかえます。味つけしたタケノコは、冷凍できます。

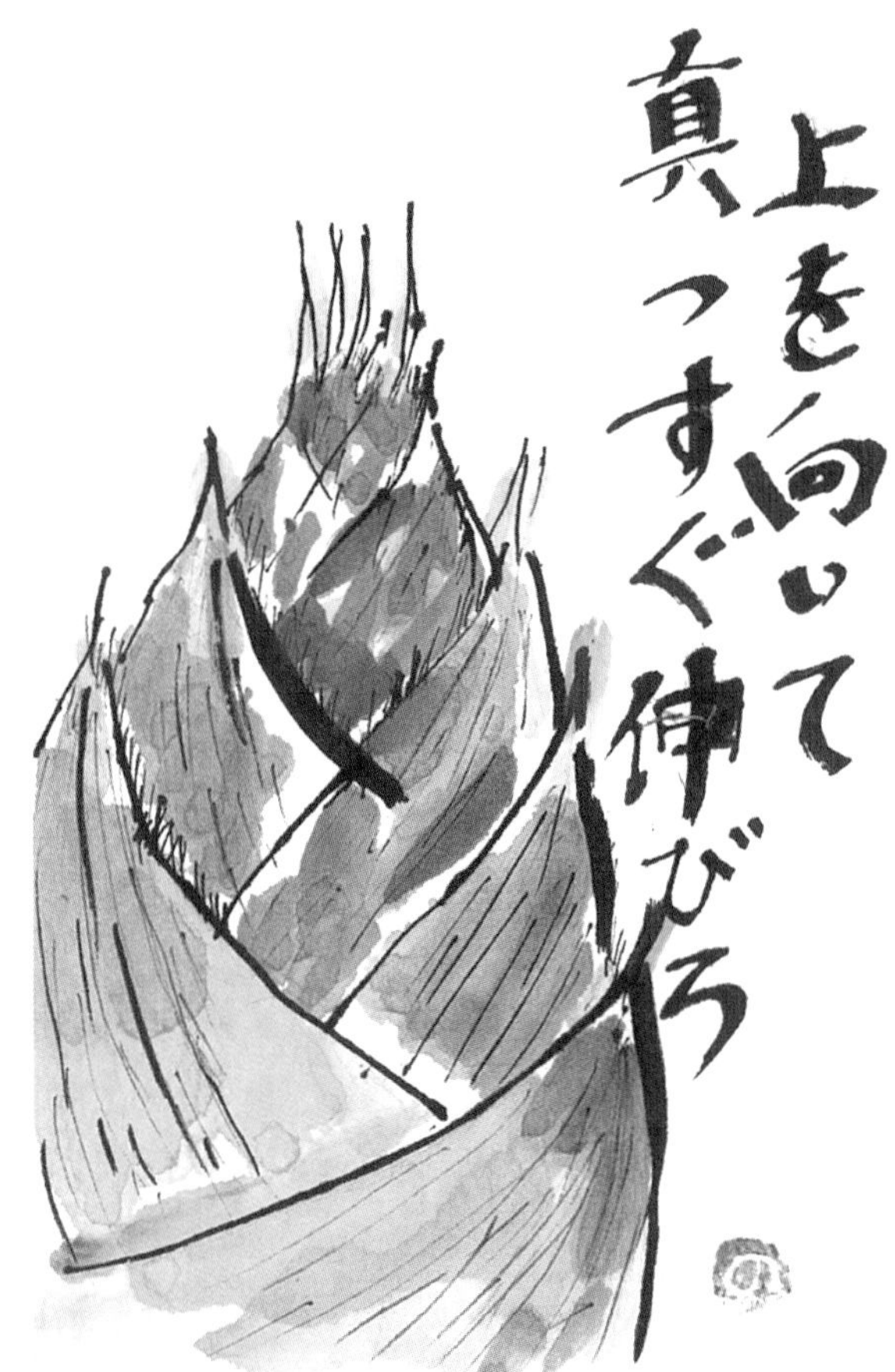

こんな品種も！

◎ヒメタケ

山陰、信越、東北、北海道などに自生するチシマザサの若芽です。雪の重みで根もとが曲がっているので、ネマガリダケという地域も。山形県月山（がっさん）周辺でよく採れるので、月山筍（がっさんだけ）とも呼ばれます。

★自家製のビン詰めでふるさとの味を届けたい

チシマザサはコウライザサ（高麗笹）、アサヒザサなどとも呼ばれます。中国原産の孟宗竹（もうそうちく）が入ってくる前はこのササのタケノコしかなく、食用でした。

都会にいる子どもたちに、故郷のヒメタケの味を届けたいと、自家製のビン詰や缶詰をつくる人もいます。家族ってよいですね。

地域によって採集時期が異なります。早いところは5月初旬、遅いところでは5月下旬から収穫が始まり、出回るのは5月から6月です。

★アクが少ない

ヒメタケはアクが少ないのが特徴です。火が通るまでゆで、歯ざわりと香りを楽しみます。

平安時代の『医心方（いしんぼう）』には、竹笋（タカムナ）という名前で、野菜類の最初に出ています。古い中国の薬物書には、口の渇きを止める、気のめぐりをよくする、痰（たん）や熱を除くなどの記載があります。

★おいしい食べ方

信越地方の郷土料理「タケノコ汁」は、沸騰させたお湯にネマガリダケを入れます。火が通ったらサバの水煮の缶詰を汁ごと加えてさらに煮て、みそを入れます。最後にネギを散らしても。

信越地方の人はサバ缶を箱買いして、ネマガリダケの季節を心待ちにしているのだとか。

皮ごとグリルで素焼きにし、皮をむき、みそやしょうゆをつけて食べるのは産地ならではのぜいたくです。ワカメとお吸い物にしても、香りを楽しめます。

天ぷらにするときは、皮をむき縦半分に切ってから揚げます。丸ごとだと油の中で破裂することがあるからです。

★食べるくすりと親しまれて

タマネギ

紀元前15世紀ごろのエジプトの古文書にも記録があり、エジプトやヨーロッパでは紀元前から栽培されていました。日本には江戸時代に入ってきましたが、本格的な栽培は明治以降。洋食の普及とともに日本での需要も伸びてきましたが、一般家庭に広まったのは昭和に入ってからです。

原産地

中央アメリカ

注目の成分

硫化アリル（アリシン）、ジスルフィド類、ケルセチン

おもな栄養素

糖質、ビタミンB_1、ビタミンB_2、ビタミンC、カリウム、カルシウム、食物繊維

◎スタミナ食品

タマネギはニンニクの仲間で、その薬効も大変よく似ています。

ヨーロッパでは、タマネギは疲労回復に役立ち、元気が出る「奇跡の食べもの」といわれています。効き目のもとは、硫化アリルなどツンとくる強いにおいの成分です。タマネギに含まれる硫化アリルの一つのアリシンはビタミンB_1と結びついて、アリチアミンになり、ビタミンB_1の吸収を助けます。ビタミンB_1は代謝を促進し、神経の働きをよくします。

滋養強壮（じようきようそう）の働きを強く出したいときには、生（なま）で食べるのが一番。スライスしたタマネギにゴマ油としょうゆで味をつけ、削り節をからめましょう。たくさん食べたいときは、ニンニクとタマネギのスープにすると、お互いの滋養強壮作用がプラスになります。

タマネギには、カゼの回復を早める働きもあります。カゼの初期には、すりおろしたタマネギにみそ

を入れて熱湯を注ぎ、ショウガのしぼり汁を加えて熱いうちに飲みます。タマネギやショウガの精油成分が、発汗・解熱を助けます。

◎糖尿病の妙薬

タマネギは、昔から糖尿病の妙薬として知られています。今では、血糖値を下げる物質が多数見つかり、インスリンの分泌を促進したり、タマネギ自体がインスリンのような働きをしたりすることもわかってきました。糖尿病にはタマネギとともに、キクラゲやゴボウ、切り干しダイコンなどの食物繊維の多い野菜を食べましょう。「食べるくすり」と親しまれ、血糖値が下がり、低血糖などの副作用の心配もありません。ただし、インスリン依存型の糖尿病の方はインスリンが欠かせないので、お医者さんの指示に従ってください。

糖尿病の方にはタマネギをたくさん食べる、いわゆる「タマネギのくすり食い」という方法があります。タマネギをスライスし、削り節としょうゆで食べたり、サラダにしたりします。大事な成分を逃がさず、かつ食べやすくするには、スライスしてから三〇分ほど常温に放置することです。水にさらしすぎると、せっかくの成分が失われます。

血糖降下作用があるのはイオウを含むジスルフィド類などです。この物

プラスα 眠れぬ夜のために

眠れないけれど睡眠薬には頼りたくないという方には、タマネギがおすすめです。

タマネギには精神安定作用があり、不眠症や神経が高ぶるときに有効です。刻んだタマネギを枕もとに置くと、揮発した精油成分が鼻から吸収され、よく眠れるようになります。タマネギをスライスし、サラダなどにして食べても、心が落ちつきます。このような働きはネギにもあるので、好きなほうを用いてください。

質はタマネギのにおいのもとで、加熱すると減ってしまいます。

けれども「生のタマネギは……」という方は、スープや煮ものにしてたくさん食べてください。火を通しても失われない血糖降下作用のある物質もあり、食物繊維の多い野菜といっしょに食べると、相乗効果で血糖値が下がります。

糖尿病と診断されたら、きちんとした治療が欠かせないので、医師や栄養士の指導を受けてくださいね。

◎動脈硬化の予防薬

タマネギには、フラボノイド系のポリフェノールのケルセチンが含まれています。動脈硬化の予防、血圧を下げる、炎症を抑えるなどの働きがあります。タマネギの茶色い薄皮が血圧を下げるのは昔から知られていますが、タマネギを食べただけでもその効果は得られます。動物性の脂肪をとったときには、いっしょにタマネギを食べましょう。ハンバーグや肉ジャガなどにタマネギを組み合わせるのは、とても合理的です。

また、血小板が固まるのを防ぐ働きもわかっています。血液がサラサラになり、心筋梗塞や脳梗塞の予防に役立ちます。すでにできた血栓を溶かす働きも認められており、「抗血栓闘士（こうけっせんとうし）」と呼ばれます。血栓を予防するには生がよいようです。

タマネギのオリーブ油漬けのつくり方

◉用意するもの

タマネギ ……… 1個
オリーブ油…… 大さじ2
酢 …………… 大さじ2
塩・コショウ … 少々

◉つくり方

① タマネギを細切りかみじん切りにする。
② ①に分量のオリーブ油、酢と塩・コショウを加える。

＊ 2週間くらい保存できるので、サラダのドレッシングなどに用いる。

◎かすみ目にも効果

タマネギは老人性の白内障、糖尿病性の白内障、かすみ目などにも効果があるといわれます。タマネギを食べて視力が大幅に回復したという報告も多く、目に疲れが出やすい人は常食したい野菜です。新陳代謝を促進させる物質や老化防止の物質、血行をよくする物質などが含まれており、目の働きに関係するようです。

また、喘息を克服する食べものとしても注目されています。

強力な抗酸化物質を含むので、がん予防の野菜としても上位にランクされています。万病を治すという表現がオーバーではないことがおわかりいただけたのではないでしょうか。

生のタマネギは、薬効は優れていますが、食べすぎは胃腸障害のもとになります。一人ひとりの適量を用いることが大切です。

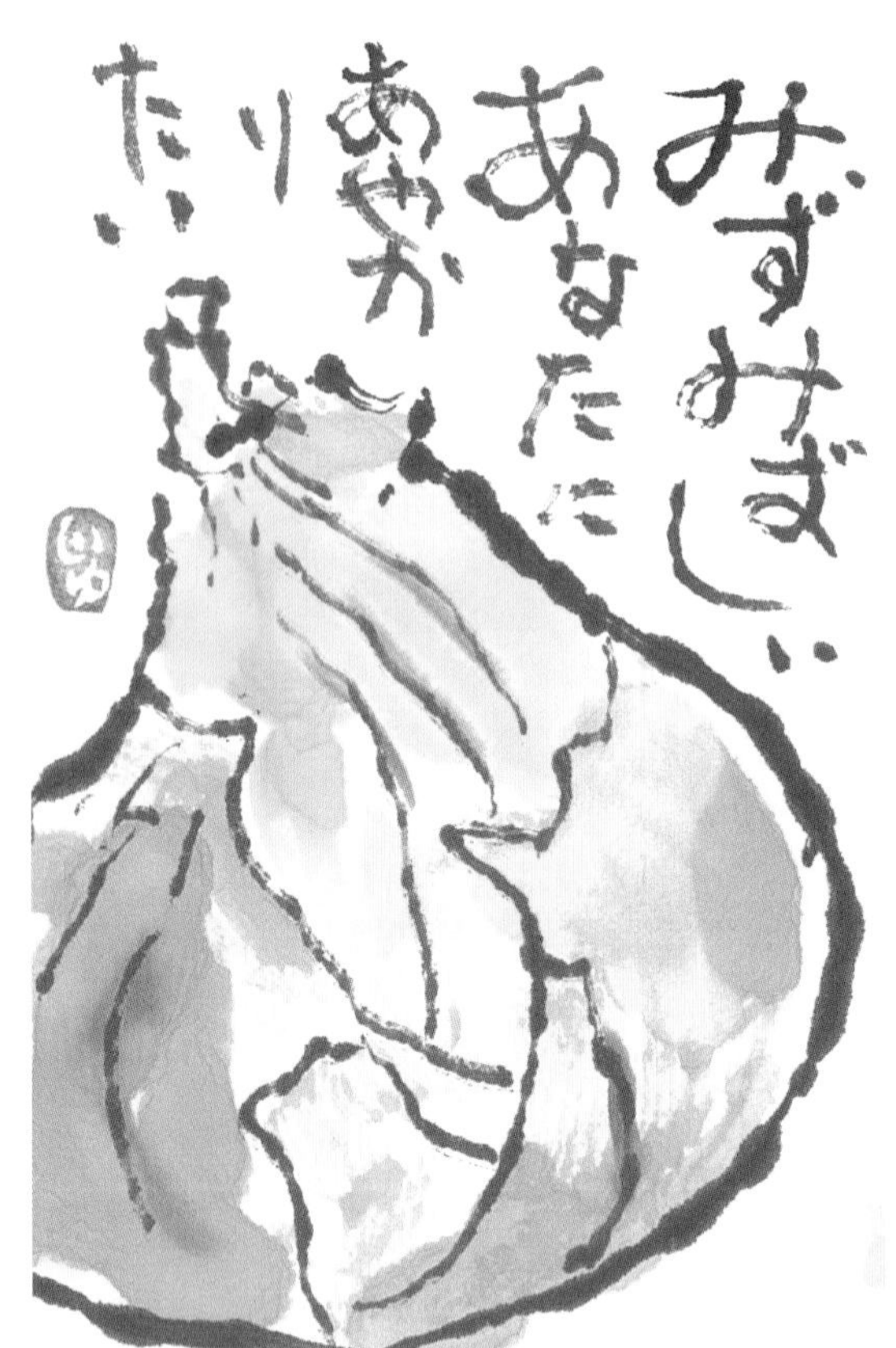

こんな種類も！

◎葉タマネギ

タマネギの玉がふくらみかけたころ、葉つきのまま収穫したのが葉タマネギです。辛味も香りも穏やかで、青ネギとタマネギのおいしさが同時に味わえます。3月11日が近づくと、東日本大震災のとき、葉タマネギで肉ジャガをつくって炊き出しをしたことを思い出します。

旬は2～3月ですが、収穫できるのはわずか2週間ほど。出荷量が最も多いのは千葉県です（2023年3月 千葉県ホームページより）。

葉には体内でビタミンAに変換されるβ-カロテン、ビタミンKも多く含まれます。

玉の部分には、ニンニクや長ネギなどと同じアリシンなどの硫化アリルが含まれており、においのもとになっています。

玉をすりおろし、みそ、ショウガのしぼり汁を加えて熱湯を注いで飲むと、精油成分が発汗・解熱を助けます。

★おいしい食べ方

葉タマネギの玉はスライスし、葉は刻んで削り節などとあえ、ポン酢などで食べます。

玉を丸ごとオーブンなどで素焼きし、マヨネーズやみそをつけて食べると、甘味が口いっぱいに広がります。また、サッと炒めて、焼き肉のタレで味をつけても。

スープ、お好み焼き、チャーハンにも合います。

★保存方法

玉の上のほうを切り、玉と葉に分け、別々にポリ袋などに入れて冷蔵します。葉の部分は早めに食べましょう。

★ビタミンで免疫力をアップさせる

チンゲンサイ

スプーン型の葉と肉厚な軸で、緑色が美しいのも特徴です。アクもクセも少ないので食べやすく、中国野菜の中では最も親しまれています。本来の旬は秋から冬にかけてで、この時期が味もよくなりますが、ハウス栽培などで通年供給され、価格も安定しています。

原産地

中国

注目の成分

アリルイソチオシアネート

おもな栄養素

β-カロテン、ビタミンE、K、ビタミンC、カルシウム、鉄

◎日中国交回復でメジャーに

チンゲンサイは、キャベツ、コマツナ、ノザワナ、ハクサイなどの仲間です。原産地の中国から日本に入ってきたのは一九七二年の日中国交回復後で、八三年に中国名「青梗菜（チンゴンツァイ）」からチンゲンサイと呼ばれるようになりました。

◎ビタミンもミネラルも豊富

β-カロテン、ビタミンC、Eなどが豊富で、がんや生活習慣病の予防効果が期待されています。カルシウムや鉄などのミネラル類も豊富です。血栓を防ぎ、抗菌作用があるアリルイソチオシアネートを含みます。

漢方では、血のめぐりをよくする、心を落ちつかせる、便通をととのえる、などの働きがあります。

◎調理のコツ

ゆでるときは、外葉と内葉、葉と茎を手でちぎっ

て分けます。熱湯に二パーセントの塩を入れ、油を数滴たらします。硬めの茎を二〇秒ゆで、その後葉を入れてさらに三〇秒加熱し、冷水にとります。軽くしぼって、ユズコショウ入りのポン酢やダシしょうゆでいただきます。

魚介類、肉類、シイタケとの相性がよく、シチューにも合います。

こんな種類も！

◎チンゲンナバナ

2〜3月になると、とうが立ち、花芽が出てきます。チンゲンサイの菜の花は、「チンゲンナバナ」ともいわれ、味がよいと評判です。

茎がありますが、サッとゆでると柔らかくて甘味があり、苦味はほとんど感じません。

保存方法

湿らせたキッチンペーパーなどで包み、ポリ袋に入れて冷蔵庫の野菜室に立てて置けば、3〜4日保存できます。

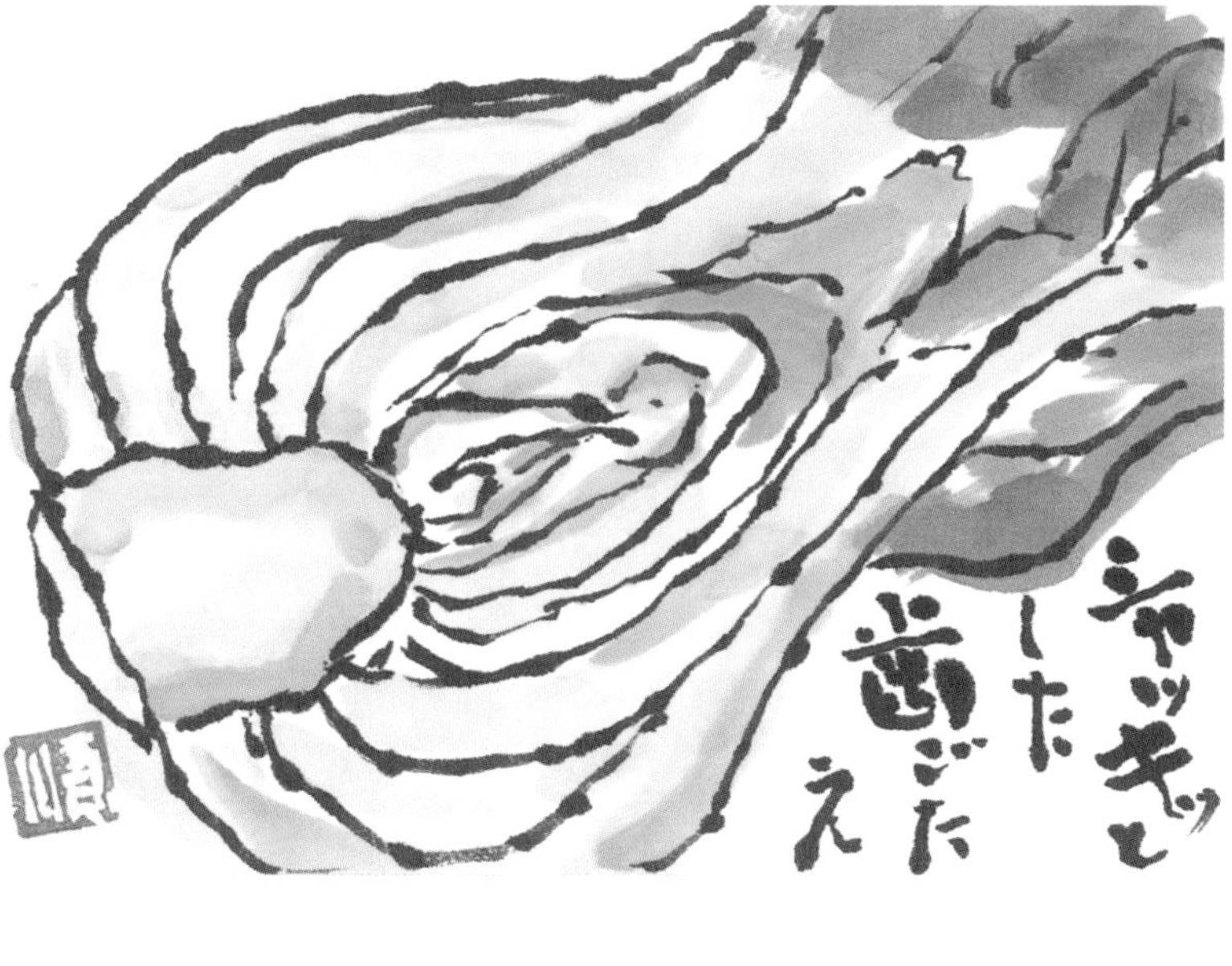

シャキッとした歯ごたえ

★ビタミン、ミネラルの宝庫

ツルムラサキ

中国では1500年も前から薬用、食用にされてきました。ツルも葉も赤紫色の赤茎種と緑の青茎種がありますが、薬効はほぼ同じです。独特の香りとぬめりがあります。苗から育てれば、プランターなどで比較的簡単に栽培できます。アサガオのようにツルが伸びます。

原産地

熱帯アジア

注目の成分

ムチレージ、ルチン

おもな栄養素

β-カロテン、ビタミンK、葉酸、ビタミンC、カリウム、カルシウム、鉄、食物繊維

◎江戸時代には観賞用だった

別名はセイロンホウレンソウ。ツルムラサキは若い葉やツルを食用にします。旬は七〜一〇月。日本での生薬（しょうやく）名は落葵（らくき）です。

明の時代（一六世紀）の記録では、若芽を食べ、実のしぼり汁は唇や頬にぬって化粧したり、布の染料に用いたりしたと書いてあります。

江戸時代には野菜として推奨されたものの普及せず、おもな用途は染料や観賞用でした。栽培が盛んになったのは、一九七〇年代の日中国交回復のあとから。スーパーなどで売られるようになったのは、そんなに古い話ではありません。現在のおもな産地は、福島、宮城、徳島の各県などです（二〇二〇年）。

◎胃炎や便秘に

ツルムラサキは独特の香りとぬめりが特徴で、ネバネバにはムチレージが含まれています。胃腸の粘膜を保護し、胃炎などの炎症をしずめる働きがあり

ます。

β-カロテンが豊富で、抗酸化作用があり、がんや老化を防止します。ビタミンAに変換される部分は、粘膜や皮膚を強くします。のども丈夫になるので、カゼをひきにくくなります。

葉酸は赤血球づくりをサポートし、貧血を予防します。認知症の予防に効果があるとの研究もあります。

ビタミンCは、ウイルスなどから体を守り、肌の健康を保ちます。

また、食物繊維なども豊富で、便秘を解消します。

カルシウムの量はホウレンソウの約三倍。骨や歯を丈夫にし、骨粗しょう症を予防します。さらに、貧血を予防する鉄分も豊富です。

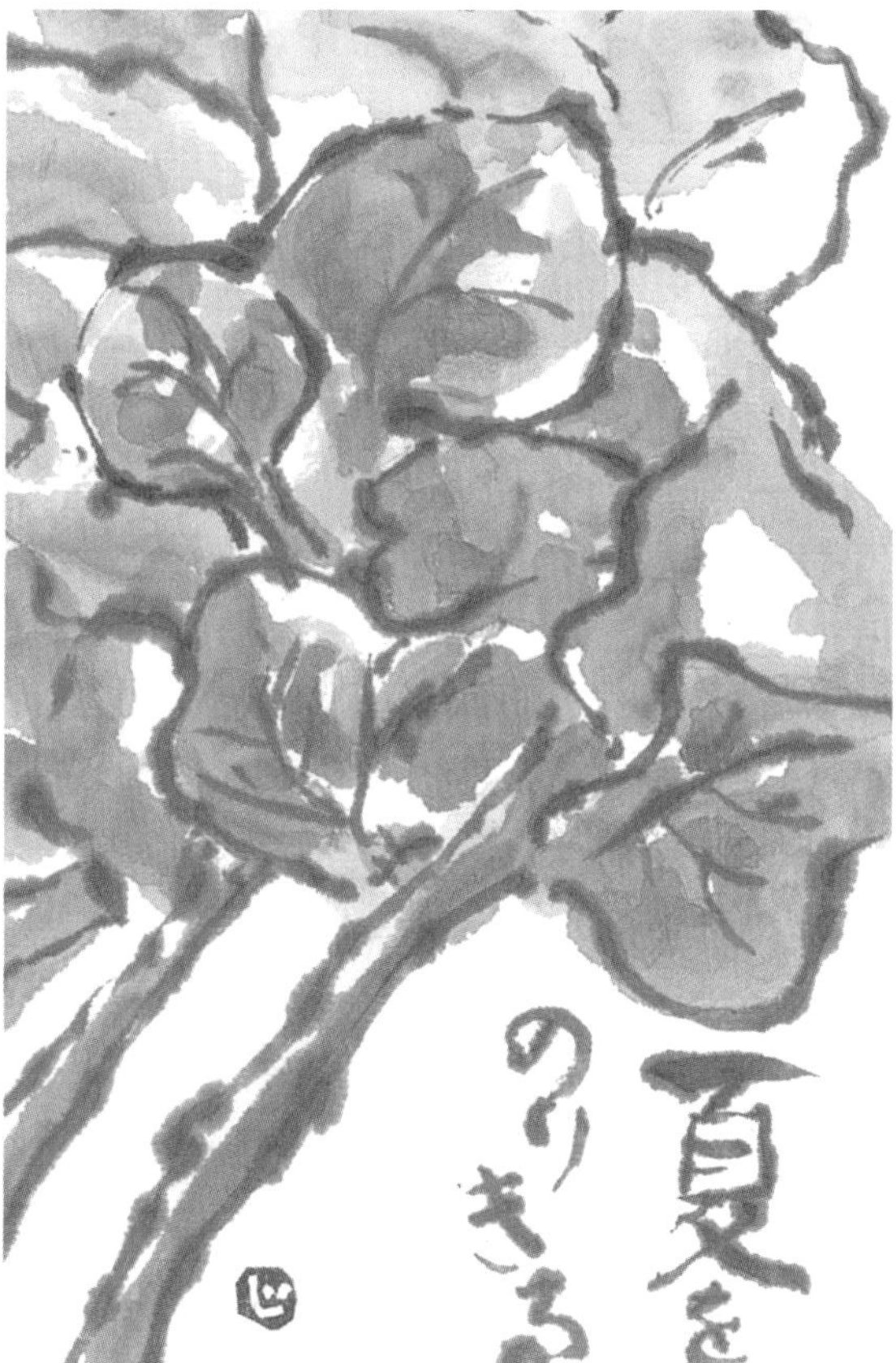

夏をのりきる

保存方法

湿らせたキッチンペーパーなどに包んでポリ袋に入れ、冷蔵庫で2～3日ほど。硬めにゆでてから冷凍しても。

◎高血圧症に

ルチンやカリウムも多く、利尿、高血圧予防の効果も期待できる「スーパー野菜」です。シュウ酸が多いので、加熱する場合はゆでてからよく水にさらします。茎が柔らかいので、加熱時間は短めにしましょう。ちょっと歯ごたえがあるくらいがおいしい野菜です。

◎おいしい食べ方

ゆでるときは、ツルと葉を別々にし、茎は一分ほど、葉は二〇秒ほど煮て、冷水に浸けます。

ゆでたツルムラサキに、ゴマ油、塩、酢を加え、指でつぶした煎(い)りゴマをあえると、韓国風ナムルになります。ポン酢、酢みそ、カレー味も合います。

わが家は皆、ツルムラサキが大好きです。ゆでたツルムラサキを水にさらし、よくしぼってから、しょうゆをかけます。もう一度よくしぼり、刻んだミョウガや千切りショウガとあえて食べます。

また、生(なま)の葉を数枚、牛乳などとまぜてミキサーにかければ、健康ドリンクになります。生の野菜に含まれるシュウ酸は結石をつくらないというジュース療法の考え方の応用です。

ゴマ油とニンニクで炒めると、独特のにおいが気になりません。

お茶にする場合、硬いツルや葉は一センチの長さに切って二日間天日干しにしてから、フライパンで茶色になるまで弱火でカラ煎りします。

★辛味成分が代謝を促進し肥満防止にも

トウガラシ

中南米からコロンブスがヨーロッパに運び、17世紀に中国に伝わりました。日本での生薬(しょうやく)名は南蛮(なんばん)のバンの音から、蕃椒(ばんしょう)と呼ばれます。日本には16世紀末ごろ、ポルトガル人によってもたらされたという説、秀吉の時代に朝鮮から持ち帰ったなどの説があります。

原産地

メキシコなど中南米

注目の成分

カプサイシン、カプサンチン

おもな栄養素

β-カロテン、ビタミンK、ビタミンC、カリウム、カルシウム

◎形も色もいろいろ

うどんやそばの薬味として欠かせないトウガラシ。キムチなどの漬けものにもなくてはならない香辛料です。豚汁やダイコンのみそ汁、きんぴらゴボウなどにもちょっと振りかけると、ぐんと味が引き立ちます。

赤や緑の品種、形もさまざまです。韓国唐辛子(とうがらし)は緑色です。赤いほうが辛いと思っていたら、緑色のほうを食べてしばらくすると、飛びあがるほど辛くて、ヒーヒーいったことがあります。

名前がよく知られているのは、メキシコ原産のハバネロやハラペーニョなどです。

◎体を温める

トウガラシの辛味のもとは、カプサイシンです。皮膚や粘膜を刺激し、食べると口の中はもちろん、食道や胃、腸の粘膜も刺激します。

痔(じ)を患っている方は肛門の粘膜の炎症を起こすこ

とがあるので、気をつけましょう。

　東南アジアにはトウガラシを使った料理が多く、激辛（げきから）のトウガラシを食べると蚊に刺されないと信じられています。辛すぎて火を噴くような状態のときには、ピーナッツを食べるとおさまると伝えられています。

プラスα

しもやけに外用

　トウガラシは、厚生労働省の公定書『日本薬局方』にある医薬品です。冷えが原因の神経痛などに湿布薬として用います。トウガラシ入りの貼（は）りぐすりも市販されています。かぶれやすい人はガーゼなどの薄い布を1枚当ててから、くすりを貼りましょう。

調理のコツと保存方法

　炒めもので使うときは、油とトウガラシをフライパンに入れて弱火で炒め、辛味と香りが出たらとり出すのがコツです。保存するさいは、いたみやすいのでよく乾燥させ、密閉容器に入れましょう。

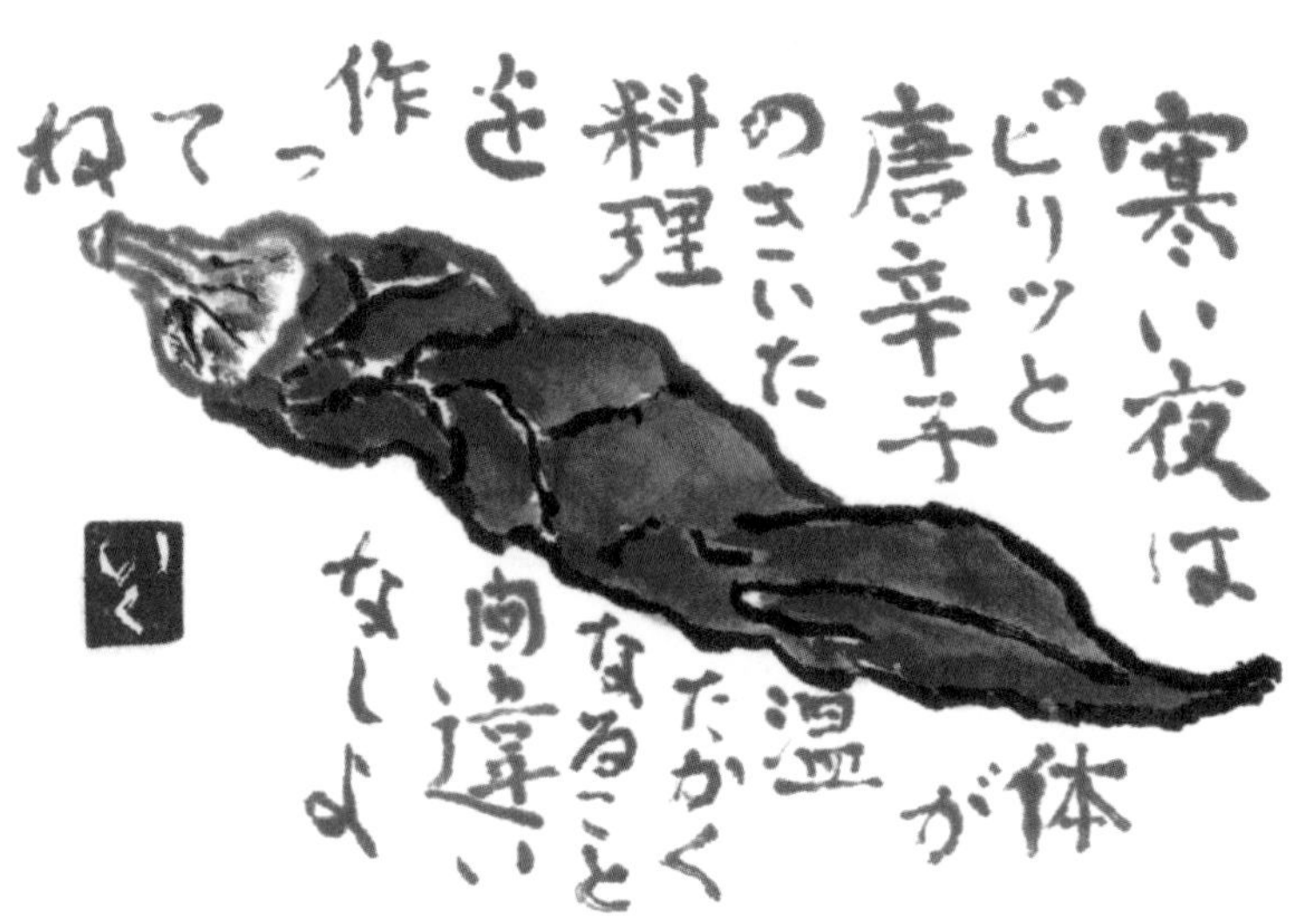

こんな品種も！

◎赤トウガラシ

赤トウガラシは辛味が強く、鷹の爪、本鷹（ほんたか）、八房（やつふさ）、三鷹（さんたか）、熊鷹（くまたか）など、たくさんの品種があります。収穫は8～10月です。「南蛮辛子」「南蛮胡椒」「ナンバン」「コショウ」などと呼ぶ地域もあります。

一味や七味トウガラシは、薬味として用いられます。インドのカレー、タイのトムヤムクン、四川料理の麻婆豆腐、韓国のキムチなどにも赤トウガラシは欠かせません。

北海道、東京都、大分県などが産地ですが、国内生産量は激減し、中国や韓国からの輸入量が多くなっています。

赤い色はカプサンチンというカロテノイド色素の1つで、抗酸化作用があります。

◎シシトウガラシ

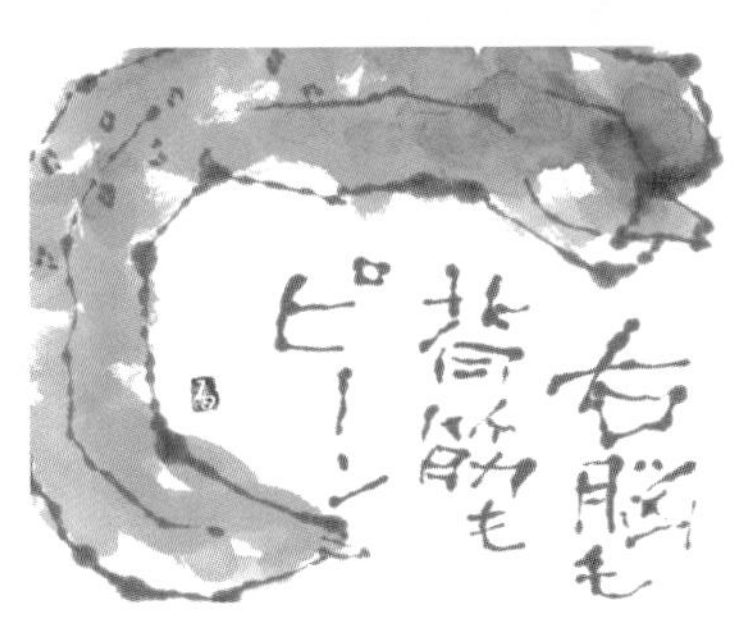

別名をシシトウといいます。先端（果頂部）がトウガラシのように尖っていなくて、獅子の頭、鼻、口があるように見えるから命名されたといわれています。成熟すると赤くなりますが、未熟果が出荷されます。旬は5～10月。ハウス栽培のものは通年出荷されています。

★甘味種なのに、時どき辛い

甘トウガラシ（甘味種）に分類され、ピーマンなども仲間です。時どき、激辛のものがまざっているので、「当たり」と喜ぶ人もいれば、敬遠のもとになることもあります。栽培時のストレスなどが原因ではないかとの説も。

シシトウガラシの生産量がトップの高知県で「辛くないシシトウの開発に成功」し、「非辛みシシトウ」が2023年秋に登場。辛いものが苦手な方や子どものいる家庭にとっては朗報ではないでしょうか。

破裂しないように、包丁やつまようじなどで穴を開けたら網焼きし、しょうゆをたらして食べます。油で揚げるときも必ず穴を開けましょう。

★冬瓜なのに旬は夏

トウガン

果実の大きさが10kgを超えるものまであるトウガン。「冬瓜」と書くのに、旬は夏です。なぜ？　冷暗所に置くと冬まで保存できることが由来です。皮にうっすらと粉を吹きますが、最近は粉のない品種もあります。ミニトウガンなどの小さい品種も出回るようになりました。

原産地

インド説　熱帯アジア・ジャワ島説

おもな栄養素

葉酸、ビタミンC、カリウム、カルシウム、食物繊維

◎夏バテ防止に

もともと熱帯の植物ですが、日本では平安時代に栽培された記録があります。現在、生産量が多い県は、沖縄県、愛知県、岡山県の順（二〇二〇年）です。

水分が九五パーセントを占めます。カリウムには利尿作用があり、高血圧の予防になります。免疫力を高めるビタミンCも含まれていますが、そのほかの栄養素はわずかです。低カロリーなので、最近はダイエット食材として注目されています。

漢方では、のぼせ、夏バテ、のどの渇き、糖尿病、むくみ、膀胱炎などの養生食に用いられてきました。

タネを乾燥させた冬瓜子は医薬品にもなり、せきや痰に効果があり、排膿、消炎、利尿の働きがあるとされています。抗生物質のなかったころは、虫垂炎などに用いる漢方薬に配合されました。

◎おいしい食べ方

生のトウガンの皮をむいてスライスします。塩を

振ってしばらく置き、しんなりしたら水気をしぼります。千切りのショウガとまぜ、塩昆布、ポン酢などで味をつけます。

大きく輪切りにして皮をむき、スプーンでタネとワタを除き、食べやすい大きさに切ります。面とりをすると煮崩れしにくく、上品に仕上がります。皮に近い部分はやや硬いので、格子状に隠し包丁を入れます。下ゆでは水から。沸騰してから一〇分ほどで、竹串が刺さるようなら完了です。お好み焼き、カレー、スープ、炒めもの、蒸しものなどの具にします。

さっぱりした味なので、干しエビ、鶏肉、カニ、干し貝柱、シイタケなどといっしょにあんかけ風に調理し、最後にショウガ汁を加えます。

保存方法

丸ごとなら常温で長期保存できます。カットしたものはワタの部分からいたむので、タネとワタを除いてラップをし、冷蔵庫で保存します。なるべく早くいただきましょう。

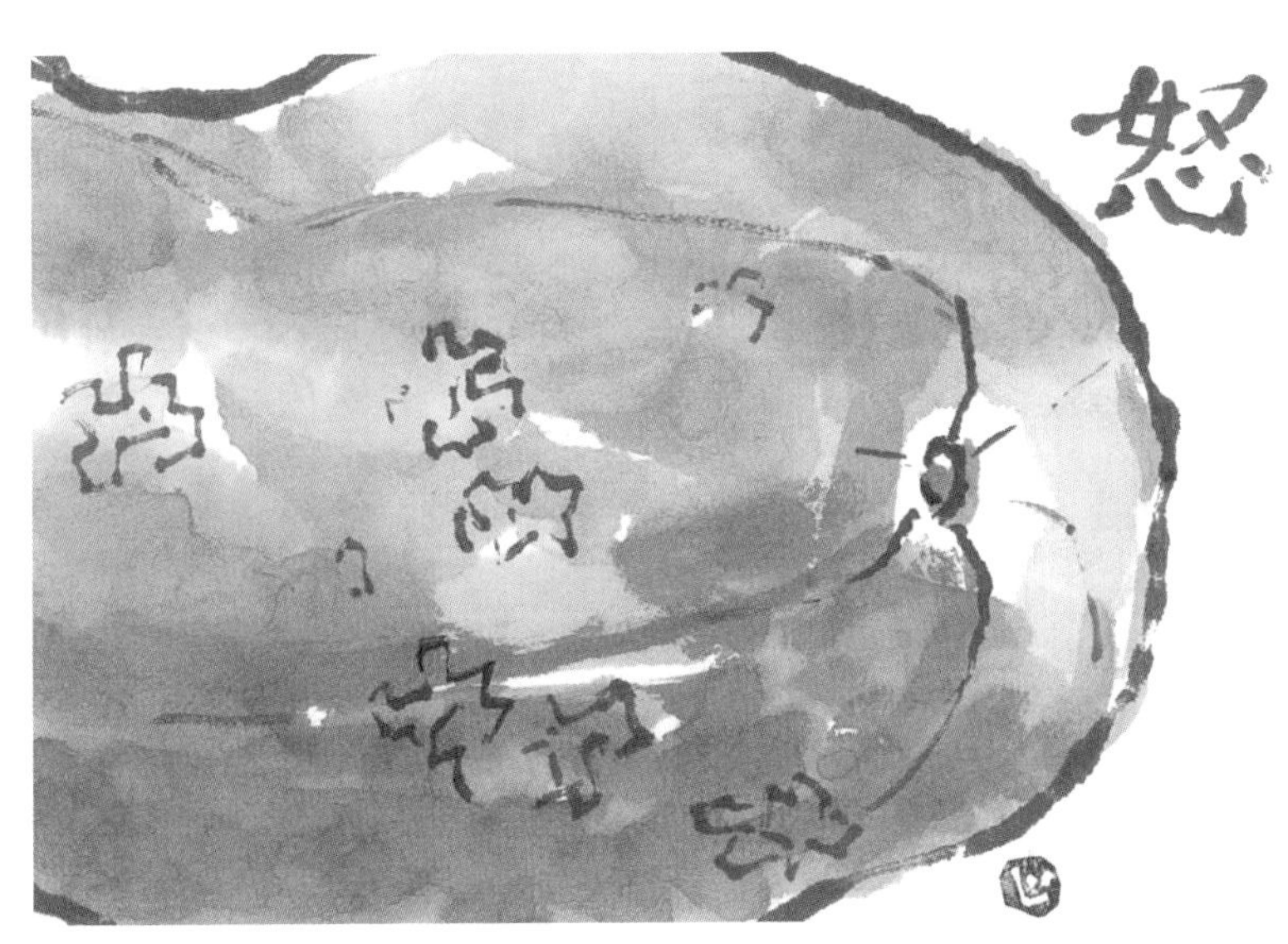

★食物繊維で腸をきれいに

トウモロコシ

世界の三大穀物の1つ。世界中に数千もの品種があります。南アメリカ大陸の先住民族が数千年も前から栽培していたものですが、15世紀にコロンブスがヨーロッパに持ち帰りました。中国経由で日本にも古くから伝わっています。しかし、栽培はずっと遅く、大正に入ってからです。

原産地

南アメリカ

注目の成分

アスパラギン酸、グルタミン酸、アラニン

おもな栄養素

糖質（デンプン）、たんぱく質、ビタミンE、ビタミンB_1、B_2、カリウム、鉄、亜鉛、食物繊維

◎主食としている国も

寒冷地にも適しているので、北海道で盛んに栽培されています。焼きトウモロコシと聞くと、しょうゆの香りが漂ってきます。

お湯を沸かしてから畑にもぎに行った子どものころ。味の決め手は何といっても鮮度です。時々刻々、甘味も栄養分も少なくなってしまうので、できるだけ早く調理したいものです。

トウモロコシが主食になり得るのは、デンプンの多さとカロリーの高さのためです。

胚芽にはビタミンB_1、B_2、ビタミンE、脂肪などが含まれていますが、ほかの穀類に比べるとビタミンB群が不足しているため、その欠乏症があらわれることがあります。また、必須アミノ酸のトリプトファンが少ないので、それを補う工夫が必要です。トリプトファンは、動物性のたんぱく質や野菜、脂肪類に多く含まれているので、これらをじょうずに組み合わせて調理をしましょう。

◎たんぱく質や食物繊維も豊富

うまみのもとはアミノ酸類です。アスパラギン酸はエネルギー代謝をうながして疲労を回復します。また、グルタミン酸には脳や神経の働きをサポートし、疲労を回復させる働きがあります。さらに、免疫機能をアップさせるアラニンも含まれています。

粒の皮の部分には不溶性の食物繊維が多く、便のかさがふえて便通がよくなり、腸内環境をととのえます。

◎アレルギーの妙薬

トウモロコシのひげにはアレルギーを改善する働きがあるのではないかと、動物実験がおこなわれています。アトピー性皮膚炎の患者さんの中には、胃腸の水分代謝がうまくいかないことが原因で、湿疹などの症状が出る人がいます。そういう方は、トウモロコシのひげを煎じて用いると水分代謝が改善し、その結果、湿疹もきれいに治る場合があります。また、トウモロコシのひげとミカンの皮をいっしょに煎じて飲むと、せきや痰(たん)に有効です。

プラスα トウモロコシのひげでパックを

新鮮なトウモロコシのひげは美肌づくりのパック剤。水で洗ってから細かく切り、すり鉢でよくすりつぶし、15分くらいパックします。過敏症の人は、まず皮膚テストをしてから用いましょう。

◎むくみの妙薬

トウモロコシのひげは、玉米鬚（ぎょくべいじゅ）や南蛮毛（なんばんげ）といい、民間薬として盛んに用いられてきました。ブドウ糖、クエン酸、脂肪酸、ビタミンKなどが含まれていて、さまざまな薬効が期待できます。

利尿作用はよく知られており、体がむくむ病気に有用です。妊娠中のむくみ、膀胱炎（ぼうこうえん）、尿道炎には、生（なま）のひげ二〇～六〇グラムを煎じ、空腹時にお茶がわりに飲みます。乾燥させたあとフライパンで五～一〇分カラ煎りすると、香ばしさが増して飲みやすくなります。余分な水分が泌尿器を掃除し、症状も改善され、水太りの解消にも役立ちます。季節はずれのときは、乾燥させたひげと実をいっしょに煎じ、お茶がわりに飲みましょう。

友人たちと近所の韓国料理店で食事をするときは「トウモロコシのひげ茶」をよく頼みます。夏も冬もホットでいただきます。お茶の湯気からは、トウモロコシの香ばしさが漂ってきます。

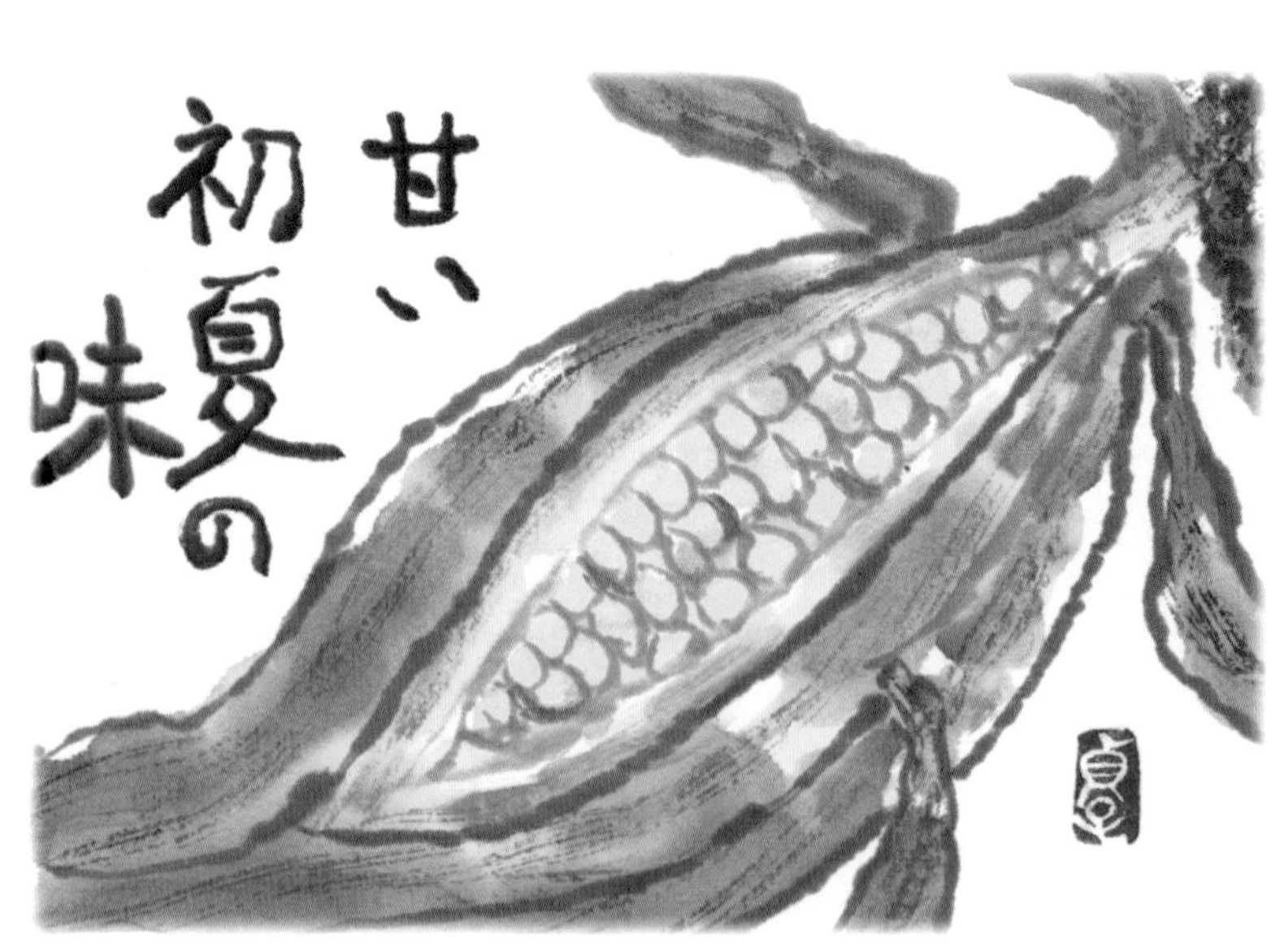

◎がん予防に

アメリカの研究者は世界中の統計から、トウモロコシ、豆、米の消費量が多いと結腸がん・乳がん・前立腺がんによる死亡率が低下することを明らかにしています。がんを予防する物質がたくさん含まれていることも実験でわかっています。

糖尿病の予防や治療にも用いられ、のどの渇きをいやします。

トウモロコシは、ごはんやパンに比べて低カロリーです。菓子パン一個なら、トウモロコシ半分のほうがカロリーは低くなります。糖尿病にはトウモロコシのひげと実をスープにし、常食します。ひげはガーゼなどの布に入れ、あとで除きやすいようにします。

中国では肝臓の働きをよくし、胆汁をたくさんつくる働きがあるとされ、胆石症や胆のう炎などに用いられています。

また、トウモロコシには食物繊維やマグネシウムが豊富です。腸の運動を盛んにして便通をととのえ、腸の中をきれいに掃除します。

◎おいしい食べ方

焼いたり、ゆでたり、炒めたりして食べるほか、コーンフレークやポップコーン、コーン油やコーンスターチの原料にもなります。

ゆでるときは、水からゆでます。沸騰したら三分で火を止め、ザルにとります。

このごろの私は、皮を一枚つけたまま丸ごと一本をラップに包み、電子レンジで加熱することが多くなりました。新鮮な場合は、六〇〇Wで三分ほど加熱すればでき上がりますが、五分かければまず失敗することはありません。でき上がったら、やけどをしないようにタオルなどでつかんでとり出します。

★世界中で愛される健康野菜

トマト

世界で一番生産量の多い野菜で、わが国でも年間1人当たり約10kgを消費しています。夏には露地物の完熟トマトが出回ります。安くてずっしりと重いトマトの味と香りを存分に楽しみたいものです。ほどよい酸味、うまみ、香りにはそれぞれ優れた働きがあります。

原産地

南アメリカ

注目の成分

クエン酸、リンゴ酸、ペクチン、ルチン、リコピン

おもな栄養素

β-カロテン、ビタミンE、ビタミンB群、ビタミンC、カリウム、鉄、リン、食物繊維

◎トマトの生産量が多い国は?

一六世紀以降に観賞用として、原産地からヨーロッパに広まりました。最初に食用にしたのは一八世紀ごろで、おもにソースの原料に使われました。人類は食べものに関しては意外に保守的で、生食(なましょく)するにはよほど勇気が必要だったようです。現在でも、生のトマトを食べる国はそれほど多くはありません。

日本には江戸時代に入ってきましたが、やはり観賞用で、唐柿(とうがき)と呼ばれていました。明治の初めは赤ナスと呼ばれ、やはり観賞用で、食用にされたのは明治半ば以降です。

世界のトマトの生産量のトップは中国で、日本は二七位(*)です。世界の消費量の平均は年間一人当たり約一八キログラムですから、世界中でいかに多く食べられているかがわかります。

一方でゲノム編集トマトなどの流通が問題になっています。やはり、安全性には慎重でありたいと思います。

*出典:FAO(国際連合食糧農業機関)生産量統計　2019年 より

◎天然の胃腸薬

ヨーロッパには「トマトが赤くなると医者が青くなる」「トマトのある家に胃病なし」ということわざがあります。トマトをよく食べると胃腸が丈夫になり、病気知らずになるというわけです。

トマトにはクエン酸、リンゴ酸など多くの有機酸が含まれ、胃の働きをよくし、食欲を増進させます。たんぱく質の消化を助ける働きもあるので、肉や魚の料理に添えたい野菜です。

夏バテで食欲が落ちたときにトマトを食べたりジュースにして飲んだりすると、早く疲労が回復します。そして、体のほてりが落ちつき、のどの渇きがいやされます。トマトは胃の粘膜を保護し、胃酸過多、胃炎、胃潰瘍などにも有効です。

キャベツのしぼり汁も胃潰瘍の妙薬。これらをミックスジュースにすると、いっそう効果的です。

糖質や食物繊維のペクチンなどのほか、鉄、リン、カリウムなどのミネラル類も豊富です。

◎血管を丈夫に

トマトには、ビタミンPとも呼ばれるポリフェノールのルチンやビタミンCなどが含まれています。ルチンはビタミンCとともに毛細血管壁を丈夫にし、出血の予防や治療に役立ちます。血管に作用して血圧を下げる働きがあるので、高血圧の改善や眼底出血の予防などに役立ちます。血圧降下作用は動物実験でも確かめられ、中国では高血圧患者にトマトを食べさせる食事指導もおこなわれているそうです。ルチンには血糖値を下げる働きがあります。しかもトマトはカロリーが低いので、肥満や糖尿病などの予防と治療にも応用されています。

市販のトマトジュースには塩分がたくさん含まれているものもあるので、表示をよく見てから買いましょう。しぼりたてのジュースの薬効は格別。形は悪くても、完熟・新鮮・安価なものをジュースにしたいものです。

◎がん予防にも有効

あるアメリカの栄養学の権威は、トマトの薬効としてがんの危険を下げることを第一にあげています。トマトをよく食べる人のがん死亡率は、あまり食べない人の半分だったという調査結果もあります。トマトは、胃がん、肺がん、前立腺がんのほか、「すべてのがんによる死亡率が低率のアメリカ人高齢者が最も多く食べている食品の一つとして浮かびあがってきた」といいます。

トマトの赤色はリコピンというカロテンの仲間によるもので、完熟トマトには、とくに多く含まれています。がんや老化のもとになる活性酸素を除去する働きが、β-カロテンの二倍、ビタミンEの約一〇〇倍強いと注目されています。

ただし、サプリメントやトマトだけを食べてもその効果は得られず、いろいろな野菜やくだものを食べることが大事です。また、リコピンには動脈硬化を予防する役割もあります。

◎肝臓の働きを活発に

トマトは、ほどよい甘味と酸味が魅力。気分がさわやかになり、疲労の回復を早めます。脂肪の消化を助けるビタミンもあるので、肝臓の負担が軽くなります。解毒作用、血液をきれいにする働き、体のほてりをしずめ、のどの渇きをいやす効果もあります。

葉酸は、貧血の防止に役立ちます。

また、肌の健康づくりに

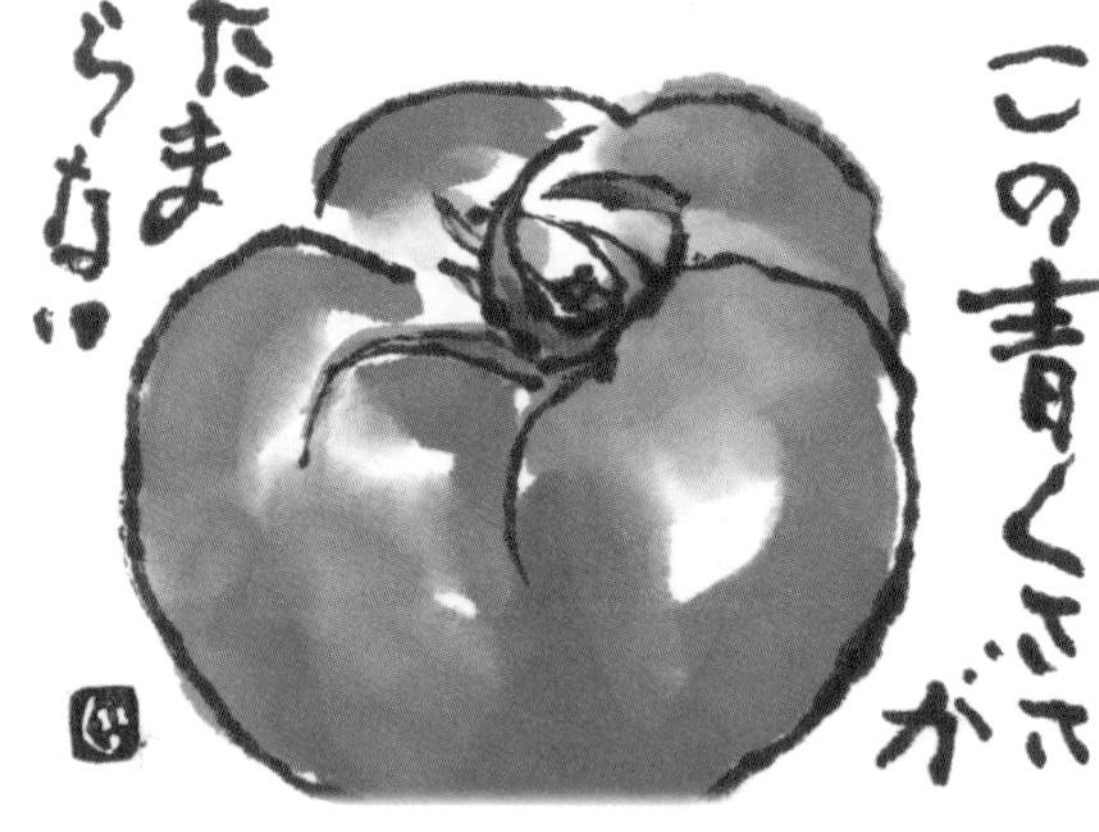

も適しています。β-カロテン、ビタミンB_2、B_6、葉酸、ビタミンC、ビオチンなどの皮膚によいビタミンがたくさん含まれているからです。

さらに有機酸は肌の新陳代謝を促進し、シミやシワを治して肌をスベスベにします。二日酔いにはトマトジュースがおすすめです。

◎おいしい食べ方

子どものころの私は、トマトの青臭いにおいが苦手で、ほとんど食べられませんでした。また、父は砂糖をかけて食べていました。

近ごろのトマトは甘く、うまみもあります。このうまみのもとは脳細胞の働きをよくするグルタミン酸などの天然のアミノ酸類で、「頭のよくなるくすり」とも呼ばれています。

おでんにもトマトを加えてみてはいかがでしょうか？　湯むきしたトマトを丸ごと最後に入れて、温めるだけです。湯むきしたら食べやすい大きさに切り、最後に豚汁に加え、温まったらいただきましょう。トマトの一夜漬けもおすすめです。

トマトの一夜漬けのつくり方

◉用意するもの

トマト（皮つき）…… 1個
キュウリ………… 1本
長イモ（皮をむく）… 5cmくらい
漬け汁　しょうゆ・みりん・酢…各大さじ1
　　　　タカノツメ …1本
　　　　水…………大さじ3
　　　　削り節 ……5g
　　　　（お茶パックなどに入れる）

◉つくり方

① トマトを4〜8等分し、キュウリ・長イモはスティック状に切る。
② 漬け汁は、上記の分量を合わせてひと煮立ちさせ、冷ます。
③ ①を②とともに容器に入れ、冷蔵庫でひと晩漬ける。

★ポリフェノールが抗酸化力を発揮

ナス

夏野菜の代表格のナス。中国を経由して奈良時代に日本に伝わり、平安時代の医書にも薬効の記録があります。中国ではナスの花、実、茎、葉、根のほか、ヘタも薬用にします。体にこもっている熱を冷ますので、高血圧ぎみでのぼせの強い、いわゆるメタボの人によい食材です。

原産地

インド

注目の成分

ナスニン、クロロゲン酸

おもな栄養素

ビタミンK、ビタミンB_1、B_2、葉酸、ビタミンC、カリウム、食物繊維

◎動脈硬化の予防薬

漢方ではナスを茄子（かし）といいます。体の熱を冷ます、血液をサラサラにする、痛みを止める、むくみに効くなどの働きがあるとされています。

ナスには、いっしょに食べた食品のコレステロールと結びつき、コレステロールが吸収されるのを防ぐ働きがあります。

東日本では「秋ナスは嫁に食わすな」、西日本では「秋ナスビ嫁に食わすな」ということわざがあります。それには、さまざまな解釈があります。秋になると、ナスの皮が薄くなり、味もよくなります。嫁いびりで食べさせたくないという意味が一つ。また、ナスは夏野菜なので、冷え症の人や妊婦が食べすぎると体によくないという嫁を思いやる気持ちから、このことわざが生まれたともいわれます。さらに、嫁というのはネズミのことだという説も。

肉類といっしょに食べると、ナスが肉類の熱をしずめるのでよい組み合わせといえます。

◎がんの予防薬

ナスのジュースが、がんの前兆となる染色体異常を抑制するという報告や「発がん物質とある種のウイルスをやっつける助けをする」物質が含まれているという報告もあります。ナスは「胃がんになる率の低い人が最もよく食べている食品」でもあります。

ナスの紫色はナスニンという色素で、ポリフェノールの一種です。ナスニンは水に溶けるため、煮ものにするとその色が流れ出します。

初めての一人暮らしでの体験談です。ナスのみそ汁をつくっていて、お湯が紫色になってびっくりしたことがあります。着色料が使われているのではと、後日母に手紙を書いた思い出があります。

ナスのポリフェノールはがんをやっつけるのではないかと、さまざまな研究がすすめられています。アクといわれるものもポリフェノールの一種のクロロゲン酸です。アク抜きは長い時間水に浸

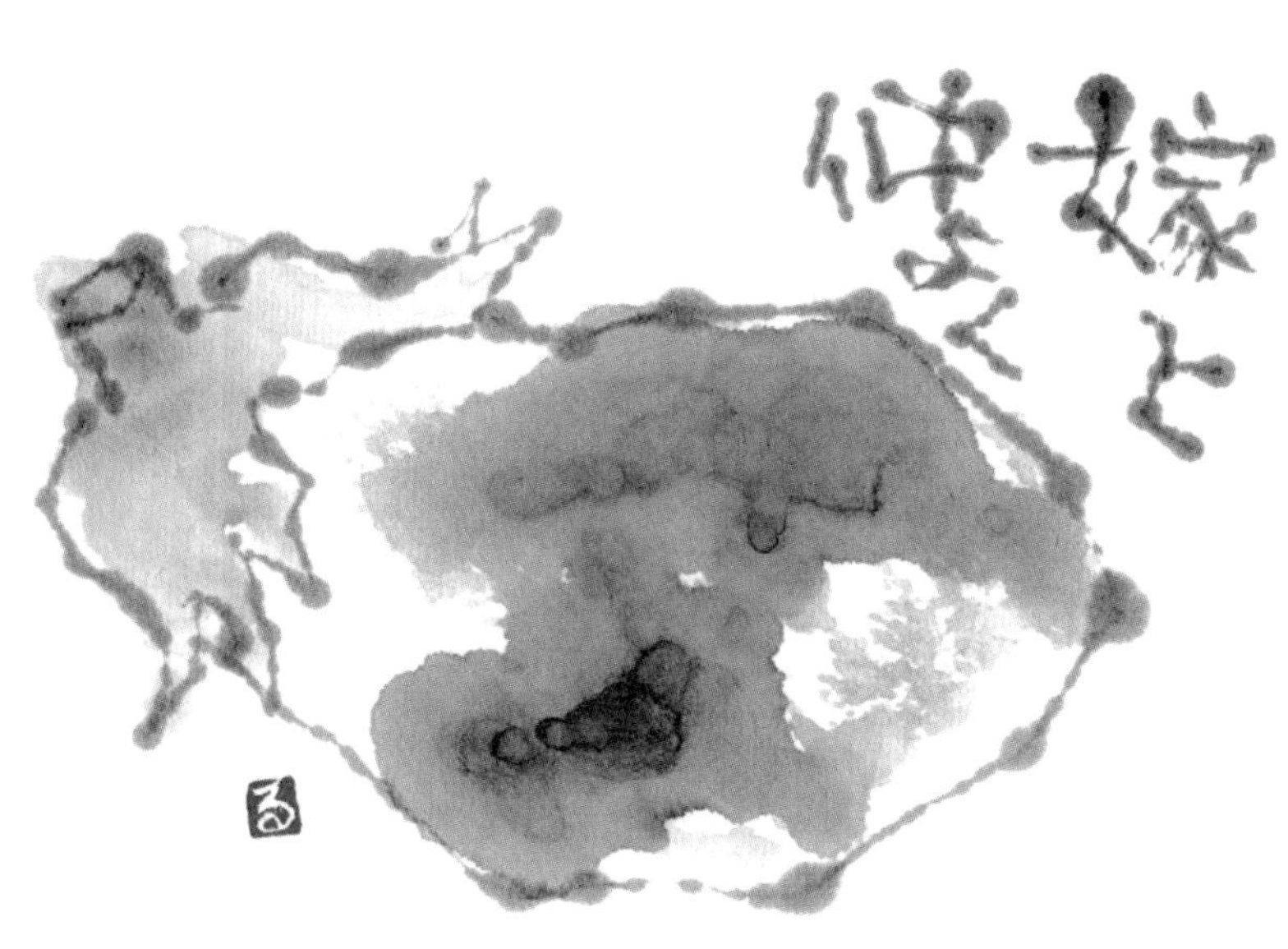

けるのではなく、皮をむいたナスの表面を水でコーティングするだけでもよいのではないでしょうか。

◎おいしい食べ方

ナスの家庭料理は世界中にあります。大きめのナスを縦に厚めにスライスしてオリーブ油で少し炒め、ピザ用のチーズを載せてオーブンで焼くとイタリア風になります。また、ナスのトマト煮、ナス入りカレー、麻婆ナスなどはいかがでしょう。肉類との相性がよいので、挽(ひ)き肉と炒めてもおいしくいただけます。

さらに、ナス、キュウリを輪切りにし、塩をまぶし、五、六分してから水分をしぼり、溶き辛子(がらし)としょうゆで味をつけ、ミョウガを散らすと、簡単な漬けものになります。

＋プラスα

天然の歯みがき粉

毎日のお口の健康のためには、ナスの黒焼きを歯みがき粉にし、歯ぐきをマッサージします。ナスは口内炎、舌のただれ、歯ぐきの腫れなどに効果があります。黒焼きを患部にぬると、炎症の熱がおさまり、痛みがやわらぎます。

ナスの黒焼きは、完熟したナスを、ヘタや皮をつけたままアルミホイルに包み、真っ黒になるまで蒸し焼きにし、くだいて粉末にします。自然食品店などでも販売されています。

しもやけやイボとりに

しもやけには、ナスのヘタを煎(せん)じた汁を患部につけ、よくマッサージをします。ナスはイボとりの妙薬でもあります。ナスの実のおろし汁をイボに1日数回ぬったり、ナスのヘタでこすったりします。

また、尿が出にくいときには、ナスを乾燥させて粉にして、毎日1回約4gをお湯で飲みます。

ナスは黄疸(おうだん)や肝炎の妙薬ともいわれ、ナス入りのおかゆを毎日食べる民間療法もあります。

★ほろ苦さと甘味が春を感じさせる

ナバナ（菜の花）

アブラナ科アブラナ属の花芽を総称してナバナといいます。在来種は花茎・つぼみ・葉を、西洋種は花茎と葉を食用にします。多くの新種も出荷されています。ほんのり苦く、甘味もあります。話題のファイトケミカルであるスルフォラファンが含まれています。

原産地

地中海沿岸、中央アジアなど

注目の成分

アリルイソチオシアネート（スルフォラファン）

おもな栄養素

β-カロテン、ビタミンB_1、B_2、葉酸、ビタミンC、カルシウム、鉄、食物繊維

◎貧血予防の効果

一月二日、神奈川県二宮町にある吾妻山公園に家族で出かけました。東海道本線二宮駅から徒歩五分、富士山と菜の花が同時に見られる絶景ポイントに着きます。近くには箱根駅伝のコースがあります。まだ新型コロナウィルスの流行前で、沿道から選手の走る姿を初めて見ました。

在来種のナバナには鉄分、葉酸、ビタミンCなどが多く、貧血予防の強い味方です。カルシウムは一〇〇グラム中一六〇ミリグラムも含まれ、これは成人の一日の摂取目標の四分の一に当たります。このほか、β-カロテン、食物繊維が多いのも特長です。

苦味のもとのアリルイソチオシアネート系のスルフォラファンは、ファイトケミカルの一種です。殺菌効果があり、目、鼻、のどの粘膜を保護します。

◎おいしい食べ方

独特の苦みと香りを楽しむには、沸騰したお湯に

二パーセントの塩を入れ、茎は一分、柔らかい部分は二〇秒ほどゆでて、冷水にさらしてシャキッとさせます。辛子(からし)あえ、酢のもの、卵とじ、卵焼き、グラタン、炒めもの、パスタの具、揚げものなど、どれもおいしくいただけます。炒めたり、揚げたりするときは、下ゆでは不要です。

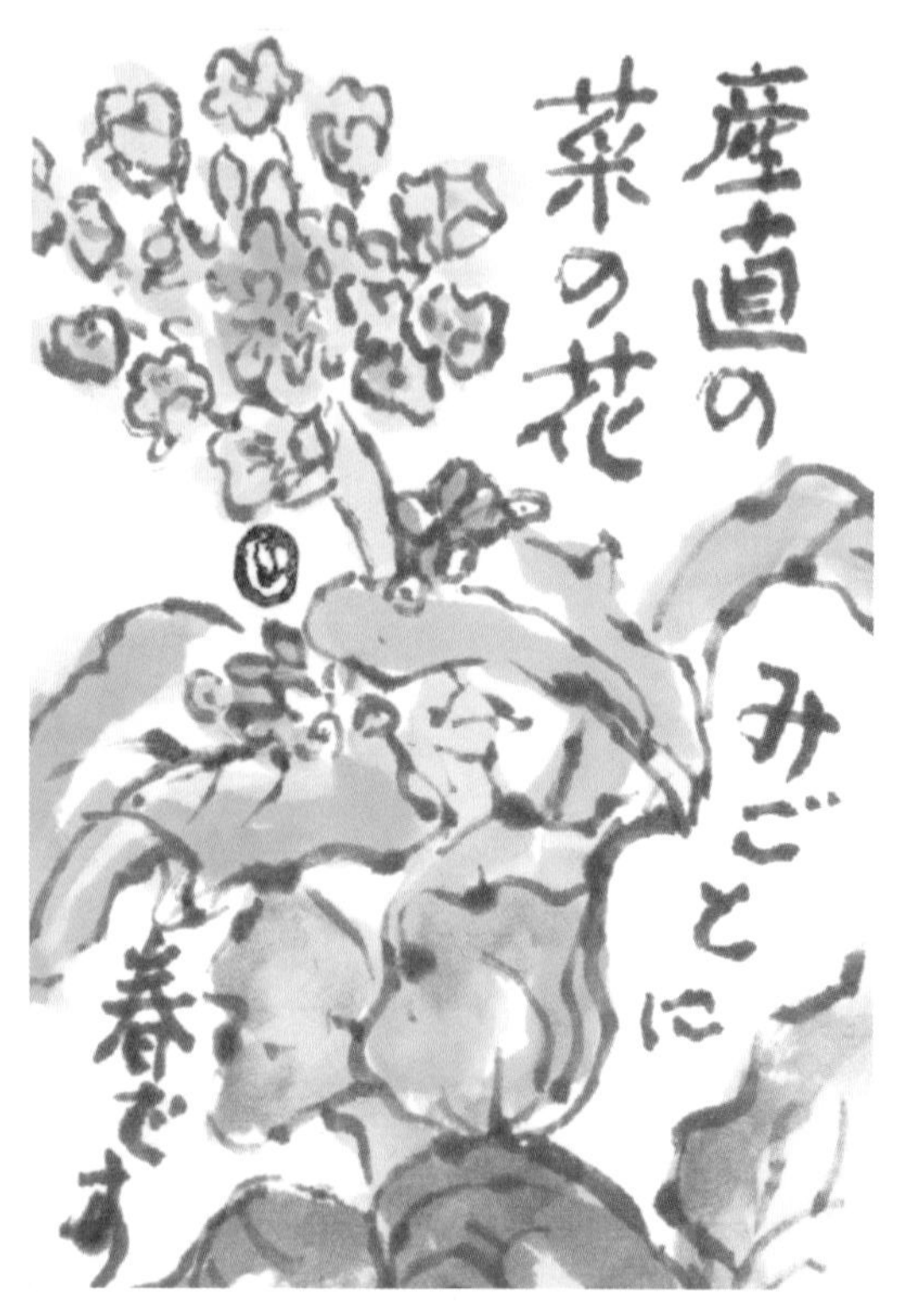

こんな品種も！

◎コウサイタイ

ナバナの一品種で、漢字では紅菜苔と書きます。葉柄や葉脈が赤紫色で、別名はベニナバナ（紅菜花）です。寒さに当たると、茎の色がさらに鮮やかになります。つぼみ、葉、茎を食用にします。独特の甘味、ぬめりがあり、苦味が少ないのが特長です。

原産地は、中国湖南省・湖北省あたりで、日本での栽培は1970年代からです。

コウサイタイの赤紫色の色素は、ポリフェノールの一種のアントシアニンで、抗酸化作用があり、がん予防に役立ちます。

ゆでるときは、沸騰したお湯に2％の塩と酢を少し垂らし、赤紫色がお湯に出ないようにします。

★体を温め、元気モリモリ

ニラ

独特な香りで知られるニラ。根を残して刈りとれば、年に10回も収穫できるという生命力豊かな野菜です。『古事記』にも記載があり、江戸時代にも薬草として栽培されていましたが、食用になったのは明治に入ってからのこと。中国では元気の出る野菜として頻繁に食卓にのぼります。

原産地

中国

注目の成分

硫化アリル（アリシン）

おもな栄養素

β-カロテン、ビタミンE、ビタミンB群、ビタミンC、カリウム、カルシウム、鉄、マンガン、食物繊維

◎スタミナ野菜

スタミナ定食の定番はニラレバー炒め。わが家のギョーザにはニラがいっぱい入ります。ギョーザの具を全部まぜてから最後に炒り卵を加えると、ニラの色と卵の色が調和して、でき上がりがとても美しく見えます。

特有なにおいは硫化アリルの一種アリシンです。ネギやニンニクなどにも含まれる成分で、消化酵素の分泌をうながし、ビタミンB_1の吸収を高めます。

漢方では、冷え症や子どもの夜尿症、寝汗、カゼの予防、二日酔い、花粉症にも効果があるとされています。

◎タネは強精剤

ニラのタネは強精作用が強く、インポテンツや遺精（い・せい）などに有効です。タネをかじって飲んだり、タネ入りのおかゆを食べたりします。ニラの別名は陽起草（ようきそう）。生殖能力を高め、下腹部に力をつけ、老化を防

ぐ働きがあります。

また、ニラには血液の汚れをきれいにして血の滞りをなくし、貧血を予防する働きもあります。鼻血や血尿には止血の作用も認められます。

外用としては煎じ液で痔の患部を洗うと痛みがやわらぎ、出血にも効果があります。

◎胃の働きをよくする胃腸薬

ニラを食べると、消化酵素の分泌がよくなり消化が促進されて、胃もたれにも有効です。胃腸が冷えて痛むときや下痢をするときには、ニラ入りのおかゆや雑炊を食べます。

ジュース療法でもニラは冷え症や胃腸病に効き、「タマネギ、ニンニク汁より、おだやかなくすり」とされています。一回量は一〇ミリリットルくらい。水で薄め、ハチミツなどを加えると比較的飲みやすくなります。ニラには食物繊維が多く、腸の掃除をし、便通をよくする働きもあります。

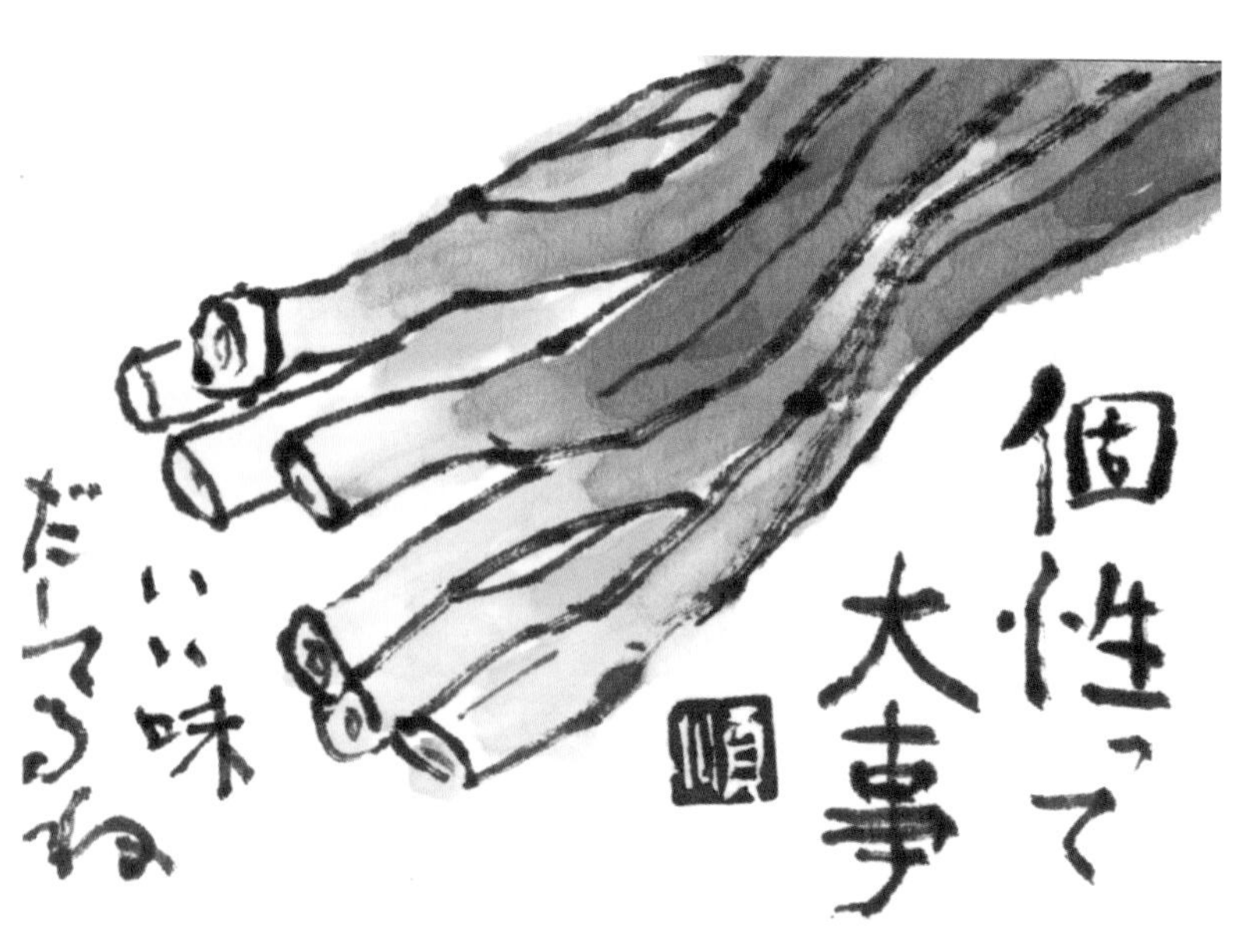

こんな品種も！

◎花ニラ

ニラの黄緑色のつぼみと花茎を「花ニラ」といい、食用にします。花が美しい園芸品種の「ハナニラ」はまったくの別物で、毒性があるので食べられません。

葉ニラからも収穫できますが、「テンダーポール」「マルイチポール」など花ニラ専用の品種があります。花ニラは葉ニラより穏やかな香りとシャキッとした歯ごたえ、甘味が特長です。

日本で花ニラを食べるようになったのは、戦後のことです。中華料理の普及にともない、家庭でも食べられるようになりました。旬は5～9月です。

★おいしい食べ方

お浸しは30秒ほど熱湯でゆでてザルにあげ、水気を拭きとったら5cmの長さに切り、めんつゆやポン酢に浸けて削り節をかけていただきます。ゴマ油、塩で味をととのえ、煎りゴマを指でつぶしながらまぜれば、ナムルに。生の花ニラを5cmくらいに切り、肉や卵と炒めてオイスターソースで味つけしても。スープの具にもなります。

★保存方法

湿らせた新聞紙などに包んでポリ袋に入れ、立てて冷蔵庫の野菜室に。

冷凍保存は水洗い後に水気を拭きとり、適当な長さに切って保存袋に入れます。使うときは、凍ったまま炒めものなどにします。

★β-カロテン、リコピンが免疫力をアップ

ニンジン

紀元前から栽培されていますが、日本に伝わったのは約300年前。ダイコンやゴボウと比べると、案外新しい野菜です。現在はほとんどが西洋種で、金時ニンジンやゴボウのような長いニンジンが東洋種といわれます。根の形が朝鮮ニンジンに似ているので、同じ名前で呼ばれます。

原産地

西ヨーロッパ、中央アジア

注目の成分

リコピン

おもな栄養素

β-カロテン、ビタミンB_6、ビタミンC、カリウム、カルシウム、鉄、亜鉛、食物繊維

◎老化防止、がんの予防に

ニンジンの魅力は、何といっても鮮やかな色と格段に優れた薬効で、世界中で愛用されています。ニンジンの人気を高めたのは、以前、緑黄色野菜を毎日食べている人たちが、そうでない人たちに比べて老化が一〇年遅れるという調査結果が発表されたことと深い関係があります。緑黄色野菜には、がんや老化の原因になる物質を体の外に追い出す働きがあることもわかってきました。ニンジンは緑黄色野菜の代表として、このような効果が期待され、洋食志向とも結びつき、消費がぐんぐん伸びています。

緑黄色野菜に多く含まれているβ-カロテンは体内でビタミンAに変化します。ビタミンAは肌あれや夜盲症（やもうしょう）、低下した視力の回復などに役立ち、のどや鼻などの粘膜を丈夫にします。

アメリカでは、がん予防の効果はβ-カロテンやビタミンAの働きではないかと、大規模な試験がおこなわれましたが、その答は「効果なし」でした。

食べものは多成分だということを考えれば、特定の栄養素だけをとり出しての試験では、当然の結果といえるでしょう。β-カロテンやビタミンAを服用するよりも、ニンジンをはじめとする緑黄色野菜を食べたほうが、はるかに大きな効果を発揮すると思われます。

金時ニンジンなどの東洋種の赤い色素はリコピンです。抗酸化力が強く、がんや動脈硬化の予防に役立ちます。

ニンジンは、鉄分やカルシウムなどのミネラルのほか、多くのビタミンを含んでいます。

ヨーロッパでも日本でも、親が子どもに食べさせたい野菜の上位に常にランクされるニンジン。ドイツではおやつに生(なま)のニンジンをバリバリ食べさせる家庭がとても多いそうです。生のニンジンスティック、生みそで味をつけただけの「みそニンジン」は、咀嚼(そしゃく)の力をつけるためにも優れたおやつです。

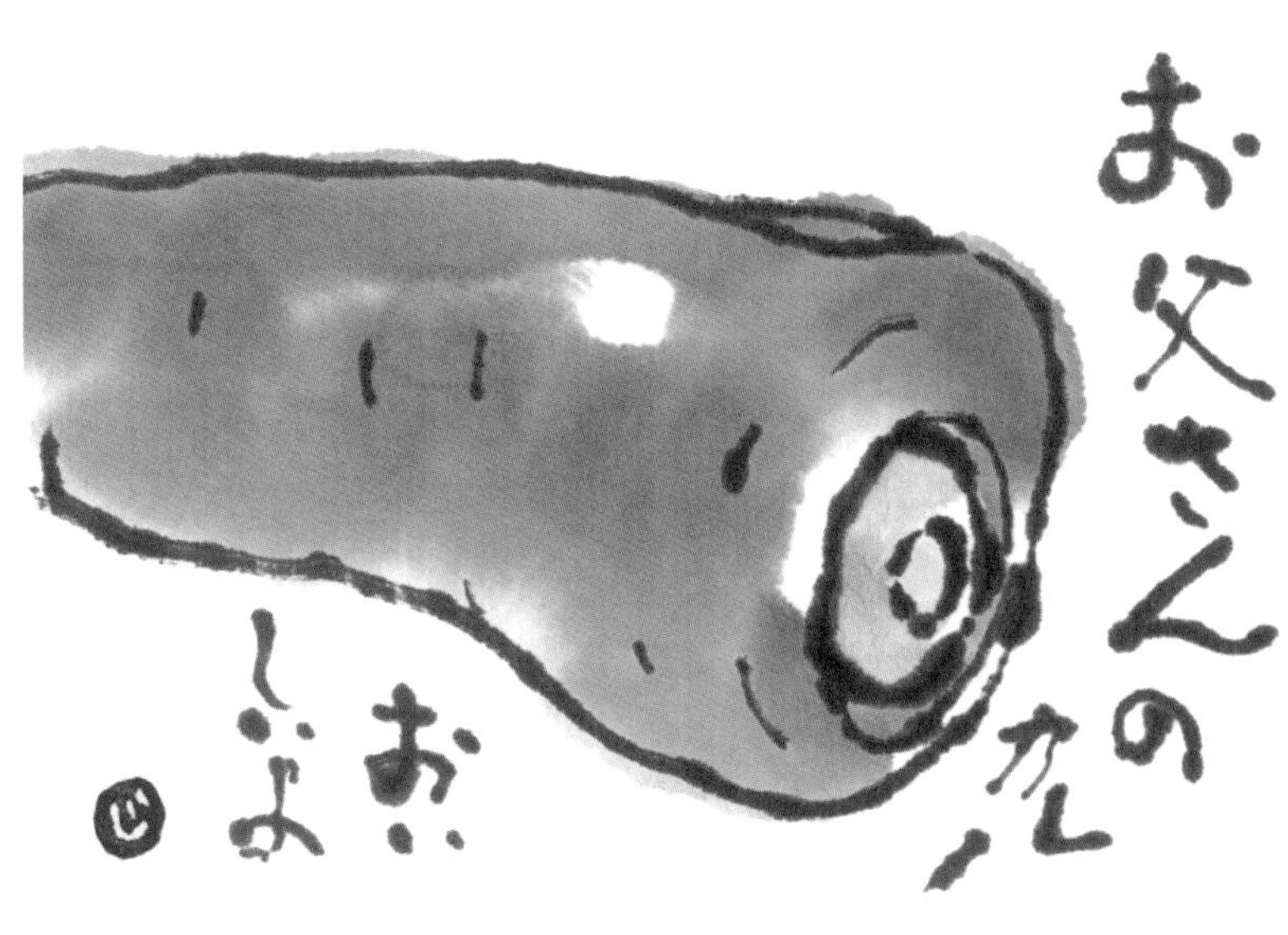

◎ニンジンの葉も食べたいね

葉つきのニンジンがほとんど手に入らなくなり、ニンジンの葉を知らない子どもも大勢います。ニンジンの葉には、根よりも多いカルシウム、アミノ酸が含まれています。β-カロテン、ビタミンCなども豊富です。鉄分が多く造血作用もあるので、貧血ぎみの人には最適です。香りのよい若葉は、お浸し、天ぷら、炒めもの、煮もの、青汁などに利用しましょう。

そのほか、ニンジンには降圧作用、整腸作用、止血作用など、たくさんの働きがあります。

アメリカやイギリスなどでは、がん患者の治療補助にニンジンを用いて全身状態が著しく改善したという報告があります。

アメリカの食養家は、「ニンジン汁を毎日五〇〇cc飲むことは、九キログラムのカルシウム錠剤をとるよりも、体をつくるためにずっと有効である」といっています。ぜひ、お試しいただきたいと思います（つくり方は七二頁）。

漢方の薬物書にも、ジュースにして飲んだ記録があり、ニンジンは「益あって損なし」と評価されています。

◎おいしい食べ方

ニンジンの明太子あえは、ニンジンを千切りし、油で炒めてから火を止め、ほぐしたタラコまたは辛子(からし)明太子を余熱でからめます。塩、コショウ、あるいは酒としょうゆで少し味をつけてもおいしく召し上がれます。

ニンジンをピーラーなどで、薄くひらひらに削って塩を少々振りかけ、水気をしぼってドレッシングをかけていただくのも、目先が変わった食べ方です。

さらに、ニンジンジュースのしぼりカスでソースをつくる、パンケーキにまぜるなど、工夫は広がります。

ニンジン
ニンニク

★抗がん効果が期待される食べもののトップに

ニンニク

古代ギリシャでは、ニンニクのにおいが嫌われ、食べた人は神殿への出入りが禁止されたといわれています。日本でも、食養生や仏教の方面では「五葷（ごくん）」といって、食べて山門をくぐってはいけないとされる食べものです。中国の年間消費量は、日本の50倍近くです（2020年）。

原産地

中央アジア説、西方アジア説

注目の成分

硫化アリル（アリシン）

おもな栄養素

ビタミンB_1、B_2、B_6、葉酸、カリウム、鉄、亜鉛、マンガン、食物繊維

◎においのもとは

中国や朝鮮半島を経由して日本に伝わりました。『古事記』『日本書紀』にも記録があり、『源氏物語』には、カゼぐすりとしてニンニクを食べたため、においが消えるまで恋人と会えないという話が出てきます。

二〇一〇年の上海万博の会場で警備にあたる警察官は、出勤前にニンニクなどを食べてはいけないとニュースになりました。口臭がエチケットに反するというわけです。ニンニクのにおいのもとは、硫化アリルの一つのアリシンで、疲労回復に役立つビタミンB_1が腸から吸収されるのを助けます。豚肉、豆類、ウナギなどは、ビタミンB_1を多く含むので、ニンニクといっしょに食べるとよい食材です。

ニンニクは、アメリカ国立がん研究所が出した、抗がん効果が期待できる食品のトップに位置しています。ニンニクを食べると、前立腺がん、胃がん、大腸がんが予防できるのではと、研究もおこなわれ

ています。

ドイツでは、血中コレステロール値を下げる、血管の老化を防ぐ働きがあることから、ニンニク製剤を治療目的で使うことが認められています。

ニンニクには末梢血管を拡張させて血圧を下げる働きもあり、高血圧症の治療にも用いられます。ヨーロッパでは、月曜日までにおいを持ち越さないために、金曜の夜から食べはじめる方法まで研究されています。

カツオのたたきには、ニンニク、ショウガ、ネギなどの薬味が合います。薬味には、魚の臭み防止という意味もありますが、食中毒の予防効果も期待されています。

◎食べる抗生物質

ニンニクには胃腸を丈夫にし、腸内の異常発酵を治す、下痢に効く、食中毒の予防効果がある、など多くの役割があります。

ニンニクの殺菌・抗菌作用は非常に強く、ヨーロッパではペストや結核の治療薬として用いられたという歴史もあります。ドラキュラはペストの代名詞。だからドラキュラはニンニクが嫌いなのです。日本でも昔は、肺結核などの特効薬といわれ、盛んに用いられました。さらに、胃・十二指腸潰瘍（じゅうにしちょうかいよう）の原因になるといわれるピロリ菌の増殖を抑えるとの報告も見られます。

◎食べすぎは副作用のもと

昭和の初めごろ、結核患者の中にひどい貧血になる人たちがいて、問題になったことがあります。これは毎日ニンニクを強壮剤として食べていたためで、それをやめたら貧血が回復したそうです。これはウサギによる動物実験でも確認されています。漢方の古い薬物書にも「多く食すれば人の面をして色なからしむ」と書かれ、貧血になることがわかっていました。

とくに生(なま)のニンニクは作用が強力で、食べすぎると腸の働きが逆に悪くなることがあります。乳酸菌やビタミンをつくる有用な腸内細菌まで抑えられるためだと考えられます。常用するときの一日の目安量は、生の場合小さいもので一かけくらいです。加熱すればたくさん食べても大丈夫です。また、ニンニクは、ワルファリン、アスピリンなど血液凝固に関係する薬の働きを強める恐れがあるので、薬を服用中の方は避けてください。

毎日生で食べる場合は、少量にしたほうがよさそうです。

◎家庭の常備薬としての食べ方

ニンニク酒にして飲んだり、熱(あつ)灰(ばい)にうずめて蒸して食べたり、すりおろして薬味にしたり、おかゆにまぜたりと、さまざまに応用できます。カゼのときはショウガ、ネギなどといっしょに、すりおろしたニンニクを

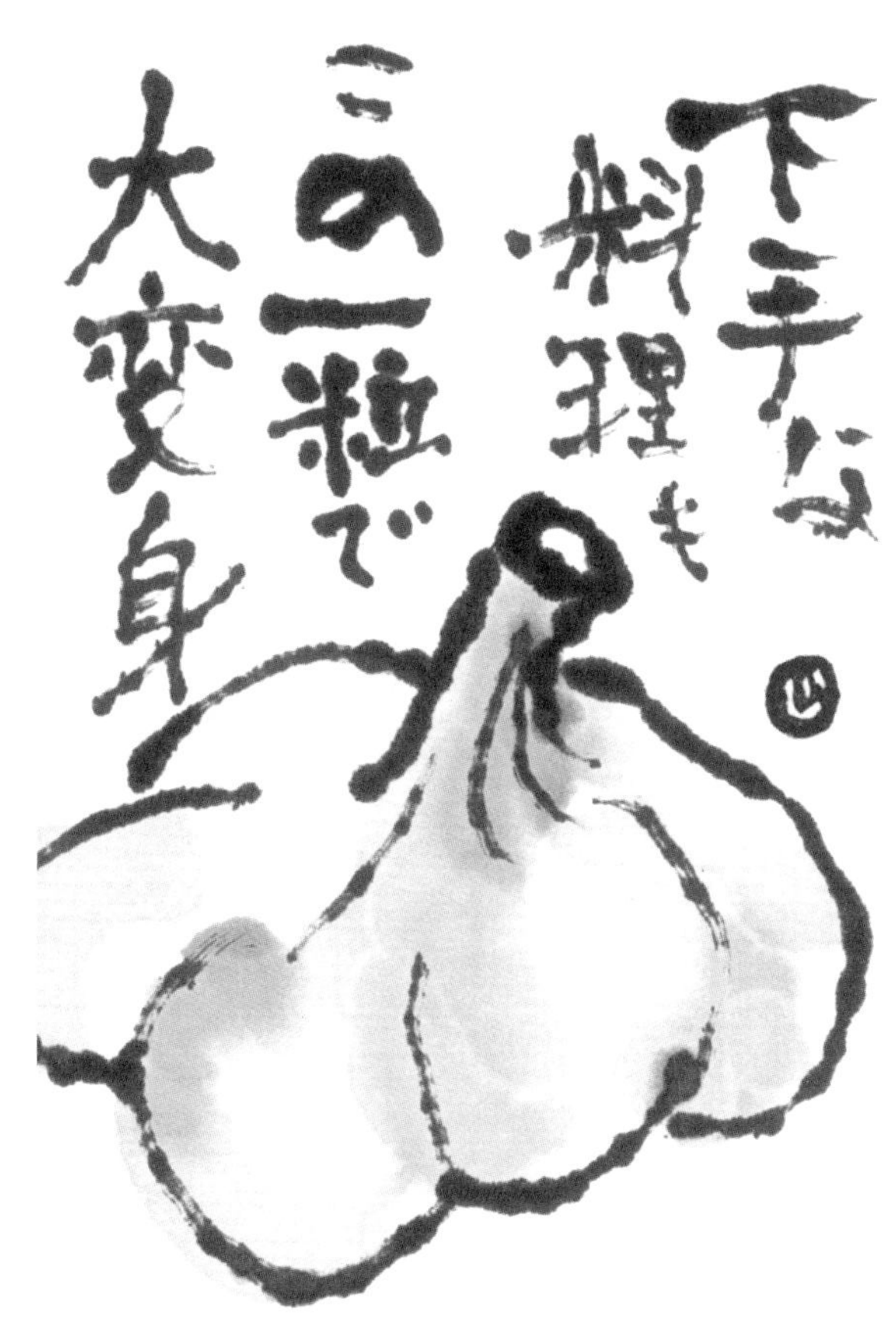

少量入れ、熱湯を注いで飲むと効果的です。

ニンニクのしょうゆ漬けはつくっておくと便利です。しょうゆに、薄皮をむき、根もとを切ったニンニクを漬けるだけです。しょうゆを沸騰させる、あるいはしょうゆと酒を二対一で配合するなどしてからニンニクを漬けると、長く保存できます。しょうゆは調味料として使え、ニンニクも刻んで薬味や炒めものなどに加えると、料理の味がぐんと引き立ちます。ニンニクのオリーブ油漬けは、ニンニクの香りがオリーブ油にうつるので、生でドレッシングなどに用います。

ニンニクでギョーザを思い浮かべる方も多いのではないでしょうか？　ギョーザで町おこしをしているところが、全国にあるそうです。私は、中国のお医者さんから教わったギョーザを、たまにつくっては楽しんでいます。

プラスα

鼻血のときは足の裏に

下痢のときはニンニクをつぶして足の裏に貼ったり、へそに貼ったりします。

鼻血には、つぶして足の裏に貼ります。中国の古い薬物書には「ある婦人が、一昼夜鼻血が止まらず、さまざまな治療も奏効しなかったとき、ニンニクを足の裏に貼ったところ即時に血が止まった。真に奇方である」さらに「左の鼻の出血には左の足の底に、右の鼻の出血には右の足の底に」とまで書いてあります。

手足の打ち身やねんざには、すりおろしたニンニクに小麦粉をまぜ、練り合わせてから布にのばし、患部に貼ります。

★体を温め、血液をサラサラに

ネギ

寒くなると恋しくなる鍋料理。その鍋料理に欠かせないのがネギです。薬味としても広く用いられ、独特の風味が食欲をそそります。中国では3000年前から、日本でも5世紀ごろから栽培されています。神経を刺激し、血液をサラサラにして循環をよくし、体の中から温まる食材です。

原産地

中国西部、モンゴル辺りの草原

注目の成分

硫化アリル（アリシン）

おもな栄養素

β-カロテン、ビタミンB群、ビタミンC、カリウム、カルシウム、亜鉛、マンガン、セレン、食物繊維

◎関東の根深、関西の葉ネギ

東日本では白い部分が多い根深ネギ（白ネギ）、西日本ではおもに緑の部分を食べる葉ネギ（青ネギ）が一般的です。ほかに、香りの強いネギ、小ネギ、柔らかいネギ、太ネギ、甘味の強いネギなど、全国で多くの伝統品種が栽培されています。

旬は冬。寒くなると甘味が増します。出荷量が多いのは千葉、埼玉、茨城などの各県です（二〇二〇年）。

強い香りは硫化アリルの一種のアリシンで、ビタミンB_1の吸収をよくし、消化液の分泌を助け、血管を広げて血流を改善し、抵抗力を高めます。

緑色の部分には、β-カロテンやミネラルが多く含まれています。さらに、緑の葉の内側にある、ぬめり成分の「ヌル」は、免疫力をアップさせます。

◎食べる精神安定剤

芳香のある野菜には、多かれ少なかれ「気」のめぐりをよくする働きがあります。「和風ハーブ」で

もあるネギは「食べる精神安定剤」ともいわれ、なかなか寝つけない、眠りが浅い、悪い夢を見る、早く目覚めてしまうというようなときに効果があるといわれます。

揮発（きはつ）成分である精油が鼻から吸収され、神経の興奮をしずめて、よく眠れるようになります。イライラなどの精神・神経症状にも、ネギに削り節をからめてしょうゆで味をつけて食べます。また、ネギを薬味として納豆や豆腐などと食べても、心が落ちつきます。

タマネギにも同様の効果があるので、お好きなほうをどうぞ。

◎カゼの妙薬

漢方ではネギの白い部分を葱白（そうはく）といい、発汗、解熱、健胃作用のほか、のどの痛みやせきをしずめる働きもあります。

カゼの初期に刻みネギ、おろしショウガ、梅干し、削り節などにみそを加えて熱湯を注いで飲むと、気持ちよく発汗してカゼの症状が楽になります。漢方薬や新薬のカゼぐすりといっしょに、ネギやショウガなど薬味いっぱいの熱いうどんや雑炊などをすすると、くすりの効果を高めます。

妊娠中のカゼには新薬は心配です。だからこそ、食べもので早く治したいもの。ネギは昔から流産防止に用いられていたので、安心してお使いください。

また、ネギには解毒作用もあります。漢方の薬物書には「一切の魚肉の毒を殺す」と書いてあります。魚のたたきや肉料理に用いると、生臭みを除き、食当たりの防止にもなります。抗酸化物質も多く、胃がんなどのがんの発生率を抑えるといわれます。

成分の一つであるセレンという微量物質は、肌や血管、筋肉などを若々しくさせ、老化を防止します。

◎**おいしい食べ方**

お好み焼きの「ネギ焼き」やネギラーメンには、青ネギをたっぷり載せます。ネギの卵とじは斜めに切った白ネギを少しの油で炒め、ダシしょうゆをかけて卵でとじます。

豆腐ステーキは豆腐を一センチの厚さに切って水気をとります。フライパンに油をひいて、豆腐の両面を焼き、刻みネギと削り節を載せてしょうゆをかけ、フタをして蒸し焼きにします。

プラスα 腰痛にネギ湿布

冷えがもとの腰痛には、ネギとショウガの湿布が有効です。しもやけには、ネギを焼いてその皮を患部に貼ったり、ネギの煮汁を患部にぬりこんだりします。この煮汁をお風呂に入れると体が温まり、神経痛やリウマチの薬湯になります。

漢方では大便や小便、そして発汗がスムーズなときは、病気にならないと考えています。ネギには利尿作用、発汗作用、便通をよくする作用がそろっています。ふだんの食事にネギを用いると自然治癒力が増し、いろいろな病気にかかりにくくなります。

保存方法

新聞紙に包み、冷暗所に。

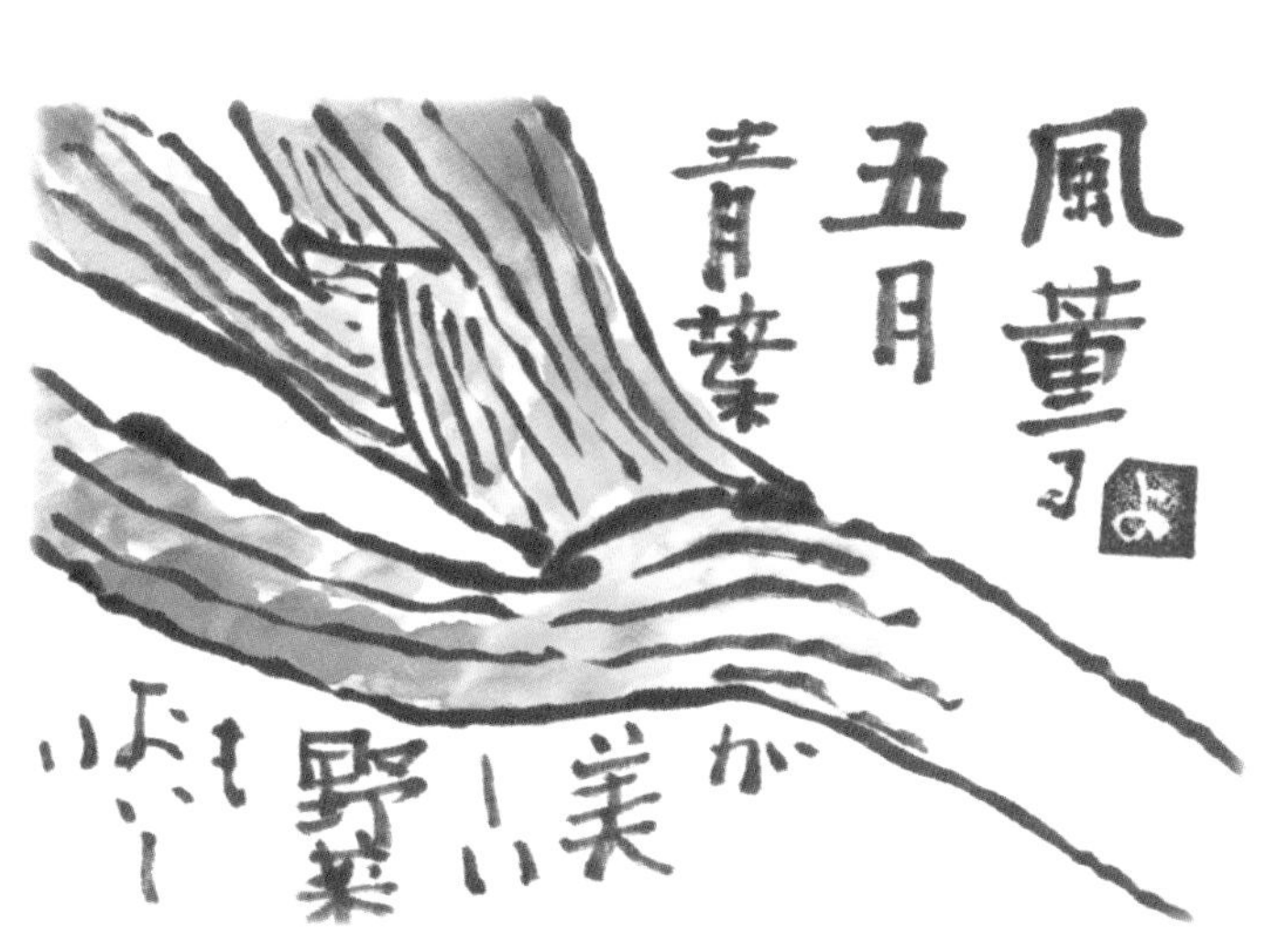

こんな品種も！

◎リーキ

ネギの一種で、地中海沿岸の原産です。長ネギを太くしたような形で、葉は平らです。においは長ネギより穏やかで、煮崩れしにくく、加熱すると甘味が増します。

世界中で栽培され、日本へはベルギーやニュージーランドなどから輸入されています。ほかに、「西洋ネギ」やイタリア語のポッロから「ポロネギ」、またフランス語から「ポワロー」とも呼ばれます。

日本では、高級食材としてあつかわれています。国内生産量は非常に少なく、特産にして市場拡大をめざす地域も。最近は家庭菜園でも人気です。旬は11～3月。

★おいしい食べ方

おもに根もとの白い部分を食べます。若い緑の葉は、繊維に沿って細く切って使います。

塩ダレはリーキの白い部分をみじん切りにし、すりおろしニンニク、塩、ゴマ油、鶏ガラスープ、レモン汁をまぜてつくります。ゆでた肉に載せたり、チャーハンに入れたりします。タレは小分けして冷凍保存できます。

また、マリネは白い部分を半分の長さに切り、タコ糸で縛ってリーキが浸るくらいの量の熱湯に塩ふたつまみを入れ、竹串が通るまでゆでて熱いうちにマリネ液（オリーブ油、酢、塩、コショウ、粒マスタード）をかけます。

豚角煮はリーキを5cmの長さに切り、フライパンで焼き色をつけたら豚肉といっしょに煮汁で20分ほど煮ます。

★アブラナ科特有のファイトケミカルで丈夫な体をつくる

ハクサイ

鍋ものには欠かせない野菜で、霜が降りるころから、だんだん甘くなり、おいしさが増します。中国、朝鮮半島、日本では漬けものにして保存し、野菜の少なくなる冬に備えます。2000年も前に中国に伝わりましたが、日本で本格的に栽培されるようになったのは明治末期です。

原産地

地中海、中央アジア

注目の成分

グルコシノレート（アリルイソチオシアネート、スルフォラファン）

おもな栄養素

ビタミンK、葉酸、ビタミンC、カリウム、カルシウム、亜鉛、食物繊維

◎食べる胃腸薬

ハクサイは多量に食べても胃にもたれたり、体を冷やしたりしません。それどころか、鍋ものにして柔らかく煮込んで食べると、胃腸薬にもなります。肉や魚などを食べすぎると、体に熱を持ち、胃や胸のあたりがモヤモヤして胸焼けのような状態になることがあります。ハクサイは、そのような熱を冷ます働きをします。鍋ものは豆腐などの大豆の加工品や緑黄色野菜もたくさん入るので、大変バランスのよい料理です。ハクサイは唾液などの消化酵素を含む分泌液の量をふやすので、それがさらに消化を助けるというわけです。食物繊維が多く、腸の掃除をして便通もよくなります。

漢方では胃腸の働きをよくし、せき、むくみなどにも効果があるとされています。

◎二日酔いに

ハクサイジュースは二日酔いの妙薬です。口の渇

きをいやし、肝臓の働きを強くしてアルコールの代謝を早めます。

ハクサイはアクが少ないので、アレルギー体質の人でも食べられることが多く、柔らかく煮込めば病人や虚弱体質の人にも向いている野菜です。

油にもよく合い、ゴマ油などでほかの材料と炒めてから味をつけ、水溶き片栗粉を加えれば中華風、ホワイトソースで煮込めば洋風になります。細く刻んでサラダにも。また、塩もみすれば一夜漬けに。硬いところは軽くゆでてから水分をしぼり、甘酢などにつけて食べましょう。ハクサイ料理には、パセリ、シュンギク、ホウレンソウ、ニンジンなどの緑黄色野菜を組み合わせ、いっしょにいただきたいものです。

ファイトケミカルのグルコシノレートは、辛味成分のアリルイソチオシアネートに変化し、がんの予防効果があります。

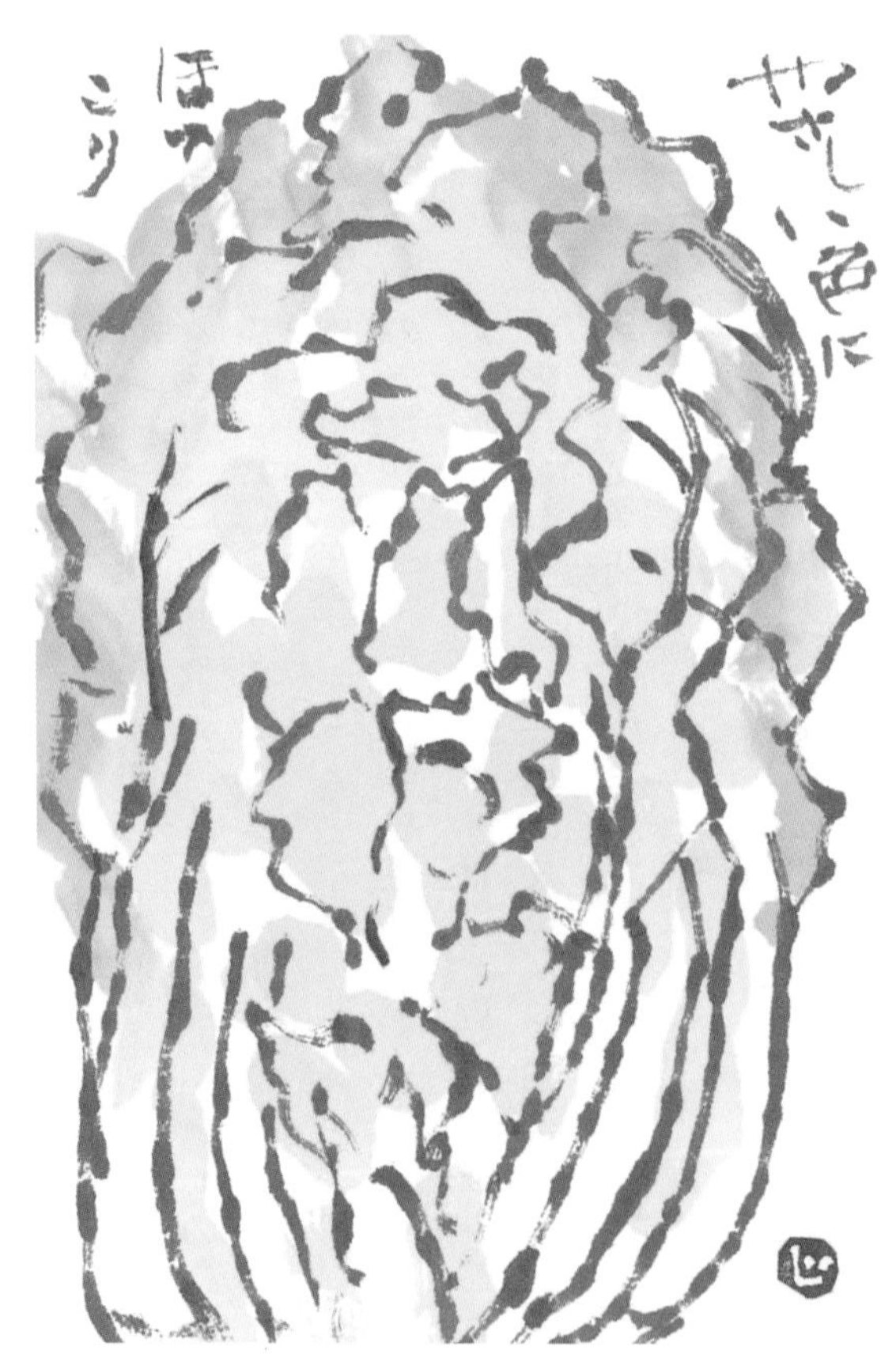

こんな品種も！

◎サントウサイ

ハクサイの一品種です。葉はハクサイよりも大きく、緑色が濃く、上部がラッパ状に広がっています。地域によっては「山東菜（さんとうな）」と呼ばれます。

漬けもの用に好まれますが、12月中旬から2週間ほどしか出回らないので、お店で見つけたらラッキーです。

若採りしたものは、明るい緑色の葉と白い軸の菜っ葉で、「べかな」と呼ばれます。埼玉県のほうから江戸川などを、「べか舟」という小舟で運搬されたことにちなむ名前です。関西では「ハクサイナ」とも。

100年ほど前に中国・山東省から伝わり、日本でも栽培も盛んでしたが、現在は埼玉県南部と東京の多摩地域でタネが引き継がれています。

緑色の部分には体内でビタミンAに変わるβ-カロテンが豊富です。ビタミンC、ビタミンK、葉酸、骨や歯の形成に役立つカルシウムも含まれています。

★おいしい食べ方

べかなはアクがほとんどないので、生（なま）のままサラダに。

サントウサイの浅漬けは、食べやすい長さに切り、2%の塩でもんで、1時間ほど置くだけです。お浸し、炒めもの、みそ汁にも。煮崩れしやすいので、鍋ものにするときは煮込みすぎないようにしましょう。

サントウサイの漬けものは、株を縦に4～8等分に切り、天日に半日干します。水洗いして水気を切り、重さの3%の塩、トウガラシ、昆布、薄切りしたユズなどを葉の間に挟みながら漬けもの容器に並べ、サントウサイの重さの2倍の重石をします。3日ほどで水が上がり、食べられます。残りは重石を軽くして数日間置きます。2度漬けすれば1カ月ほどもちます。

★保存方法

サントウサイは新聞紙に包み、冷暗所に。べかなは新聞紙に包んでポリ袋に入れ、冷蔵庫の野菜室に立てて。早めに食べましょう。

★クセになる風味

パクチー

独特の香りと豊富な栄養があり、「クセになる」と人気沸騰中です。2016年、パクチー入りの調味料が発売に。スナック菓子にも用いられ、料理番組でもとりあげられました。ある会社の世相を反映する「今年の一皿」に「パクチー料理」が選ばれたのもブレイクのきっかけです。

原産地

地中海東部沿岸

注目の成分

ピネン、デカナール

おもな栄養素

β-カロテン、ビタミンE、ビタミンK、ビタミンB_2、ビタミンC、カリウム、カルシウム、マグネシウム、リン、鉄

◎香り控えめな品種も

「パクチー」はタイ語。中国では「香菜（シャンツァイ）」、中南米では「シラントロ」、英語では「コリアンダー」と呼ばれます。中国パセリ、カメムシソウの別名も。

また、マイルドパクチー（岡山パクチー）という品種は香りが控えめで甘味があり、茎が柔らかいことから食べやすいと注目されています。

古代文明の栄えたエジプト、ギリシャ、ローマの時代から栽培されてきました。日本には平安時代に中国経由で伝来しましたが、普及はしませんでした。日本での本格栽培は一九八〇年代からで、静岡県がトップの生産量です（二〇二〇年）。旬は三〜六月ですが、温室栽培で一年中出荷されています。

香りのもとは、ピネン、デカナールなどの精油で、若い葉や根に多く含まれています。消化をよくし、腹部膨満感を改善し、気分を落ちつかせます。β-カロテン、ビタミンE、B_2のほか、肌によいビタミンCも豊富です。

◎おいしい食べ方

ベトナム料理のフォーのトッピングや生春巻きの具に欠かせません。葉と茎は、サラダ、ギョーザ、チャーハン、焼きそば、チヂミ、かき揚げ、パスタの具などに用います。また、ドレッシングにも応用できます。

「パクチーしょうゆ」は、清潔なビンの中にしょうゆを入れ、細かく刻んだパクチーと薄皮をむいたニンニク一かけを入れます。冷ややっこの上に載せたり、ギョーザのタレにしたり、炒めものの味つけにも使える万能調味料です。

スープ、みそ汁、鍋料理には、茎や葉のほか、根も使います。タイの代表的なスープ「トムヤムクン」には、根を軽く叩いて入れます。

花が咲いたあとにつく果実（タネのように見える）は柑橘系（かんきつけい）の香りで、漢方薬のほか、カレー、ラタトゥイユ、アップルパイなどのスパイスとして用います。

保存方法

湿らせたキッチンペーパーで包み、ポリ袋に入れ、冷蔵庫の野菜室に立てて置きます。早めに使い切りましょう。根は刻んで冷凍します。

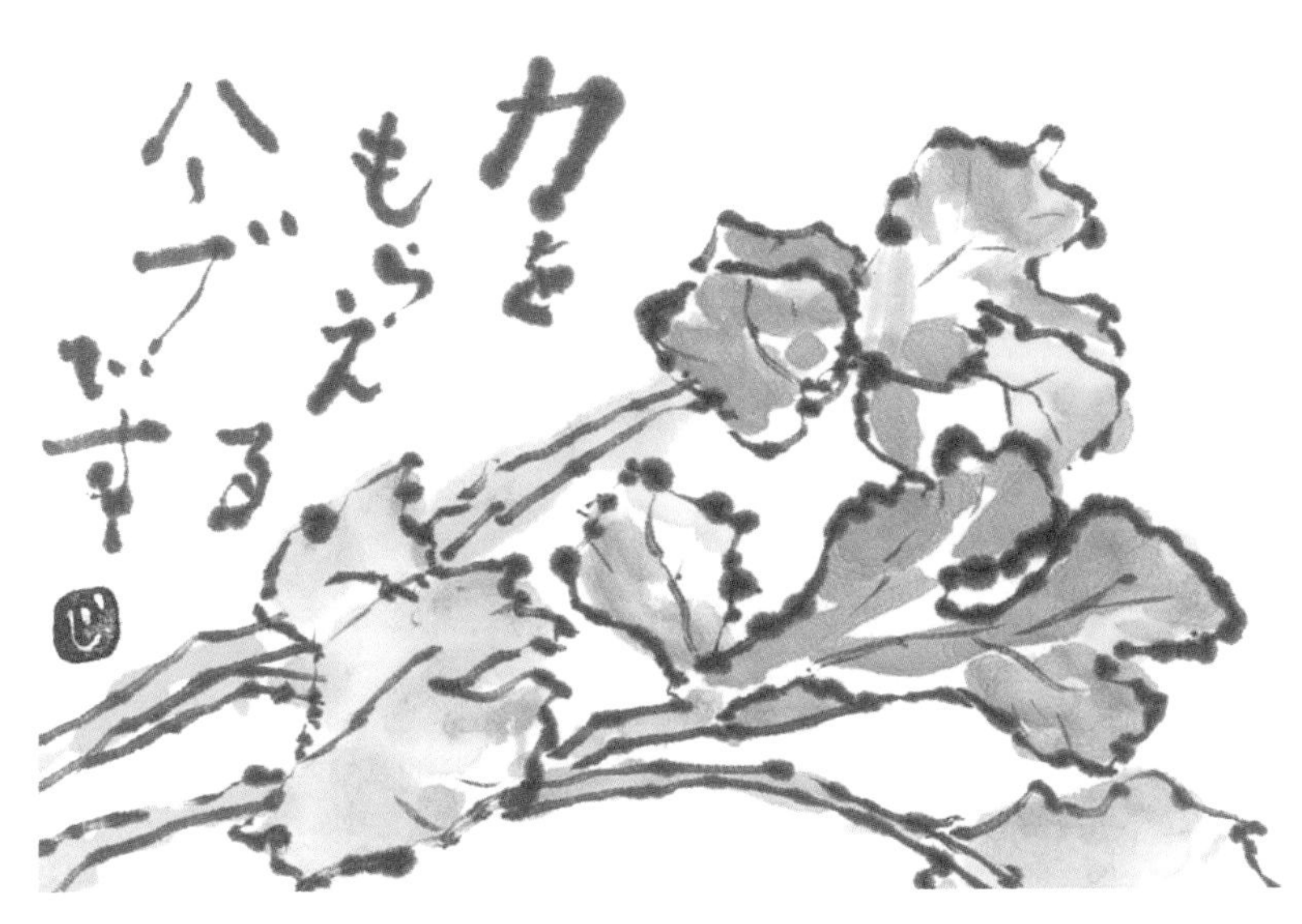

★ 栄養価の高さが際立つ

パセリ

料理のつけ合わせとしてよく用いられるパセリ。古代ギリシャやローマでは、香辛料や薬用に用いられていました。日本に入ってきたのは1700年代。オランダ経由で入ってきたので別名をオランダゼリともいいます。プランターなどで栽培し、必要なとき摘んで食べると便利です。

原産地

地中海沿岸地方

注目の成分

クロロフィル（葉緑素）、アピオール

おもな栄養素

β-カロテン、ビタミンE、ビタミンB群、ビタミンC、カリウム、カルシウム、マグネシウム、鉄、食物繊維

◎貧血の予防に

パセリはβ-カロテンが豊富な野菜の一つです。β-カロテンは体の中に入ってからビタミンAに変わり、皮膚や粘膜に働きます。また、のどがよく腫（は）れる人の予防薬になります。目の疲れにもよい効果があり、低下した視力がアップします。

鉄分が多く、すべての野菜、くだものの中でトップで、コマツナも顔負けの野菜です。女性は生理の関係でどうしても貧血になりやすく、少ない量で鉄分の補給ができるパセリは貴重な野菜です。

クロロフィルにはコレステロールの上昇を抑えたり、貧血を予防したりする効果があります。

◎豊富なビタミンC

ビタミンCが非常に多く、同じ量であればレモンより多く、レタスの二〇倍以上を含みます。ビタミンCは骨のもとになるコラーゲンをつくることに関係し、また、歯周病予防の働きもあります。

そして、カルシウムやカリウムなどのミネラルやビタミンB群、食物繊維も豊富です。

体によいことはわかっても、私たちには大量のパセリを食べる習慣がなく、ちょっとした工夫が必要です。一人二〇グラムくらいの量なら、サラダなどにすれば食べられます。また、ジュースにしてニンジンなどとミックスすれば、量が多いのは気になりません。みじん切りにして揚げものの衣にまぜたり、パスタに加えたりしてたくさん食べたいですね。

◎血液浄化のくすり

ドイツは緯度が高く、冬になるととても寒いので、緑の野菜がきわめて少なくなります。ソーセージや乳製品、野菜といえばジャガイモという生活です。ですから、春になるとたくさんの野草を食べる春季療法（しゅんきりょうほう）がおこなわれ、毒素の溜まった体をきれいにする習慣が伝わっています。

タンポポやパセリなどは、体の毒素を尿や便として排泄し、きれいな血液をつくるくすりです。また、ヨーロッパの伝統医学である植物療法ではパセリの果実を利尿剤として用いています。

パセリ酒は簡単につくれ、いつでも利用できる健康酒です。貧血にはもちろん、疲労の回復などにも役立ちます。

アメリカの食養家はジュース療法の本の中で、「パセリは神経衰弱、眼病、腎臓病、血管病に有効である」と書いています。

香りのもとはアピオールなどの精油です。胃液の分泌がよくなり、食欲が出てきます。口臭、体臭にも効果があり、利尿作用が強く、むくみに有効です。

★ 血栓を予防し、血流を改善

ピーマン

最近は、緑色だけでなく、黄色、赤、オレンジ、紫、黒、白、茶色など、色とりどりのピーマンが出回るようになりました。コロンブスがヨーロッパに運んだ野菜の1つです。辛味はほとんどありませんが、トウガラシの仲間です。このごろは、食べやすい品種が多くなってきました。

原産地

南アメリカなど熱帯アメリカ

注目の成分

ピラジン、カプサイシン

おもな栄養素

β-カロテン、ビタミンE、ビタミンB群、ビタミンC、カリウム、カルシウム、マグネシウム、リン、食物繊維

◎夏バテ防止に

ピーマンの旬は六月から八月にかけての真夏です。冷たいものや水分のとりすぎで食欲が落ち、胃腸がくたびれたときにスタミナを供給する野菜です。β-カロテンやビタミンCが細胞の働きを活発にします。油とよく合うことから天ぷらや炒めものとしても用いられ、β-カロテンから変化したビタミンAの吸収が高まります。けれども最近はむしろ油の過剰が問題になる時代。できるだけ少なめの油での調理を心がけたいものです。肉の細切りとピーマンをいっしょに炒めたチンジャオロースーやピーマンの肉づめなどは、肉と野菜がバランスよくとれるスタミナ食。夏バテ知らずの一品です。

◎においや苦味のもとは

ピーマンの独特のにおいや苦味のもとは、ピラジンという物質で、タネとワタの部分に多く含まれます。ピラジンには、血流をよくする、精神を安定さ

せるなどの効果があり、冷え症や肩こり、イライラの解消にも役立ちます。

このごろは丸ごと表面が焦げるまで焼いてからおこげを除き、しょうゆ、めんつゆ、削り節などをかけて食べる「丸ごとピーマン」が人気です。オーブントースター、魚焼きグリルなどで一〇〜一五分、焦げて柔らかくなるまで加熱します。

また、縦に細く切ってから電子レンジにかけ、マグロオイル漬けを合わせ、ポン酢で味をつけて削り節をかけると、においも苦味も感じにくくなり、いくらでも食べられます。

◎おなら予防にはサラダやジュースにして

ピーマンにはカリウムが多くナトリウムが少ないので利尿作用があり、腎臓の掃除をしてくれます。また、食物繊維が多く、便秘の解消にも役立ちます。おならを予防し、コレステロールの掃除をする成分も多く、血管の老化を防ぎます。

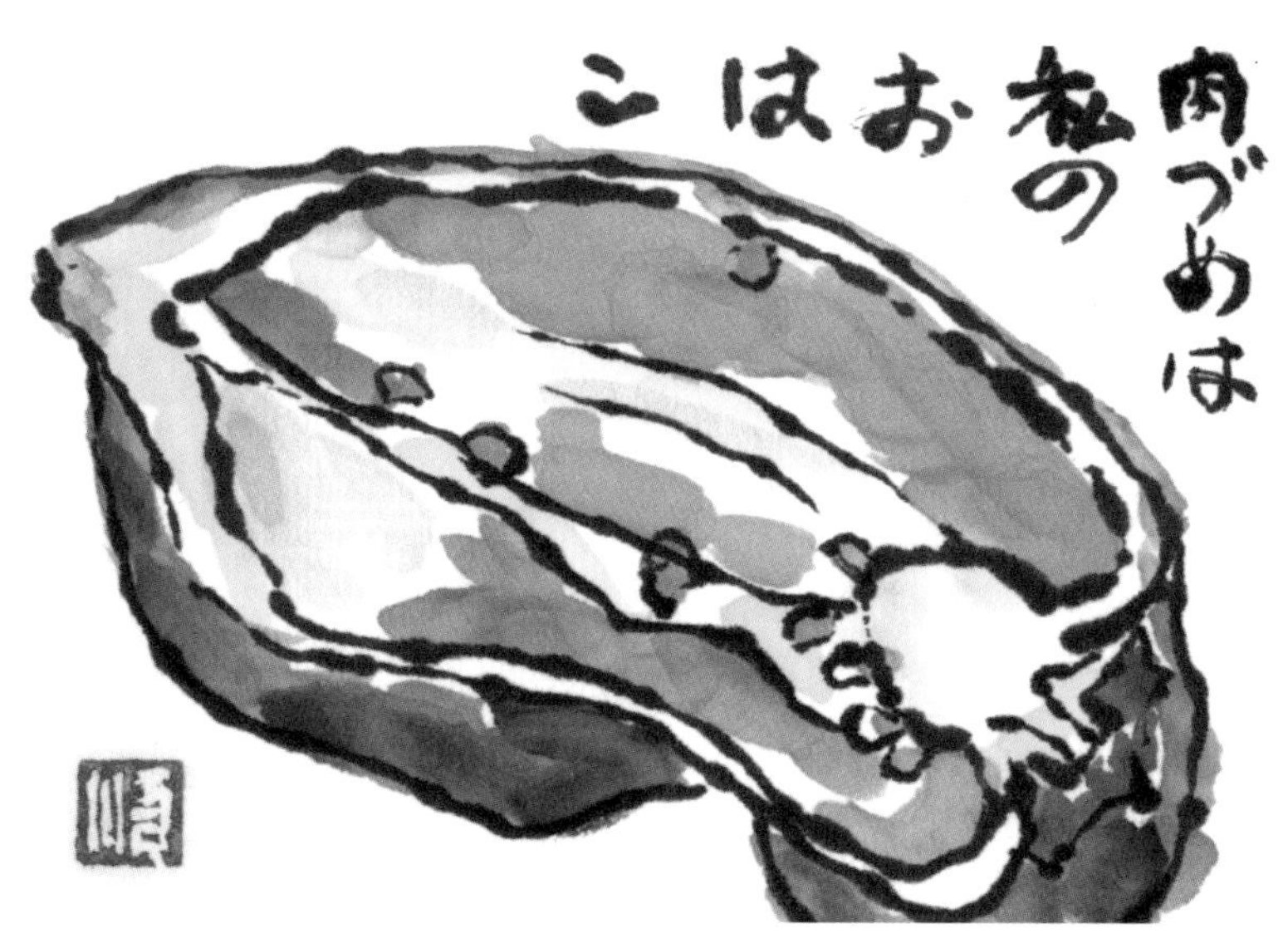

★ポリフェノールの宝庫

フキ

フキノトウは春に地下茎から出てくるつぼみで、雌株と雄株があり、花の色や形が違います。フキノトウの綿毛が飛ぶころになると、フキの葉の柄がグングン伸びてきます。フキはその根もとを折って採集したもの。「秋田フキ」は柄の長さが2mにもなり、カサのように巨大です。

原産地

日本

注目の成分

精油、サポニン、ポリフェノール類

おもな栄養素

［**フキ**］ビタミンB群、ビタミンC、カリウム、カルシウム、マンガン、食物繊維
［**フキノトウ**］β-カロテン、ビタミンB群、カリウム、リン、鉄、食物繊維

◎フキノトウは春を連れてくる

五月に、尾瀬への福島県側の入り口、桧枝岐村に行ったことがあります。桧枝岐歌舞伎を鑑賞するためです。みぞれまじりの小雨が降る夜、野外での公演でした。翌日、尾瀬ヶ原方面に向かうと、道ばたに雪の下からフキノトウが顔を出していました。

子どものころは、フキノトウを「バッケ」と呼んでいました。ゆでたら刻んで酢みそあえに、また、油みそにからめて「フキノトウみそ」に。うどんやそばにはフキノトウの天ぷらが合います。「春ですよ」と、苦味が内臓を目覚めさせてくれます。

◎フキの産地は愛知県がトップ

フキは里山に入って採るものでしたが、愛知県では江戸時代から栽培がおこなわれています。「愛知早生フキ」は「尾張フキ」ともいわれ、国内でトップの生産量を誇ります（二〇一九年）。

古い漢方の薬物書には、フキはせきを止め、痰を

切る働きがあると書かれています。今では、それが精油やサポニンの働きによることがわかってきました。苦味の成分には、消化を助け、胃を丈夫にする働きがあります。

◎下処理で強すぎる苦味を抜いて

苦味などはアクと呼ばれ、その正体は、ポリフェノールです。強すぎるアクは体によいものとはいえないので、ほどほどのうまみと苦味を残すようにアク抜きをします。

フキは、なるべく長いまま、たっぷりの塩で板ずりをしてから ゆで、水にさらします。塩漬けにするのも、アクを抜く方法です。お店に並んでいる栽培品種には、アク抜きのいらないものもあります。

さつま揚げ、油揚げ、厚揚げ、高野豆腐などと煮てもおいしくいただけます。青魚といっしょに煮ると「魚毒を消す」と、いい伝えられています。

フキノトウも塩で板ずりしてから、そのまま熱湯でゆでます。

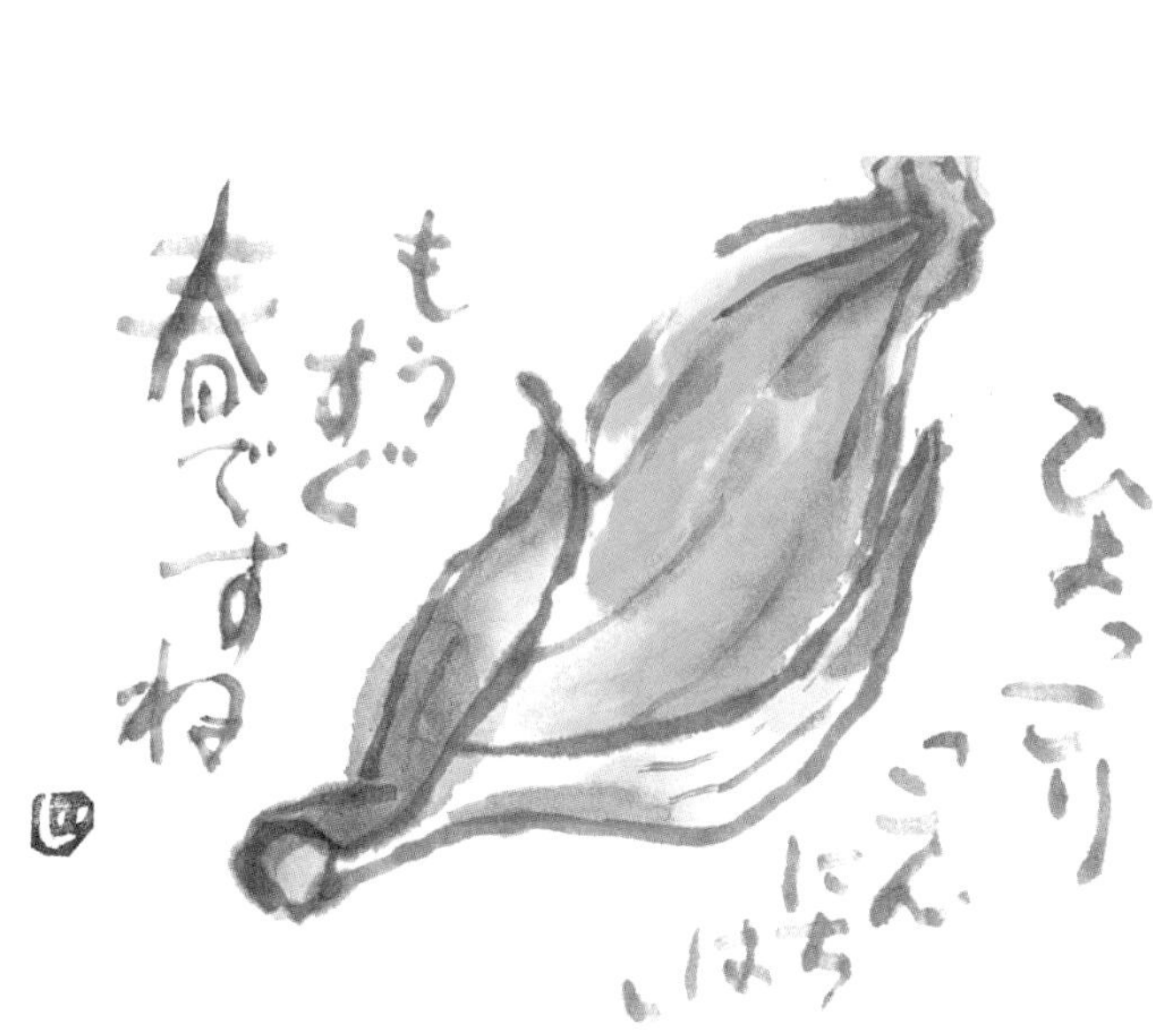

★ バラの花のような野菜

プチヴェール

フランス語で「小さな緑」という意味で、葉は緑のフリルがバラの花のように見えます。1990年に静岡県の会社が、ケールと芽キャベツを交配してつくった「非結球(ひけっきゅう)芽キャベツ」です。1本の苗から50個以上が収穫できます。

注目の成分

ルテイン、ビタミンU

おもな栄養素

β-カロテン、ビタミンE、葉酸、ビタミンC、カリウム、カルシウム、鉄、食物繊維

◎カロテンの仲間がいっぱい含まれて

葉は独特の歯ごたえがあり、苦味がなく、霜や寒さに当たると甘味が増すのが特長です。葉が赤い「プチヴェールルージュ」、クリーム色の「プチヴェールホワイト」などの品種があります。旬は一二月から翌年三月ごろまでです。

カリウム、カルシウム、鉄分などが多く、抗酸化作用があるβ-カロテンやルテイン、ビタミンCも豊富です。ビタミンU（キャベジン）はストレスによる胃の障害を軽減し、胃潰瘍(いかいよう)予防の報告もあります。

動物実験では脂肪の吸収や蓄積を防止する効果が報告され、肥満予防に役立つとされています。アブラナ科の野菜なので、がん予防のファイトケミカルも含まれます。

◎おいしい食べ方

甘味があって苦くないので、青汁の食材としても人気です。リンゴジュースや牛乳とまぜて飲むと、

おいしさが引き立ちます。

芯に切れ目を入れ、塩を少し入れた熱湯で二〜三分ゆでると、緑が鮮やかになります。冷水にとり、水気を切ってお浸しに。マヨネーズをかけるとサラダに。すりゴマ、マヨネーズ、しょうゆを合わせたゴママヨあえも美味です。砂糖を入れるかどうかはお好みで。

生のプチヴェールとベーコン、ニンニクを炒めて、しょうゆとコショウで味つけしても。天ぷら、シチュー、グラタン、スープの具にも合います。

パスタのソースには、プチヴェールを一分ほどゆで、オリーブ油、ニンニク、クルミ、塩、レモン汁といっしょにフードプロセッサーにかけてペーストにします。ゆでたパスタにからめて盛りつけたら、ゆでたプチヴェールを上に載せます。ペーストは冷凍すれば三カ月ほど保存できます。

つぼみが開いていないもの、切り口が緑色で硬くないものを選びましょう。

保存方法

ポリ袋に入れて冷蔵庫の野菜室で3～5日です。冷凍する場合は30秒ほど熱湯でゆでて、冷ましてからポリ袋に入れて、冷凍庫に保存します。使うさいは自然解凍します。

産直
野菜
に入ってきた
はじめての
野菜です
よろしく
プチヴェール

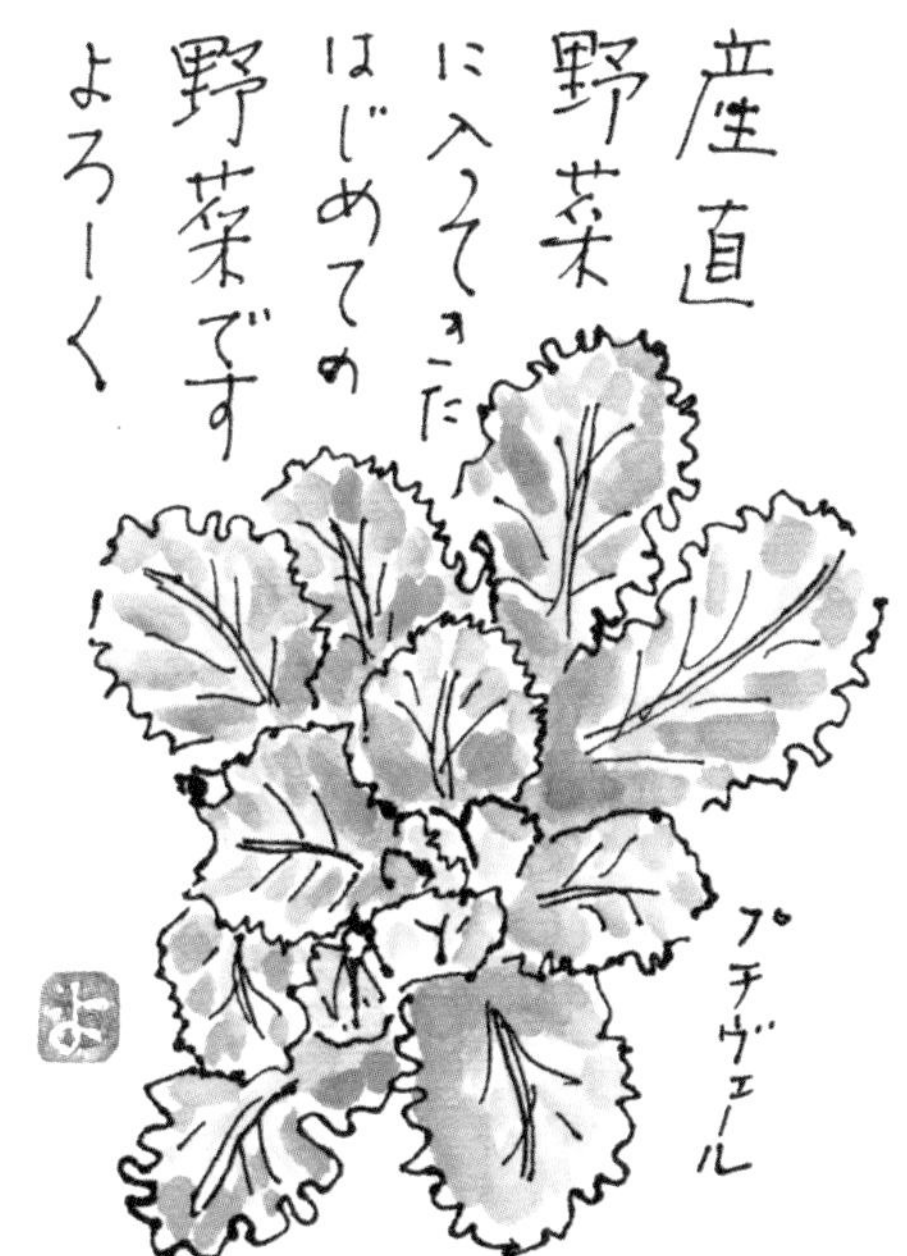

★がん予防のアブラナ科植物

ブロッコリー

お弁当のおかずや肉料理のつけ合わせなどに人気です。キャベツやカリフラワーの仲間で、私たちが食べている部分は花のつぼみです。柔らかい茎も食べられます。日本に最初に紹介されたのは明治時代といわれますが、一般の家庭で食べるようになったのは1970年ごろからです。

原産地

イタリア

注目の成分

スルフォラファン、アリルイソチオシアネート、ビタミンU

おもな栄養素

β-カロテン、ビタミンE、ビタミンB群、ビタミンC、カリウム、クロム、カルシウム、食物繊維

◎肌の健康を保ち、カゼ予防にも

ブロッコリーは緑黄色野菜ですから、栄養的にはとても優れています。ビタミンCの推奨量は一日一〇〇ミリグラム。生のブロッコリー一〇〇グラムには一四〇ミリグラムも含まれています。厚手の鍋で水を使わずに蒸すようにすれば、ビタミンCがあまり壊れません。ただし、加熱しすぎに注意しましょう、少し歯ごたえがあるくらいのほうが栄養的にも優れ、おいしくでき上がります。

ビタミンCは免疫力を高め、カゼを予防します。また、ストレスや老化の防止にも役立ちます。

ビタミンEも豊富で、ビタミンCとともに肌を若々しく保ちます。最近の研究では、ビタミンCとEは詰まった血管を広げて血液の流れをよくし、心臓の細胞へ栄養を送る、いわば心臓のくすりであり、また、重い心不全が起きないように働くともいわれています。β-カロテンやポリフェノールも多く、老化防止におすすめの食材です。

◎がん予防効果の高いファイトケミカル

がん予防に効果があるブロッコリースプラウトについては別項で紹介します（モヤシの仲間たち二五四頁参照）。

スルフォラファンはアブラナ科植物に含まれる辛味成分のアリルイソチオシアネートの一種です。硫黄を含むファイトケミカルで、がん予防に役立ちます。β-カロテンも抗酸化作用が強く、発がんを予防します。

老化防止、発がん防止の機能性成分がいっぱいのブロッコリーは、がん予防の代表選手です。また、キャベツにも含まれるビタミンUは、胃の粘膜を保護し、潰瘍（かいよう）を予防する働きがあります。

ブロッコリーをよく食べる私は、小房に分けて水で洗い、皿に並べてラップをしたら電子レンジの六〇〇Wで二分ほど加熱しています。そして、塩少々をパラパラ振ってから冷まします。保存容器に入れて冷蔵庫に入れると、いつでも食べられて便利です。

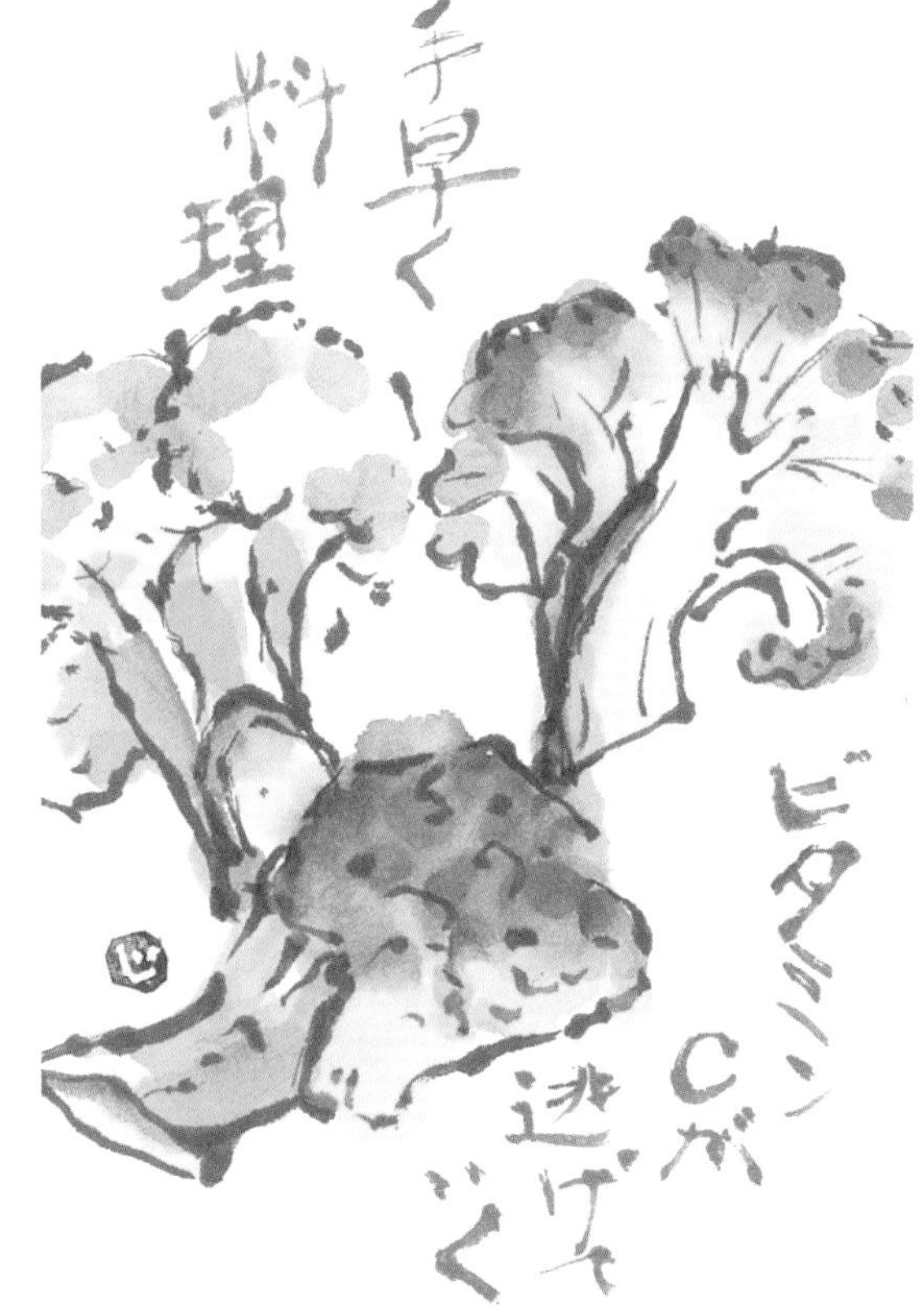

★増血作用が強く、貧血に効果

ホウレンソウ

ホウレンソウの旬は冬。深い緑色の葉と赤い根もとのコントラストが素敵です。冬のホウレンソウは味がよくて栄養価も高く、価格も比較的安くなります。ビタミンとミネラルが群を抜いて豊富です。アメリカでは缶詰が人気で、日本でも冷凍食品の需要が多くなってきました。

原産地

西アジア（イラン方面）

注目の成分

クロロフィル（葉緑素）

おもな栄養素

β-カロテン、ビタミンE、ビタミンB群、ビタミンC、カリウム、カルシウム、鉄、マンガン、食物繊維

◎貧血の妙薬

中国を経由して、江戸時代初期にわが国に入ったといわれています。

東洋種は葉が細長くギザギザがあり、アクが少なく、根もとの赤みと甘味が特徴です。それに対し西洋種は大型で、葉に丸みがあって色が濃く、味はさっぱりしています。

ホウレンソウといえば、まずあげられるのが増血作用です。鉄の含有量が多く、血液中のヘモグロビンや筋肉中のミオグロビンの成分になります。そのほか、ビタミンB_{12}、葉酸、ビタミンC、根もとの赤い部分に含まれるマンガンなど増血作用のある物質がたくさん含まれ、貧血の予防に役立ちます。女性は月経による出血、出産・授乳などもあり、症状はなくても血液検査で貧血が指摘される場合が少なくありません。貧血予防には、ホウレンソウなどの緑黄色野菜と肉類やレバーなどを組み合わせると、いっそう効果的です。

◎老化防止やがん予防にも

老化といえば、まず肌や目が気になります。肌が乾燥して潤(うるお)いがなくなり、目はショボショボしてきます。字を読むときも焦点がだんだん遠くなり、ときには小さな虫が飛んでいるように見えることもあります。ホウレンソウには肌や目の潤いを増し、小さな筋肉までシャンとさせる働きがあるので、肌や目がいきいきとしてきます。

さらに、「緑黄色野菜をたくさん食べている人はがんになりにくい」というさまざまな調査結果があります。ホウレンソウは、β-カロテンやその仲間(カロテノイド)、そしてたくさんの老化防止の酵素を含みます。

◎便秘や糖尿病にも効果

アメリカの食養家は、「ホウレンソウは消化管の清掃、再建、再生の妙薬だ」と述べ、「かなり重症の便秘もわずか数日間か数週間以内で快癒した

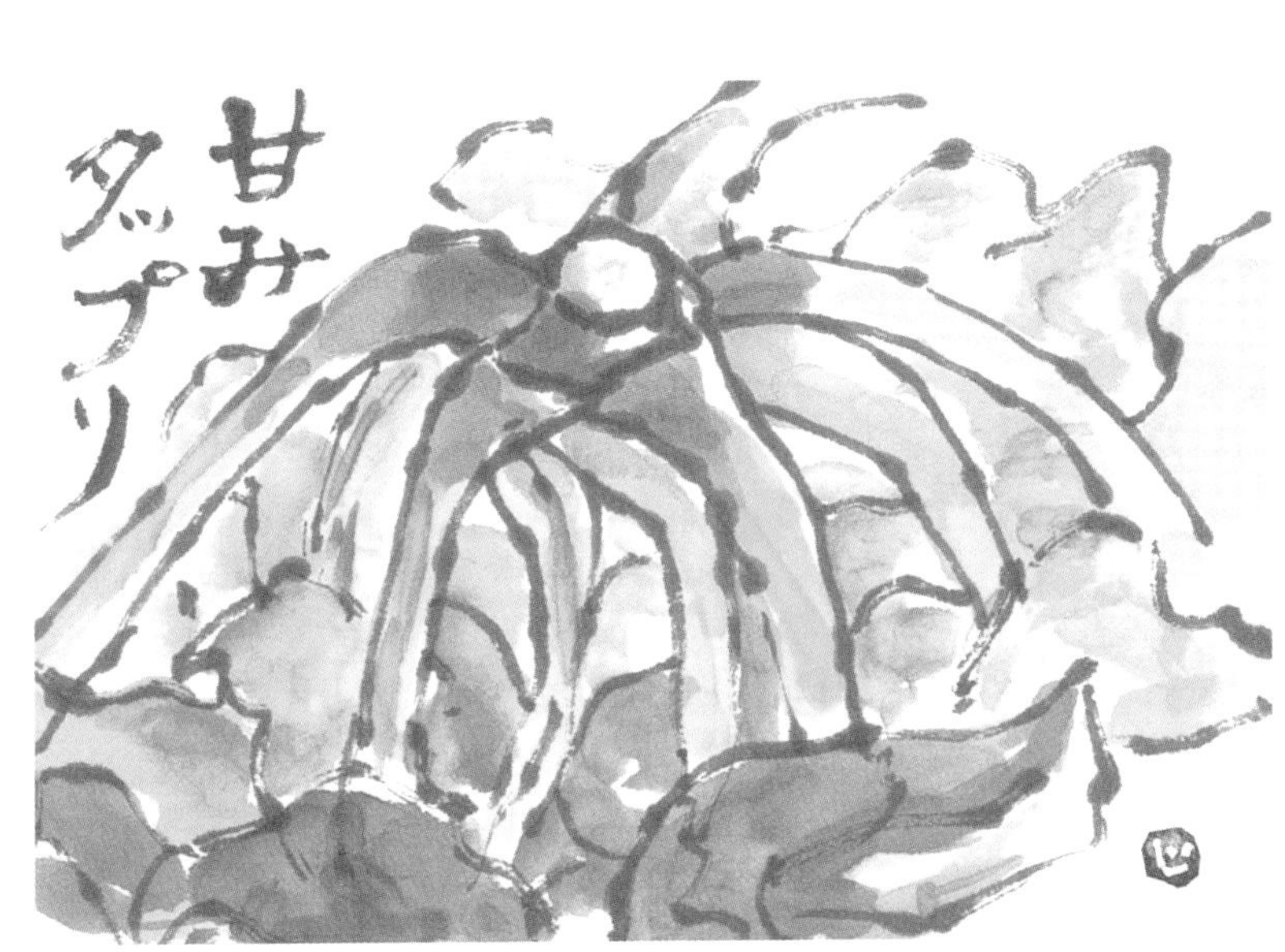

例が多い」と書いています。ホウレンソウには食物繊維が多く、腸のぜん動を盛んにする働きもあります。また、腸液などの分泌をうながし、消化管を潤して便通をととのえるので、高齢者や虚弱体質の人の便秘に適しています。

また、「糖尿病の特効薬」ともいわれます。中国の薬物書には糖尿病で口が渇き、多量の水を飲む人の治療にホウレンソウを用いる例が書いてあります。けれども、口が渇くなどの症状がある場合は、治療が必要な段階なので、お医者さんの指示に従ってください。

その他、ホウレンソウには、高い血圧やコレステロールを下げる、のどが腫(は)れやすい体質を治す、消炎・解毒などの、さまざまな作用があることがわかっています。

シュウ酸は大丈夫?

ホウレンソウはアクが多く、昔からゆでこぼすとよいと伝えられてきました。このアクはシュウ酸。「ゆでたシュウ酸は結石をつくるなどの悪さをするが、生のシュウ酸は腎臓結石を溶かす働きさえある」ともいわれます。相当大量に連日食べ続けないかぎり、腎臓結石などができる心配はないそうです。このごろは、アクの少ない生食(なましょく)用のホウレンソウも栽培されています。

お弁当には、ゴマあえにしたり、削り節や小魚をまぜたり、しょうゆで味をつけてからノリで巻いたりします。ゆでたホウレンソウの水を切り、ゴマ油をからめ少量の塩やしょうゆで味つけすると、サラダ感覚でたくさん食べられます。みじん切りのホウレンソウに、もみノリをまぜ、しょうゆで味をつけましょう。それを、つきたての餅や熱湯に浸けて柔らかくした焼き餅にからからめると、おいしい「菜っ葉餅」のでき上がりです。

旬の時期には、赤い根もとのほのかな甘味をよく味わっていただきたいと思います。

豆類（まめるい）

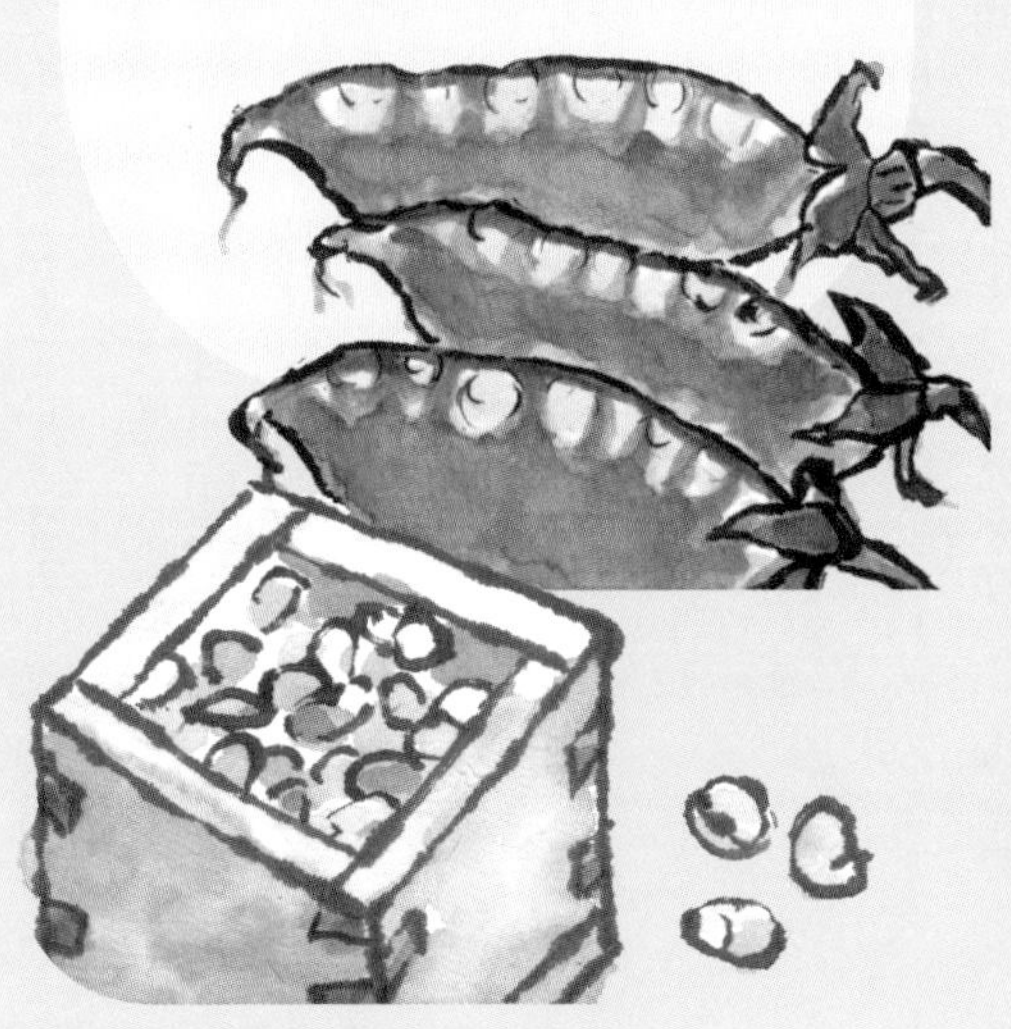

★むくみの霊薬

小豆（あずき）

小豆と聞くと、何かウキウキした気持ちになりませんか。お正月と結びつくからでしょうか。あんこの原料でもある小豆は、お赤飯、おはぎ、だんごのほか、さまざまな和菓子の材料にもなります。昔からの風習で、毎月1日と15日には小豆を食べるという地域もあります。

原産地

中国

注目の成分

サポニン、アントシアニン

おもな栄養素

糖質（デンプン）、たんぱく質、ビタミンB_1、B_2、カリウム、鉄、銅、食物繊維

◎漢方薬の材料にも

中国を経由して三世紀ごろに日本に入ってきたといわれています。今では日本のほか中国やアフリカなどでも栽培されていますが、そのほとんどが日本向けだそうです。

小豆は、漢方では「赤小豆（せきしょうず、しゃくしょうず）」と呼ばれ、下痢や冷えに効く漢方薬の中に入っています。

デンプンとたんぱく質、カリウムなどが多く、鉄や銅などの微量元素も含まれています。

◎むくみに効果

小豆は昔から「むくみの霊薬」といわれています。利尿作用がとても強いので、むくみや水太りぎみの方に向いています。小豆をゆで、塩をひとつまみ入れるだけで、汁ごと食べます。細かく切った昆布を入れてゆでると小豆が柔らかくなりやすく、薬効も増します。砂糖を入れないのがポイントです。甘く

ないので、おいしいとはいえないかもしれません。

的に小豆料理を食べることをおすすめします。

◎便秘や高血圧の予防に

便通を改善する効果もあります。それは食物繊維が多いことと、サポニンという成分が腸を刺激することによるものです。サポニンはシャボンのように泡だつ物質で、洗剤のような働きもあります。小豆の煮汁で食器を洗うと、きれいに汚れが落ちるのも納得できますね。サポニンには、利尿作用や血中コレステロールを排出して血液をきれいにするなどの働きがあり、高血圧の予防につながります。

赤い皮にはアントシアニンというフラボノイド系の色素が入っています。体のサビを防ぐ抗酸化作用があり、がん予防に役立つといわれています。

また、小豆にはビタミンB_1が多く、疲労物質の蓄積を防ぎ、脚気（かっけ）の予防にもなります。夏バテ防止、肩こり、腰痛などにも効果があるので、定期

プラスα　肌の健康を保つ

小豆を炒ってから粉末にし、1回0.5gほどを水に溶いたり、せっけんや洗顔クリームにまぜたりして洗顔します。サポニンが汚れを落として粉の粒子が血行をよくし、新陳代謝を活発にします。粉末にするには、すり鉢かフードプロセッサーを使います。

ソバカスなどメラニン色素のバランスが崩れたときには小豆を蒸留水に浸け、それを患部につけます。

★スリムな夏の香り

サヤインゲン

インゲン豆をサヤごと若採りしたのがサヤインゲン。年に3回収穫できることから、サンド豆（三度豆）と呼ぶ地域もあります。このごろは、筋が気にならない品種が多くなりました。ドジョウインゲン、サーベルインゲン、煮ものに向いているモロッコインゲンなどの品種があります。

原産地

メキシコ南部から中央アメリカ

注目の成分

アスパラギン酸、リジン

おもな栄養素

たんぱく質、β-カロテン、ビタミンB群、カリウム、カルシウム、マグネシウム、食物繊維

◎隠元禅師伝説も

南米からヨーロッパに紹介したのはコロンブスの時代。中国を経て、一七世紀（江戸時代前期）に日本にもたらしたのは隠元禅師との説があり、「インゲン」の名前がついています。

現在のおもな産地は千葉県、北海道、福島県などで（二〇一九年）、旬は六～九月です。

◎スタミナ増強、むくみにも

注目の成分はアスパラギン酸で、スタミナ増強や肌によいとされています。必須アミノ酸のリジンも含まれます。

中国の薬物書には、「むくみに効く」「元気が出る」などと記載されています。

◎おいしい食べ方

ゆでるときは、つけ根のヘタを切り落として、まな板の上に並べて塩を振り、ころがすようにして板

ずりをします。沸騰したお湯に入れ、色が鮮やかな緑になってから一分ほどゆでて、ザルにあげたらうちわなどであおいで冷まし、少し塩を振ります。急ぐときは冷水にとります。青臭さが消えて、色もきれいに仕上がります

ゆでたサヤインゲンにすりおろしたショウガをいっぱい載せ、しょうゆをかけて食べるのが、わが家の定番です。ゴマあえもおすすめです。

煮ものに入れてクタクタに煮ると、煮汁の味がしみて美味です。

一本揚げなどの天ぷらにしても、おいしくいただけます。

保存方法

ポリ袋に入れて、冷蔵庫の野菜室に入れます。

硬めにゆでて冷凍すると、自然解凍でいつでも使えます。急ぐときは流水で解凍します。

サヤインゲンの肉巻きのつくり方（2人分）

◉用意するもの

豚バラ肉薄切り…8枚
サヤインゲン………16本
油……………………小さじ2
小麦粉………………小さじ2
塩・コショウ……適量
おろしショウガ…少々
ポン酢…………大さじ2

◉つくり方

① サヤインゲンを1分ほどゆで、ザルにとって冷まし、水気を拭きとる。
② 豚バラ肉を半分の長さに切って16枚にし、4枚を横に少し重なるように並べる。
③ 肉に塩・コショウ、小麦粉を振り、サヤインゲン4本を載せて、きつく巻く。巻き終わりの部分に小麦粉を振って止める。4本つくる。
④ フライパンに油をひき、中火で巻き終わりを下にして焼き、全面を焼く。出てきた油を拭きとる。
⑤ フタをして2分蒸し、肉に火が通ったら表面をもう一度焼き、おろしショウガを入れたポン酢をかけ、全体にからめる。
⑥ 適当な長さに切って盛りつける。

★さやも豆もいっしょにいただいて

サヤエンドウ

エンドウを早採りしたもので、品種もいろいろあり、全国で栽培されています。「キヌサヤ」は、すり合わせたときの音が絹ずれに似ていることから名づけられました。エンドウの栽培は古代ギリシャ時代から。中国を経由して、遣唐使が持ち帰ったといわれています。

原産地

ヨーロッパ南部から地中海沿岸

注目の成分

アスパラギン酸、リジン

おもな栄養素

たんぱく質、β-カロテン、ビタミンB_1、B_2、ビタミンC、カリウム、カルシウム、食物繊維

◎おいしい食べ方

収穫量が多いのは鹿児島県、愛知県です（二〇一九年）。

緑黄色野菜で、β-カロテンが豊富です。鮮やかな色を生かして、さまざまな料理のつけ合わせに用いられます。

油で炒めたサヤエンドウに、酒、しょうゆ、みりんで味をつけ、削り節をまぶす、ゆでて冷水につけ、斜め半分に切って、ツナの缶詰であえても、簡単な一品になります。

保存方法

ポリ袋に入れて冷蔵庫の野菜室で1～2日保存できます。硬めにゆでて、冷凍もできます。

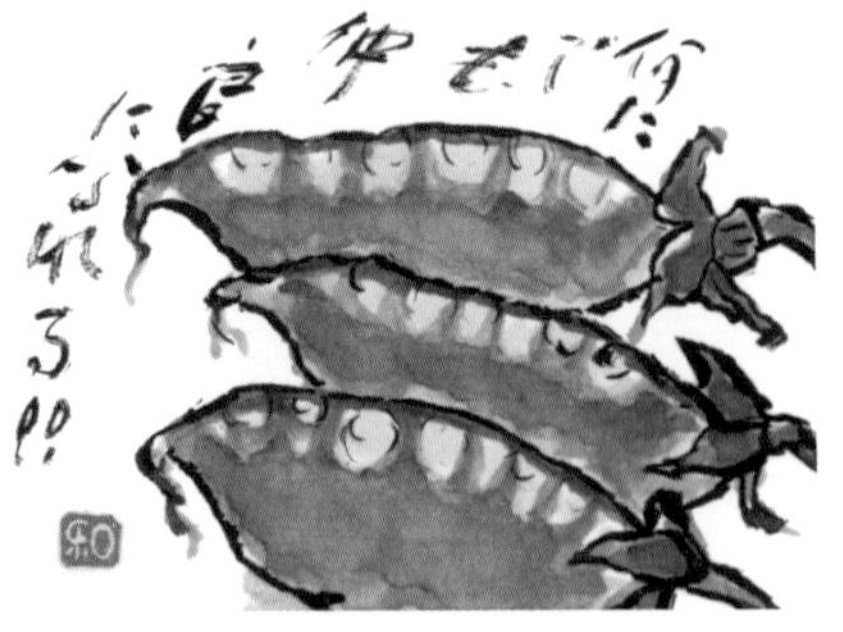

こんな品種も！

◎スナップエンドウ

エンドウの品種の1つで、アメリカで開発されました。旬は4～6月。「スナップ」は「ポキンと折れる」という意味。「スナックエンドウ」は種苗メーカーがつけた商品名です。サヤと豆の両方を食べ、シャキッとした食感と豆の甘味が特徴です。

国内生産が急増中

スナップエンドウが出回り始めた1970年代後半は、ほとんどが輸入品でしたが、ここ10年余りは国内の生産量が急増しています。鹿児島県が60%以上を占め、熊本、愛知の両県が続きます（2018年）。

漢方では、気や血のめぐりをよくする、冷え症に効く、母乳の出をよくするなどの効果があるとされています。

★おいしい食べ方

筋は先端を折って平らなほうからヘタに向かってとり、次にヘタを折って曲線側をとります。沸騰したお湯で1分弱ゆで、ザルにあげてうちわであおぎます。素材の味を生かすにはしょうゆを少し垂らすか、塩少々を振りかけて食べるのが一番です。

マヨネーズとの相性がよく、マヨネーズにみそとユズコショウをまぜた調味料にすると「おとなの味」が楽しめます。

また、ダシ汁にしょうゆを加えて煮ると、卵とじに。

油炒めは、溶き卵を油で炒め、半熟状態になったらゆでたスナップエンドウを入れ、塩、コショウ、しょう油で味つけします。

薄く衣をつけて天ぷらにするのも、おすすめです。

★保存方法

ポリ袋に入れて冷蔵庫の野菜室に。硬めにゆでて水気をとり、冷凍もできます。使うさいは、凍ったまま加熱調理します。

★フカフカのベッドで大切に育てられ

ソラ豆

さやが空に向ってつくので「空豆」や「天豆」とも書きます。形から「お多福豆」とも呼ばれ、「蚕豆」と書いて「そらまめ」と読んだりもします。世界最古の農作物の1つといわれ、完熟した豆は数千年も前から食料でした。現在では、煮豆や甘納豆の原料になります。

原産地

中央アジアから地中海沿岸説
北アフリカからカスピ海沿岸説等

注目の成分

レシチン、フラボノイド

おもな栄養素

たんぱく質、ビタミンE、ビタミンB群、ビタミンC、カリウム、鉄、食物繊維

◎真綿にくるまれ育つ

野菜としてのソラ豆は、未熟な種子を食べます。皮にある黒い線はお歯黒と呼ばれ、栄養分をもらったなごりです。

ソラ豆をむきながらいつも思うのは、棄てる量の多さです。廃棄率は、およそ七〇パーセント。種子は柔らかい毛で覆われ、あたかも真綿にくるまれているようです。

◎豊富な食物繊維

ソラ豆には、たんぱく質が多く含まれています。また、ビタミン、ミネラルも豊富です。

古い記録では、便秘症に使用したと書かれています。食物繊維が多いので納得です。食物繊維は腸内環境をととのえ、便秘や下痢を予防します。また、腸内の有害物質を排泄します。心臓病に有効という記録もありますが、それは豆の形がハート型だからという連想からのような気がします。

◎鮮度が命

さやから出すとすぐ硬くなるので、なるべくさや入りのものを求めましょう。鮮度が命です。

黒い筋のところに包丁で切り込みを入れます。このひと手間で、むくのがとても楽になります。

たっぷりのお湯に二％の塩と酒少々を入れて二分くらいゆでます。酒を入れるのは、青臭さをやわらげるためです。ゆでたらザルにとって自然に冷まし、お好みで塩を振りかけます。

◎さやごと焼いてみましょう

おいしさが格別なのは直火焼きです。グリルか焼き網でこんがり焦げ目がつくまで焼き、余熱で五分蒸したら豆をとり出し、塩味でいただきます。薄皮を食べるかどうかは、お好みで。

冷凍する場合は、一分ほどで硬めにゆでてからトレイに並べ、一気に冷やします。凍ったら保存袋に入れて冷凍庫に戻します。

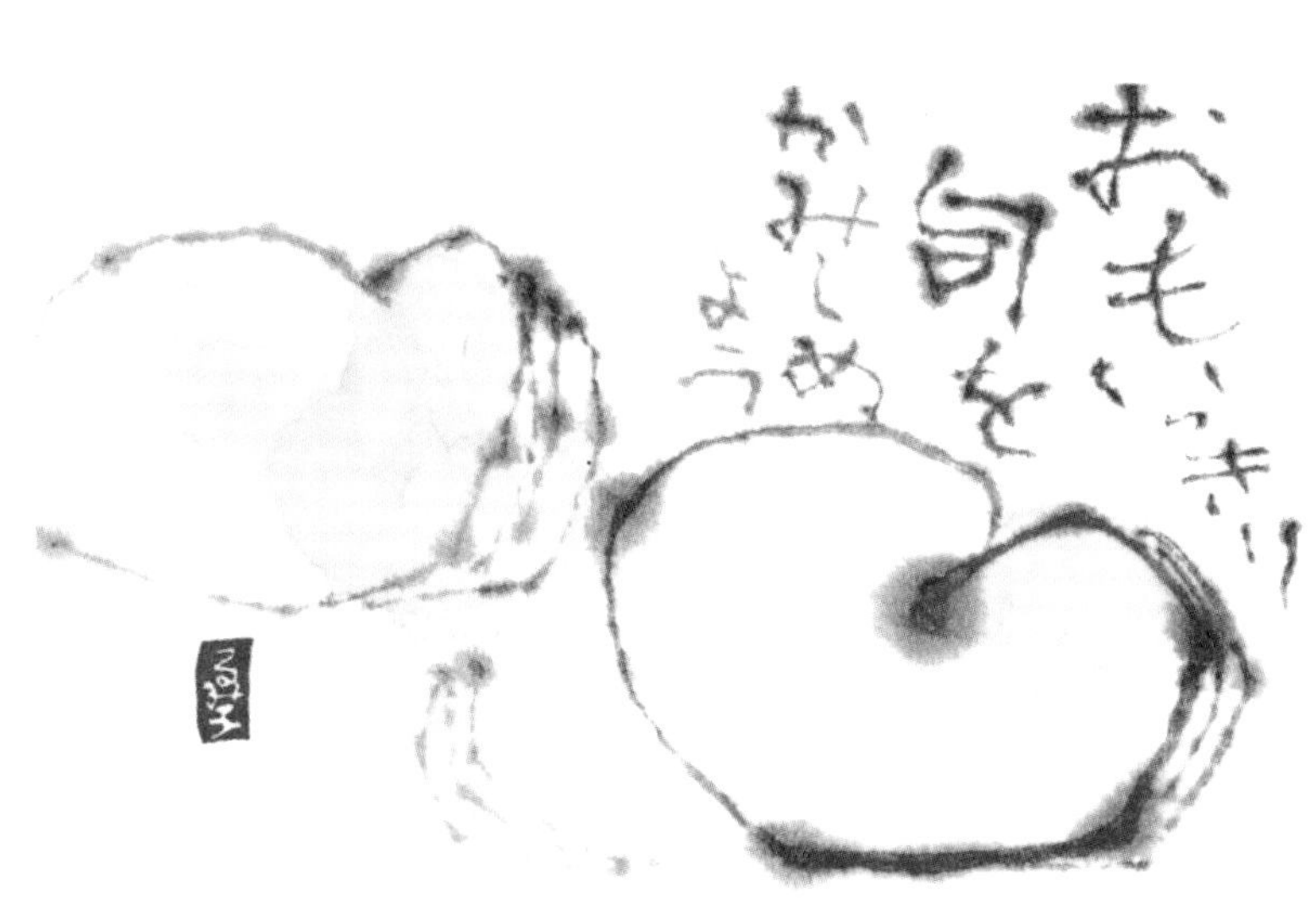

★たんぱく質が豊富な「畑の肉」

大豆

五穀の1つです。ドイツでは「畑の肉」とも呼ばれます。大豆の栽培は縄文時代からといわれ、昔から貴重なたんぱく源でした。日本に開国を迫った黒船事件のペリーがアメリカに持ち帰ったといわれているのに、国産大豆の自給率は、少し増えても6%です。

原産地

中国など東アジア

注目の成分

大豆レシチン、大豆サポニン、大豆イソフラボン

おもな栄養素

たんぱく質、脂質、ビタミンE、ビタミンB群、カリウム、食物繊維

◎優れたタンパク食品

国産大豆は、油分が少なく、良質のたんぱく質が多いため、煮豆、豆腐、納豆、湯葉、みそ、しょうゆなどにするととてもおいしく、国産大豆を望む声が多く聞かれます。

大豆の約三〇～四〇パーセントがたんぱく質。体内で合成できない必須アミノ酸もすべて含まれており、私たちの体の血や肉となります。牛肉のたんぱく質が瞬発力を出すのに対し、大豆のたんぱく質は粘り強さを出すといわれます。野菜やくだものの薬効のほとんども、微量のたんぱく質が関与していると思われます。

昔から糖尿病に用いられていた記録がありますが、このごろは、大豆を食べると腸から信号が出てインスリンの分泌がよくなることもわかってきました。食物繊維も多く、腸の掃除をして腸内環境をととのえ、便通を改善します。血糖値やコレステロール値を下げる働きもあります。

◎認知症の予防効果

大豆には、神経の伝達物質であるアセチルコリンをつくる物質が含まれています。神経の伝達がうまくいって、脳を活性化させ、認知症を予防します。中国の古い薬物書にも「卒中で言語不能のものに用いる」とあり、脳卒中の後遺症にも使われていました。

また、精製しない大豆油にはビタミンEが多く、老化やがんの防止、更年期障害などの防止に役立つほか、血液の循環をよくし、しもやけを予防します。

◎耳鳴りの妙薬

「腎虚（じんきょ）耳鳴り」といって、耳と腎は深い関係があります。漢方では腎は腎臓だけを指すのではなく、生殖や成長などに関係する働きを含めた広い意味で使われています。腎に力がなくなると精力が減退したり、尿の出が悪くなったり、さまざまな老化現象が出てきます。大豆には腎を強くする働きがあり、耳鳴りや精力減退、夜間頻尿（やかんひんにょう）などの症状を改善します。

◎すぐれた解毒作用

正月には「まめに暮らせるように」と黒豆を食べます。年の初めに水分代謝をよくし、万病の予防を心がけた知恵でしょうか。解毒作用を期待しているようにも思えます。

世界で初めて全身麻酔で乳がんの手術をした医者の華岡青洲（はなおかせいしゅう）は、麻酔薬を用いたあとに黒豆湯（こくずとう）を飲ませ、めまいや口の渇きなどの麻酔薬による副反応を治しました。

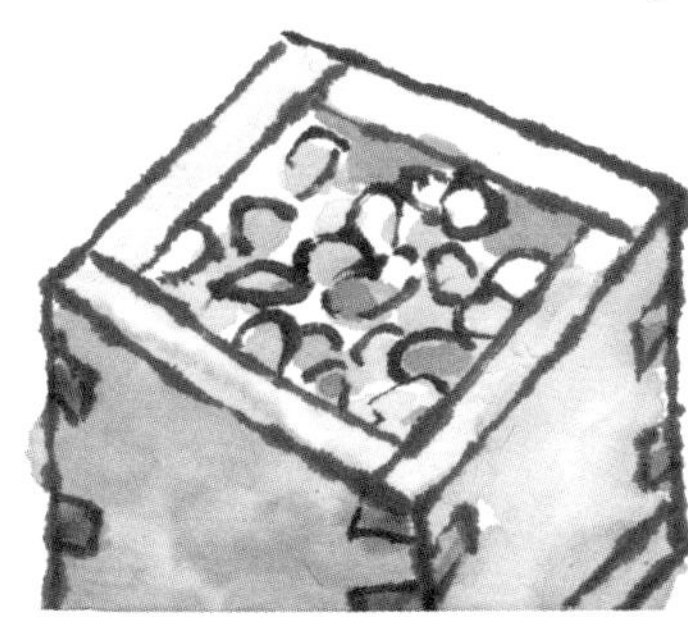

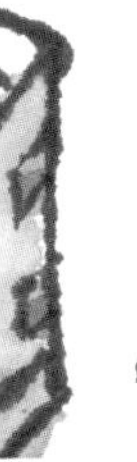

◎リウマチなどの関節症状にも

大豆には水分代謝をよくする働きもあります。色白で水太りぎみの人は水分代謝が悪く、リウマチなどの関節の痛みや腫(は)れ、だるさなどを訴えることがしばしばあります。そのようなときは、大豆の煎(せん)じ液が効きます。枝豆の季節には枝豆を食べるだけでよいのです。水分代謝がよくなり、顔も足も引きしまり、関節症状も軽くなります。また、大豆は肌の健康を保ち、髪の毛のツヤをよくする効果もあります。

その上、声の出がよくなるので、声を出す職業の人には煮豆や豆の煮汁をおすすめします。

大豆のいろいろな仲間たち

枝豆……若い大豆を収穫

◉動脈硬化を予防する

ビールがおいしい季節には、枝豆の味も最高になります。枝豆を食べると、アルコールで減少するビタミンの補給や脂肪肝の予防にもなり、マグネシウム、マンガン、亜鉛、銅などの微量元素の不足を補います。

最近注目されている葉酸の働きですが、枝豆にとても多く含まれています。葉酸は熱に弱いビタミンです。枝豆はさやのままゆでるので、8割がた葉酸が残ります。

葉酸が不足すると動脈硬化が進みやすくなり、心筋梗塞や狭心症などになりやすいといわれます。

また、葉酸はがん患者に最も不足しているビタミンともいわれ、その関係なども研究されています。

加工食品

◉おからの効用

おからは大豆製品をつくるときに出るしぼりカス。

しぼりカスとはいっても、たんぱく質や食物繊維が豊富です。血中のコレステロールを掃除する、便秘を解消する、動脈硬化を予防する、糖尿病やがんを予防するなどの効果があります。おからはダイエットにもよく用いられます。

おからの弱点は腐りやすいこと。購入したら、すぐに調理しましょう。「卯（う）の花（はな）炒（い）り」は最高のお総菜です。ヒジキ、シイタケ、ニンジンなどの具を多めにすると、がんの予防効果が高まります。

◉納豆の魅力

納豆は栄養豊かな健康食品。優れたたんぱく質、必須脂肪酸、認知症を予防する物質も含まれています。最近ではナットウキナーゼという酵素の解明も進み、血栓を溶かして脳梗塞や心筋梗塞を予防する働きがあるといわれています。

ナットウ菌は出血を予防するビタミンKをつくります。ワルファリンというくすりを飲んでいる方は納豆を食べないようにします。納豆がつくるビタミンKがワルファリンの効果を減らしてしまうからです。

漢方では香豉（こうし）という納豆のようなものを、カゼの初期や肺炎に用います。刻みネギを納豆にまぜて食べることは、カゼぐすりを食べるようなものです。

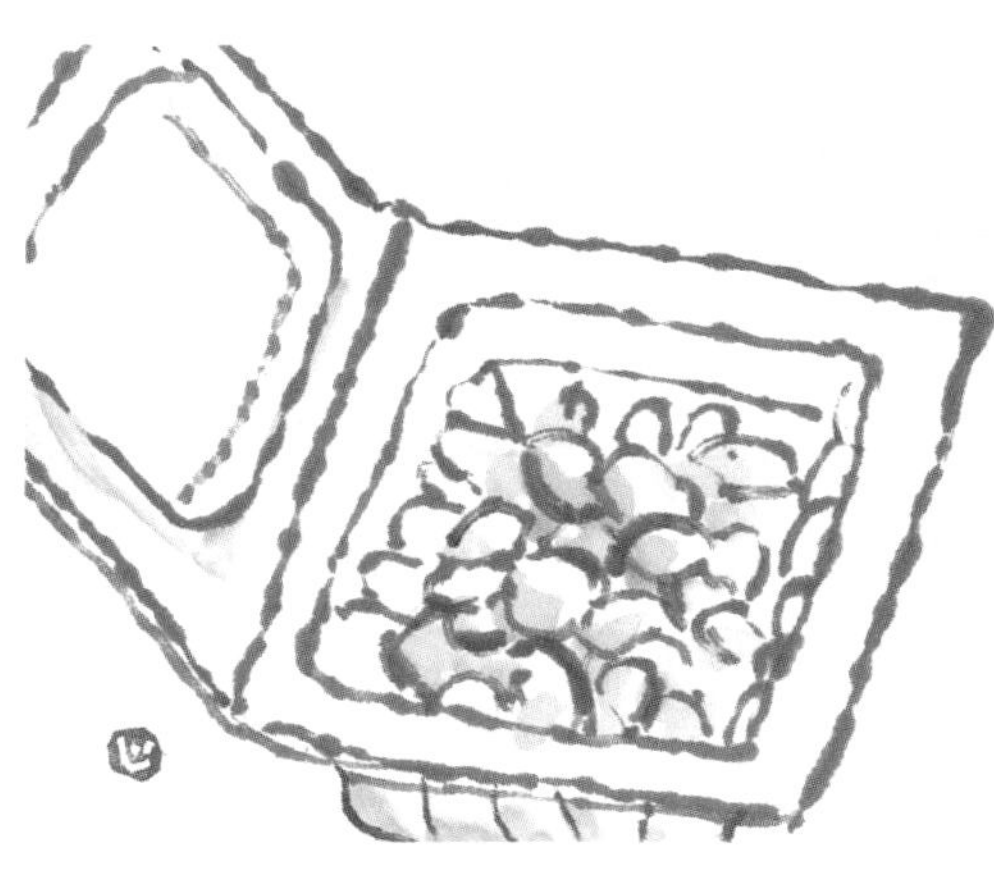

加工食品

◉みそ汁で健康づくり

みそは大豆と麹(こうじ)と塩をまぜ、発酵させた食品です。

麹の原料によって米みそ、麦みそ、豆みそに分けられます。私たちが普通食べているのは米みそ。八丁みそが豆みその代表です。

みそは独特な味、色、香りが魅力。うまみも発酵によってできたアミノ酸によるものです。調味料なのに栄養も豊富。抗がん作用、胃潰瘍の予防、老化防止などの薬効もあります。

ヨーロッパではチョルノービリ（チェルノブイリ）の原発事故以来、「放射能除去にはみそが効く」といわれ、みその需要が伸びたことがありました。

一方で、国内では20代でみそ汁を飲む頻度が週2 ～ 3日以下が6割弱という調査結果があります（*）。実際、年間生産量は横ばいです。鎌倉時代から続いているといわれる、ごはんとみそ汁という日本食のパターンが急速に崩れてきているように思えます。

そんな中、塩分を問題にしてみそ汁を減らすような指導もおこなわれています。その場合、問題視されるのはいつも汁の塩分だけです。具だくさんのみそ汁は「一汁一菜」で栄養豊富なおかずを兼ねます。みそ汁を毎日飲むことは、健康づくりの第一歩だと私は思います。

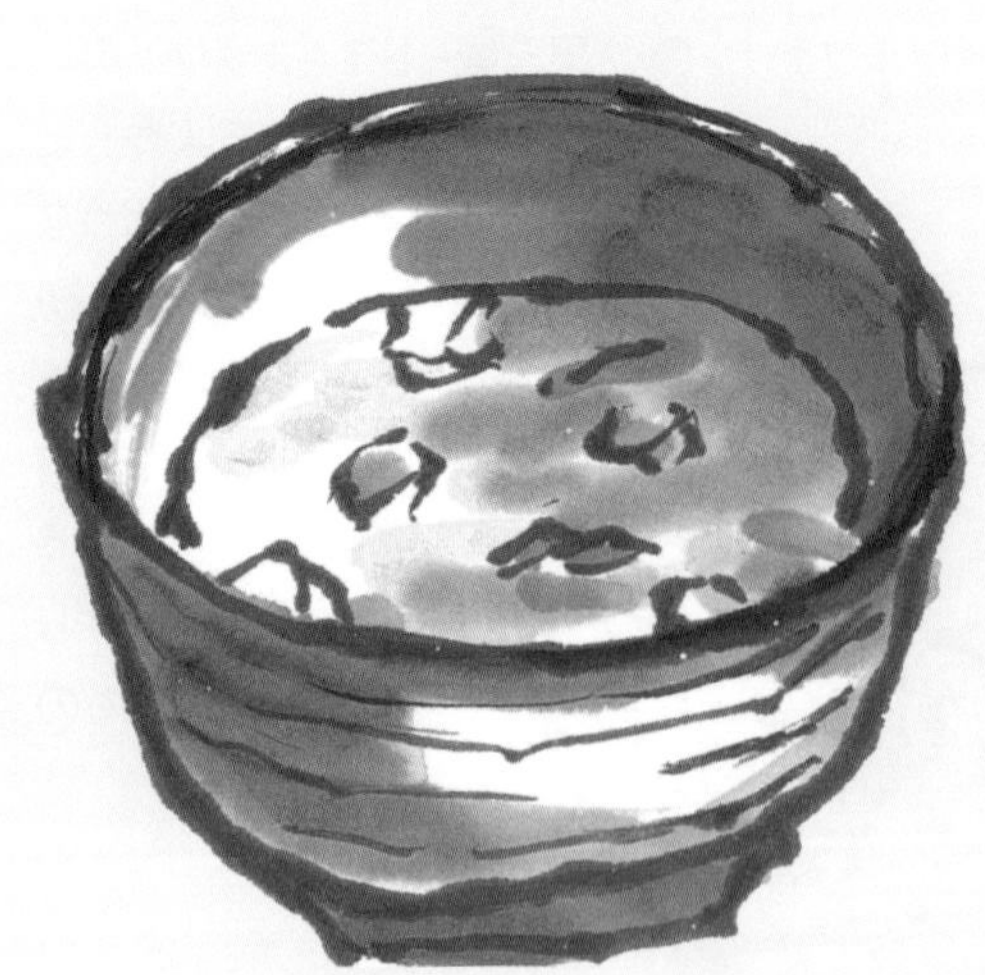

＊出典：LINEリサーチ

◉ 発熱の手当てに豆腐湿布

日本ほど大豆の加工食品が多い国は、ほかにありません。中でも豆腐は大傑作。白くて、きれいで、栄養も豊富なことから「大豆のチーズ」とも呼ばれ、今ではアメリカでも大変なブームです。もともとは仏教の伝来とともに中国から伝えられました。味は淡白ですが、脂肪もたんぱく質も豊富です。豆腐料理は数えきれないほどあり、毎日食べても飽きません。江戸時代には100種類の豆腐料理を書いた本まで出版されていました。

子どもが小さいころなど、急に高熱が出て困ることがありますね。夜中の発熱には、よく豆腐の湿布で手当てをしました。心理的な効果もあるのでしょうか、おだやかな効き目で朝には熱が落ちつき、子どもの機嫌もよくなって助かりました。

子どもが大きくなった今でも、わが家の冷蔵庫には、豆腐とショウガ、そしてコンニャクが常備されています。コンニャクは、お湯で煮て、冷えによる腹痛などに用いるためです。

◉なつかしい凍(こお)り豆腐の味

凍り豆腐は豆腐を凍らせ、乾燥させた保存食。ふるさとでは「凍(し)み豆腐」と呼んでいました。高野豆腐とも呼ばれるように、高野山の僧侶が発明したといわれ、精進料理には欠かせません。

食べ方もさまざまで、親から子へと伝えられてきました。このごろは乾燥品を戻す時間さえ惜しむ傾向がありますが、手間のかからない製品も出ています。冬の寒い夜に、自然の中で凍結させ、乾燥させた凍り豆腐の味は格別。まさに本物の味といえましょう。

★香り成分が薬効のもと

ミツバ

さわやかな香りのミツバ。葉が三枚の小葉(しょうよう)になっていることから、「三つ葉」と呼ばれます。中国、朝鮮半島、日本などに分布し、学名にもジャポニカという種名(しゅめい)がつけられています。周年出荷の糸ミツバ、冬に出荷の切りミツバ、3～4月が旬の根ミツバなどがあります。

原産地

日本、東アジア

注目の成分

β-ミルセン、β-ピネン

おもな栄養素

β-カロテン、ビタミンE、ビタミンK、ビタミンC、カリウム、鉄、食物繊維

◎神経の興奮をしずめます

里山を歩いていると、時どきミツバを見かけます。ちょっと折ると、よい香りがあたり一面に広がります。この香りのもとはβ-ミルセン、β-ピネンなどの揮発成分です。これらの成分には鎮静作用があり、イライラを解消する働きがあります。心が落ちつき、夜の眠りを助けます。また、脳の機能を活発にします。さらに香り成分は、胃腸の動きをよくし、食欲を増進させます。

カリウムによる利尿作用もあり、ストレスが原因の高血圧症にはとくに効果があります。

セリ科の植物には血液の循環をよくし、体の冷えを除く働きもあり、ミツバにもその効果が期待できます。女性は血のめぐりのトラブルが多く、食事で体をととのえるような配慮が必要です。

◎ジュースでどうぞ

β-カロテン、ビタミンC、カルシウム、鉄など

も含みます。β-カロテンはビタミンAに変化して視力をよくし、粘膜を丈夫にし、カゼなどの感染症にかかりにくくします。少量では薬効が期待できないので、お浸しや青汁にして利用しましょう。青汁はビタミンも壊れにくく、量も簡単に摂取できるので効果を実感することができます。

糸ミツバのツナあえのつくり方

◉用意するもの

糸ミツバ……………………1/2束（20g）
塩蔵ワカメ（水でもどす）…50g
ツナの缶詰…………………1缶（70g）
ポン酢………………………小さじ1強
焼きノリ……………………1/4枚

◉つくり方

① ワカメを食べやすい大きさに切り、水を切る。
② 糸ミツバを3㎝長さに切る。
③ ①②とツナを缶の汁ごとまぜ、ポン酢で味をつける。
④ 盛りつけたら、手でちぎった焼きノリを散らす。

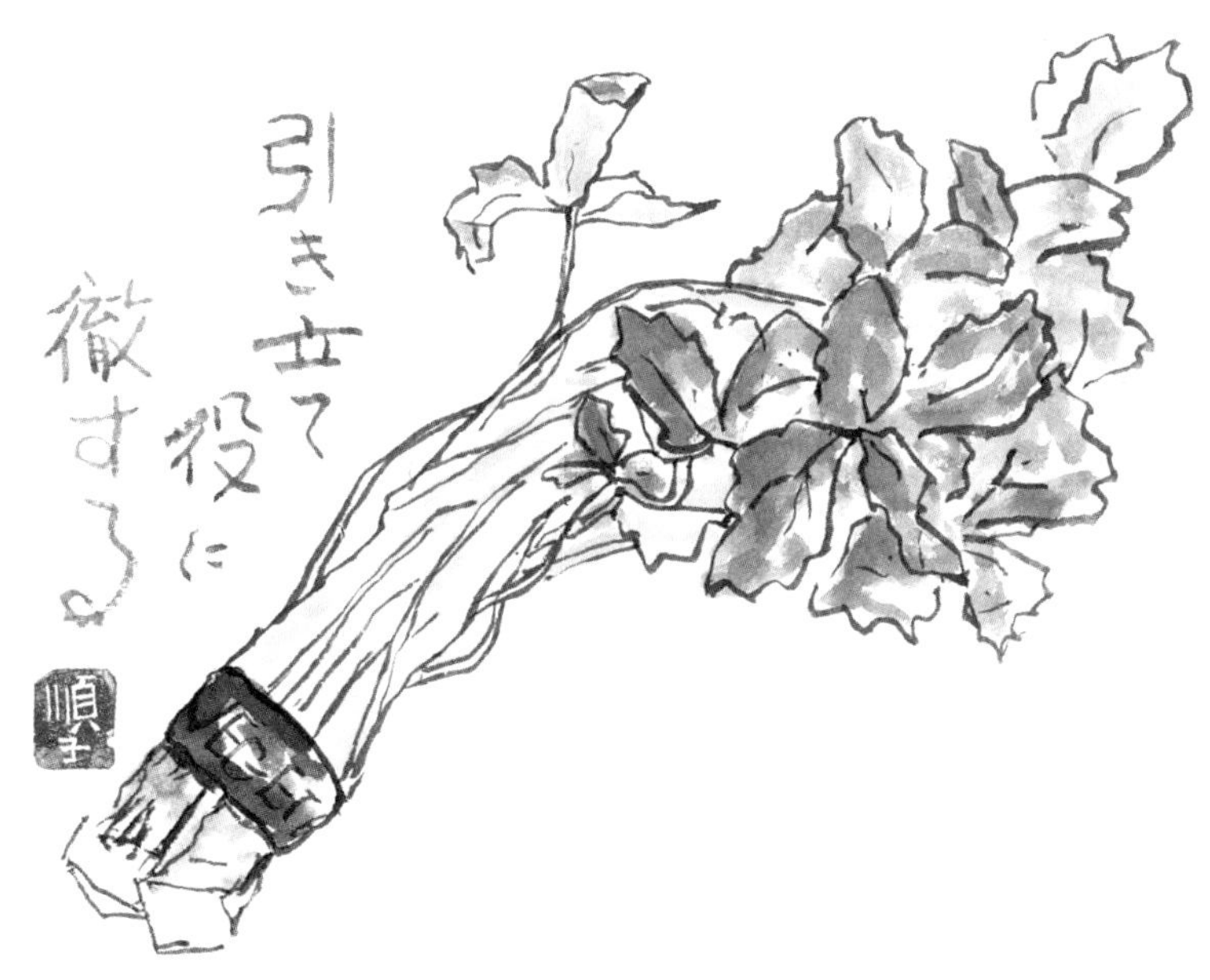

こんな品種も！

◎根ミツバ

根ミツバは、日光が当たらないよう土を寄せて栽培する軟白栽培で、根つきのまま出荷されます。旬は3～4月です。

現在のミツバのおもな産地は千葉県、愛知県、茨城県です（2019年）。

漢方では気血のめぐりをよくし、せきや痰（たん）に効果があるとされています。

カゼにかかったかなと思ったら、すまし汁にすりおろしたショウガと刻んだミツバを入れて飲み、暖かくして休むと、発汗・解熱を助けます。また、根ミツバ自体に体を温める働きもあり、冷え症の方におすすめです。

葉や茎を食べたあとの根は、土に植えると数日で新しい芽が伸びてきます。薬味に十分な量なので、しばらくつまんで楽しみましょう。

★おいしい食べ方

お吸いもの、五目ごはんの具、お浸しに。鶏卵や鶏肉との相性がよいので、親子丼にはたっぷり載せたいですね。

根はよく洗ってから、ゴボウのようにきんぴらにしたり牛肉と炒めたり、鍋料理にも重宝します。

★保存方法

キッチンペーパーなどに包んでポリ袋に入れて、冷蔵庫で1～2日保存できます。

★香りと歯ごたえで夏バテ防止

ミョウガ

独特の香りと味のミョウガは、薬味として多くの人に親しまれています。海藻サラダにもよく合い、しば漬け、甘酢漬けにもできます。たくさんのミョウガが手に入ったら、卵とじなどにすると、いくらでも食べられます。そんなとき、ちょっと心配になるのが、物忘れです!?

原産地

東アジア

注目の成分

α-ピネン

おもな栄養素

β-カロテン、ビタミンE、ビタミンK、ビタミンB_2、葉酸、ビタミンC、カリウム、カルシウム、リン、鉄、マンガン、食物繊維

◎「ミョウガを食べると物忘れをする」は俗説

落語の「みょうが宿屋（みょうがの宿）」は有名です。ミョウガを食べると物忘れをするというのは俗説で、実際はそのようなことはありません。お釈迦（しゃか）さまの弟子によく物忘れをする人がいて、その人のお墓に生えた草にミョウガという名前をつけたことから、そういう俗説が生まれたという話が伝わっています。食用にするのは日本だけといわれます。

◎熱を冷まし、解毒をする

ミョウガは「花ミョウガ」ともいわれ、花が咲く前のつぼみを食用にします。

ビタミンもミネラルも多くはありませんが、優れた薬効があります。その一つが熱を除く働きです。寒気がなくて熱感だけがあり、のどが腫（は）れて痛むタイプのカゼに有効です。カゼのときにはミョウガを刻み、みそやしょうゆで味をつけ、熱湯を注いで飲みます。さわやかな香りのもとはα-ピネンという

精油です。血流をよくして気持ちよく汗をかき、カゼを退治できます。

また、おできなどにも有効で、炎症を抑えて解毒をする働きがあります。刺身のツマにするのも解毒作用を期待してのことです。

◎生理不順に

ミョウガには気のめぐりや血液の滞りを改善し、ホルモンバランスをととのえる働きがあります。気血がめぐらないために起こる生理不順や、腰の痛み、痔の出血にも効果があるとされます。生理不順には、ミョウガをこまめに食べます。根の薬効は花ミョウガよりも優れているといわれます。根を刻んで煎じ、お茶のように飲みます。

痔や腰痛にはミョウガの葉を煎じた液をお風呂に入れ、ぬるめのお湯に腰から下だけを四〇分くらいかけてゆっくり温める入浴法も有効です。

◎精神を穏やかに

ミョウガの精油には鎮静作用があり、心が落ちつくので眠れないときにも効果があります。ミョウガを細かく刻み、しょうゆやみそなどをからめて食べます。また、お吸いものなどに刻みミョウガをやや多めに浮かべて飲んでも、鎮静効果が期待できます。

さらに、ミョウガをオリーブ油で炒め、火が通るまで煮て塩と酢で味をつけて冷蔵庫で冷やすと、ワインなどにも合う一品になります。

冷凍する場合は、刻んでから少量ずつラップに包みましょう。

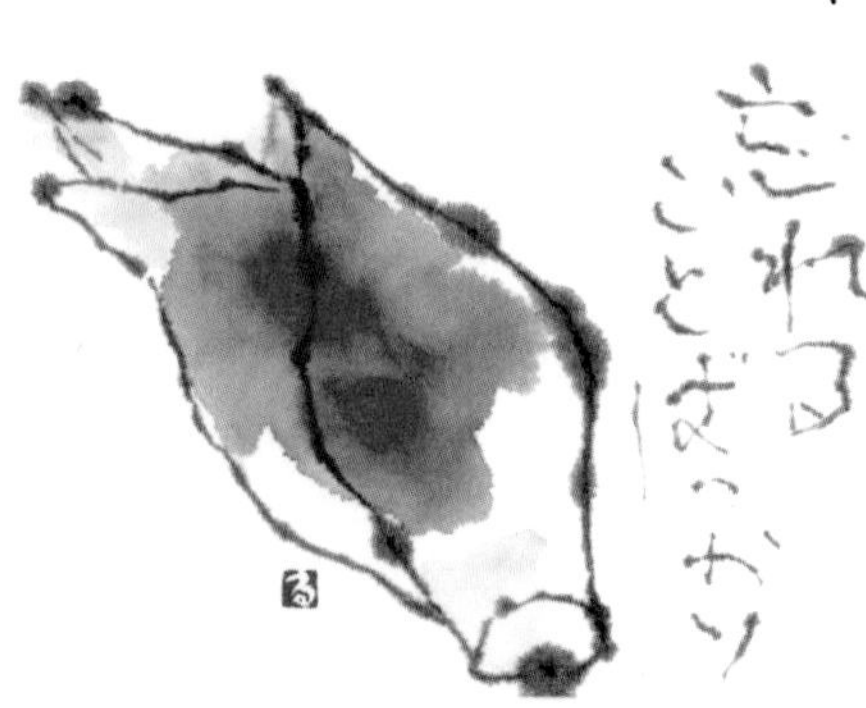

こんな種類も！

◎ミョウガタケ

ミョウガの若い茎（偽茎（ぎけい））を軟白栽培し、最後に少し日光に当てて赤みを入れたものがミョウガタケです。鉛筆のような細長い形をしています。路地物は先端が少し光に当たるので緑色です。さわやかな香りとシャキシャキとした食感、花ミョウガよりおだやかな味と香りが特徴です。旬は3～6月。東北地方では8月ごろまで出荷されます。

独特な香りはα-ピネン類で、リラックス効果や発汗をうながす作用や、血液の循環をよくして冷えをとり、胃の消化を助ける作用などがあります。ビタミンK、ビタミンB群、カリウム、カルシウム、マグネシウム、マンガン、などの栄養素を含みますが、それぞれの量は多くはありません。

★おいしい食べ方

生（なま）のまま斜めに薄く切ったミョウガタケに削り節、しょうゆをかけただけでおかずや冷ややっこの薬味になります。

長めに切って、みそやマヨネーズをつけて食べても美味です。甘酢漬けにすると、紅色が美しく出ます。

薄切りにして豚しゃぶにのせ、お好みのドレッシングをかけていただくと、さっぱりとした風味に。

ダシ汁、しょうゆ、みりん、砂糖、タカノツメをひと煮立ちさせ、ミョウガタケを煮含めれば、きんぴらに。中華風の炒めものやパスタの具にもおすすめです。

斜めに薄切りして油で揚げるとかき揚げに、エンピツ状に切って衣をつけて1本ずつ揚げると天ぷらに。すまし汁やみそ汁などに使うさいは、風味を損なわないように煮込まず、火を止めてから浮き実にします。

★保存方法

湿らせたキッチンペーパーにくるみ、ポリ袋に入れて冷蔵庫の野菜室で2～3日保存。切ってから冷凍保存もできますが、シャキシャキ感がなくなるので、解凍せずにそのままみそ汁の実や炒めものに使いましょう。

★酵素たっぷりの新芽

モヤシ類

発芽野菜（スプラウト）は、野菜、豆、米、麦などの種子を水に浸して発芽させ、成長させたものです。おなじみのモヤシやカイワレダイコンのほか、ブロッコリースプラウト、豆苗（とうみょう）、アルファルファなど、いろいろな種類があります。台所のお助け野菜としても人気です。

◎モヤシ

モヤシ類は室内生産のため、天候による価格変動や放射能汚染の心配が少なく、がん予防にもよいと注目されています。

一般に「モヤシ」といわれるものには三種類あります。最も売られているのは、緑豆（りょくとう）を発芽させた「緑豆モヤシ」。関西方面で人気があるのは「黒豆もやし」。これは小豆の仲間の「ブラックマッペ」が原材料で、黒大豆のモヤシではありません。大豆を発芽させた「豆モヤシ」は、しっかりした歯ごたえが特徴で、大豆のうまみと風味があり、韓国料理、鍋料理などに用います。

どのモヤシも、たくさんの酵素類やビタミンB群、ビタミンC、食物繊維、たんぱく質、ミネラルなどを含んでいます。便通を改善する、肌の調子をととのえるなどの効果があります。

加熱調理は手早くし、ビタミンや酵素の損失をできるだけ少なくしたいものです。ひげ根をとり除くかどうかは、お好みで。

ゆでたモヤシをプレーンヨーグルト、マヨネーズ、砂糖、コショウであえると、変わった一品になります。

また、ゆでたコマツナとモヤシを刻んで納豆にまぜると、ツルツルした食感がたまりません。

モヤシの仲間たち

◎豆モヤシ

大豆を水に浸し、発芽させて成長させたものが豆モヤシです。緑豆やブラックマッペのモヤシと区別しています。

豆モヤシは、しっかりした歯ごたえと、大豆特有のうまみと風味が特長です。

2020年産の食品用大豆の自給率は約20%、大豆油等を含めた大豆全体の自給率は6%です（*）。豆モヤシの原材料はほとんどがアメリカ、カナダ、中国からの輸入です。安全・安心な国産大豆の豆モヤシが食べたいですね。

豆モヤシには、発芽によってできるビタミンCが含まれます。ビタミンB群、カリウム、カルシウム、鉄などのミネラルに加え、代謝を高め疲労回復によいアスパラギン酸やたんぱく質も豊富です。食物繊維も多く、便秘予防に効果があります。

中国の古い薬物書には、豆モヤシを乾燥させた大豆黄巻（だいずおうけん）を煎じた汁が、産後の回復、膝の痛み、肌のシミに効果があると書かれています。

★おいしい食べ方

ゆで汁にうまみが出るので、スープや鍋料理に向いています。

ナムルは、鍋に豆モヤシと豆モヤシが半分浸るくらいの水を入れて、強火で沸騰させます。フタをして弱火で5 ～ 6分蒸し煮すると、豆が香ります。塩少々を振り、水気を切って白ゴマとゴマ油であえます。お好みで、酢やすりおろしニンニク、豆板醤（トウバンジャン）を加えます。ゆで汁は炊きこみごはんのダシ汁や、お好みの具を入れたスープなどで使うとよいでしょう。

空気に触れると雑菌が繁殖しやすいので、早めに調理しましょう。

*出典：農林水産省「大豆のホームページ（大豆をめぐる事情）」より

モヤシの仲間たち

★ブロッコリースプラウト　発芽後3日がスーパースプラウト

ブロッコリーの新芽で、カイワレダイコンのような細長い形が特徴です。

含まれている成分のスルフォラファンが話題です。これはアブラナ科に含まれる辛味成分で、イオウを含む化合物です。がん予防やピロリ菌減少に効果があるのではと、研究がおこなわれています。発芽後3日あたりがスルフォラファンの量が特に多いとされ、「スーパースプラウト」と呼ばれています。

加熱せずに使えるので、まるごと酵素類をとることができます。どんぶりものや、肉・魚料理に、ひとつまみ添えてみるのはいかがでしょう。ブロッコリースプラウト1パックとツナの缶詰1缶を、マヨネーズ大さじ2とお好みでしょうゆや酢を加えてあえると、手軽なサラダになります。

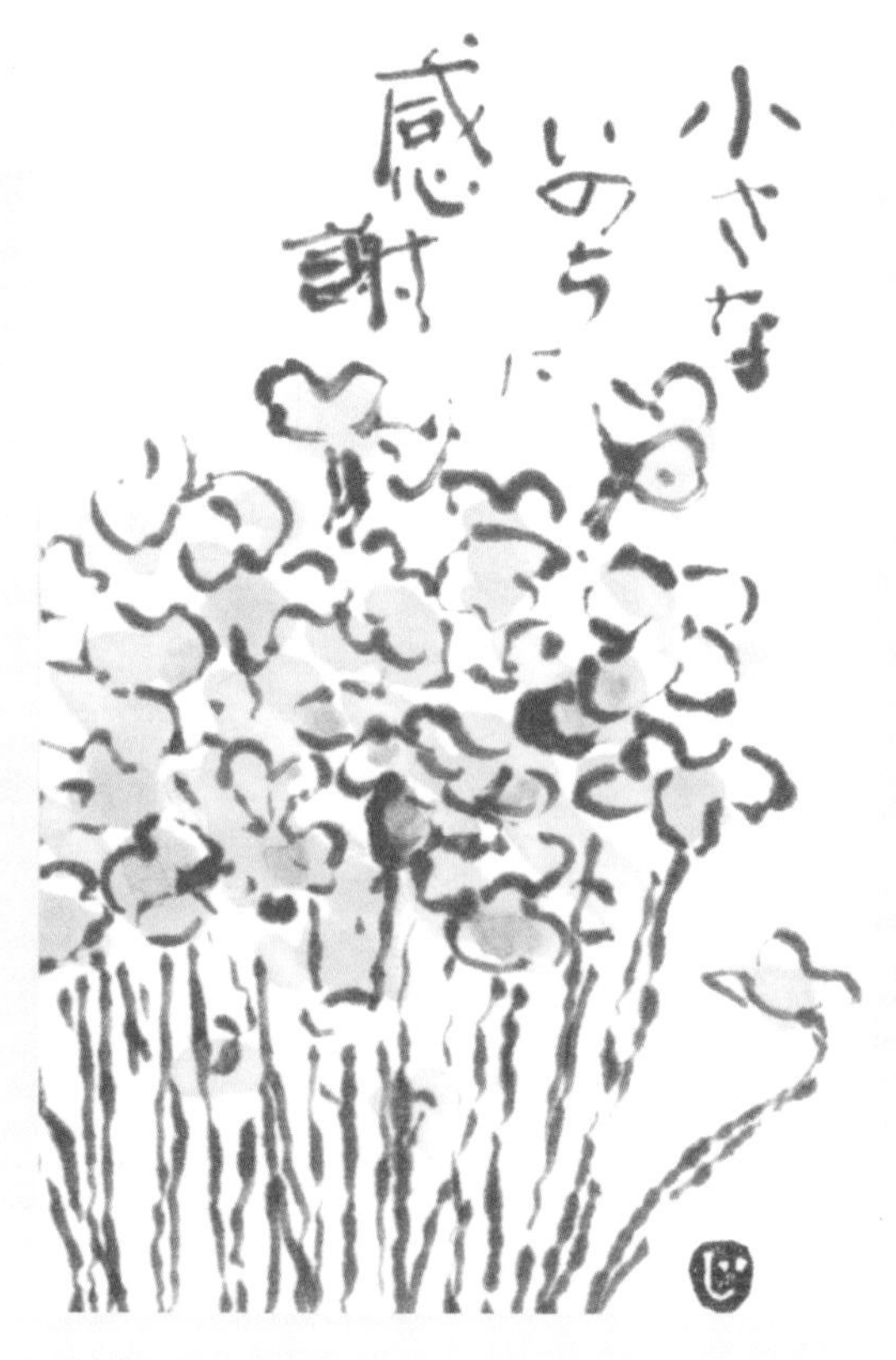

★クレオパトラも食べた「王様の野菜」

モロヘイヤ

この野菜の名前には「王様の野菜」という意味があります。栄養価が優れていることから「スーパー野菜」とも呼ばれます。日本で盛んに栽培されるようになったのは、1980年代からです。エジプトでは、5000年も前からソウルフードの「モロヘイヤスープ」が受け継がれています。

原産地

アフリカ北部からインド西部

注目の成分

ケルセチン、ルテイン、ムチレージ

おもな栄養素

β-カロテン、ビタミンE、ビタミンB群、ビタミンC、カリウム、カルシウム、鉄、食物繊維

◎評判の健康野菜

クレオパトラも食べたという野菜です。エジプトではモロヘイヤ専用の大きい包丁が各家庭に伝わっています。日本で生産量が多い県は群馬県、沖縄県ですが、各地で栽培されています（二〇二〇年）。旬は六～一〇月です。

栄養価に富み、夏バテ防止の効果があります。

体内でビタミンAに変化するβ‐カロテンがホウレンソウの約二倍、カルシウムは約五倍も含まれています。

貧血を予防する鉄や抗酸化作用のあるフラボノイドの一種ケルセチンも含まれています。

血圧が高い方は、毎日ひと口のモロヘイヤを食べましょう。ナトリウムを体外に排出し血圧を下げるカリウムが、野菜の中で最も多く含まれているからです。血管を丈夫にするルテインも多く、出血の予防に役立ちます。

ネバネバのもとはムチレージで、納豆やオクラ、

ヤマイモなどにも含まれる成分です。胃腸、目、鼻などの粘膜を保護するほか、コレステロールの吸収を抑え、たんぱく質の消化吸収を助ける、などの働きがあります。

がん、糖尿病、貧血、胃腸病、便秘、肥満の予防のほか、骨をつくり骨粗しょう症の防止にも効果があるといわれます。

種子や茎（葉以外の部分）には毒性があるので、子どもが誤って食べたり、葉の収穫中に花や果実がまじったりしないように気をつけましょう。

◎おいしい食べ方

鮮度が落ちると葉が硬くなって黒ずむので、早めにいただきます。下ゆでは柔らかい葉を茎からむしりとり、一％の塩を入れた熱湯で軽くゆでて、冷水にとってから刻みます。納豆、薄く輪切りにしたオクラ、削り節、しょうゆとまぜて、豆腐に載せると美味です。モロヘイヤ丼は下ゆでしたモロヘイヤを細かく刻み、キュウリ、シラス干し、ゴマ、削り節、ポン酢を合わせてかきまぜ、ごはんに載せます。また、麺類とも相性がよいので、パスタのソースや麺つゆにまぜても。また、鶏肉などのスープには、生のモロヘイヤを刻んで入れて、煮込みます。

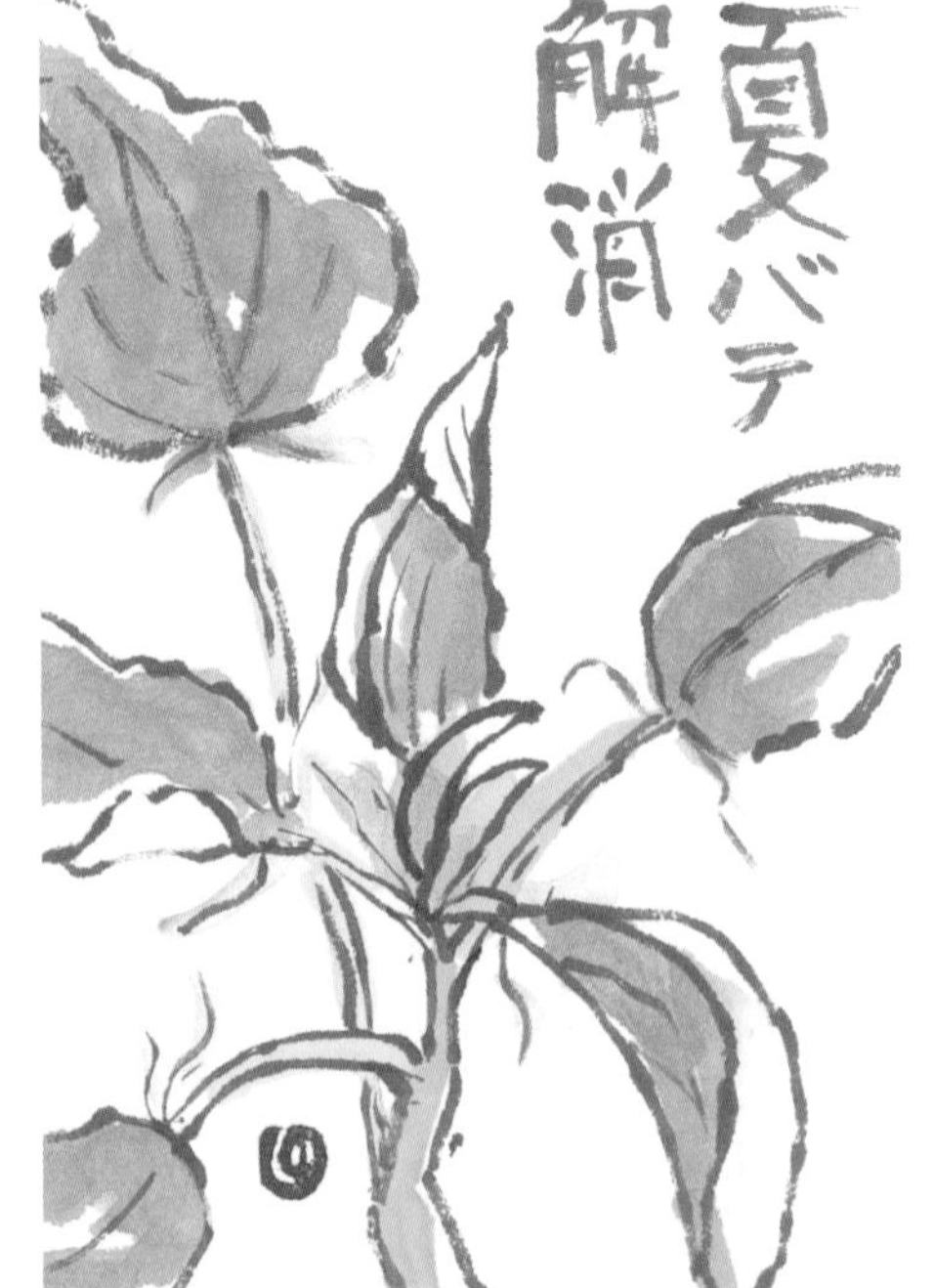

★消化を助け、スタミナをつける

ヤマイモ（ヤマノイモ）

ヤマイモ（ヤマノイモ）は、長イモ、イチョウイモ、ヤマトイモなど多くの種類の総称で、とろろイモとも呼ばれています。日本では紀元前はるか昔から栽培され、食用にしてきました。日本最古の医書『医心方』にも署預という名前で記録があります。収穫は11～12月です。

原産地

中国

注目の成分

アミラーゼ（ジアスターゼ）、ムチレージ、マンナン

おもな栄養素

糖質（デンプン）、たんぱく質、ビタミンB群、ビタミンC、カリウム、食物繊維

◎アミラーゼ（ジアスターゼ）がいっぱい

米などは加熱してβデンプンをαデンプンに変え、消化しやすくしてから食べます。しかし、ヤマイモのデンプンはもともとがαデンプンなので、生のまま食べられます。

消化酵素のアミラーゼ（ジアスターゼ）が非常に多く、優れた消化力があります。「麦とろ」といわれるように、とろろ汁には麦ごはん。素朴で昔なつかしい味です。麦の栄養価は優れていますが、消化はあまりよくありません。ヤマイモの消化酵素が麦の消化を助けます。加熱すると酵素類が破壊されるので、生のままのほうが消化は優れています。とろろ汁のダシ汁は人肌程度に冷ましてから加えましょう。

現在は、中国でも消化機能を助けるくすりとして位置づけられています。胃弱、消化不良、食べすぎ、胃のもたれ、慢性の下痢などに用いられます。ヤマイモを煮つぶしてつくったおかゆは、胃が弱ったときのくすりになります。

◎滋養強壮に抜群の効果

ヤマイモは滋養強壮のスタミナ食品。せきや痰を除き、寝汗にも有効です。病気で体力が落ちたときなど、体力を回復させて栄養不足を補います。

中国では、子どもに食べさせると頭がよくなり、虚弱体質の改善にもなると盛んに用いられているそうです。

ビタミンB群やビタミンCも多く、エネルギー代謝を盛んにし、疲労回復にも優れた効果を発揮します。

日本に古くから野生している自然薯は、長イモと同様に用います。粘り気が強く、薬効はヤマイモより優れており、おいしさも格別です。

◎糖尿病の妙薬

ヤマイモは、漢方では山薬と呼ばれます。糖尿病などによく用いられる八味丸、六味丸などの漢方薬に配合されている生薬です。

山薬は、生のヤマイモを切り、乾燥させたものです。消化不良、食欲不振、せき、痰などを治すほか、口の渇きをいやすなどの働きがあります。

とくに夜間にトイレに行く回数が多い場合には、常食したい野菜です。また耳や目の働きをよくし、とくに高齢者の聴力や視力の回復に役立ちます。

ヤマイモは足腰を強くする野菜です。俗に「足腰が弱る」といいますが、足腰は老化の指標でもあります。糖尿病になると若くても足腰に力が入らなくなったり、足の指先の感覚がマヒしたりすることもあります。『医心方』には「長命となる」との記載もあります。

◎おやつにも応用

ヤマイモを加熱すると酵素類の働きが落ちますが、強壮作用などはむしろ強くなるといわれます。また、生のヤマイモでじんましんなどのアレルギー症状を示す人でも、加熱すれば食べられることが多いものです。煮たり、蒸したり、揚げたり、いろいろお試しください。

子どものおやつの例をご紹介しましょう。蒸したヤマイモの皮をむき、すり鉢でつぶします。すりつぶしたクルミと合わせて火にかけて練り、ハチミツや少量のみそなどで味をつけ、適当な大きさに丸めると、おいしいおやつのでき上がりです。

また、粘りの強いヤマイモをすりおろし、鶏ササミ、シイタケ、ニンジンなどをみじん切りにしてまぜてから塩・コショウで味をつけ、ハンバーグのような形をつくり、油で揚げる、焼くなどしても、おかずになります。

ヤマイモとクコの実のスープ、ヤマイモと羊肉などの煮込み、ヤマイモがゆなどもよく知られています。

〝ふわふわ汁〟は、濃い目のダシをとったすまし汁に、粘りの強いヤマイモをすりおろしてつくります（つくり方は二六〇頁）。

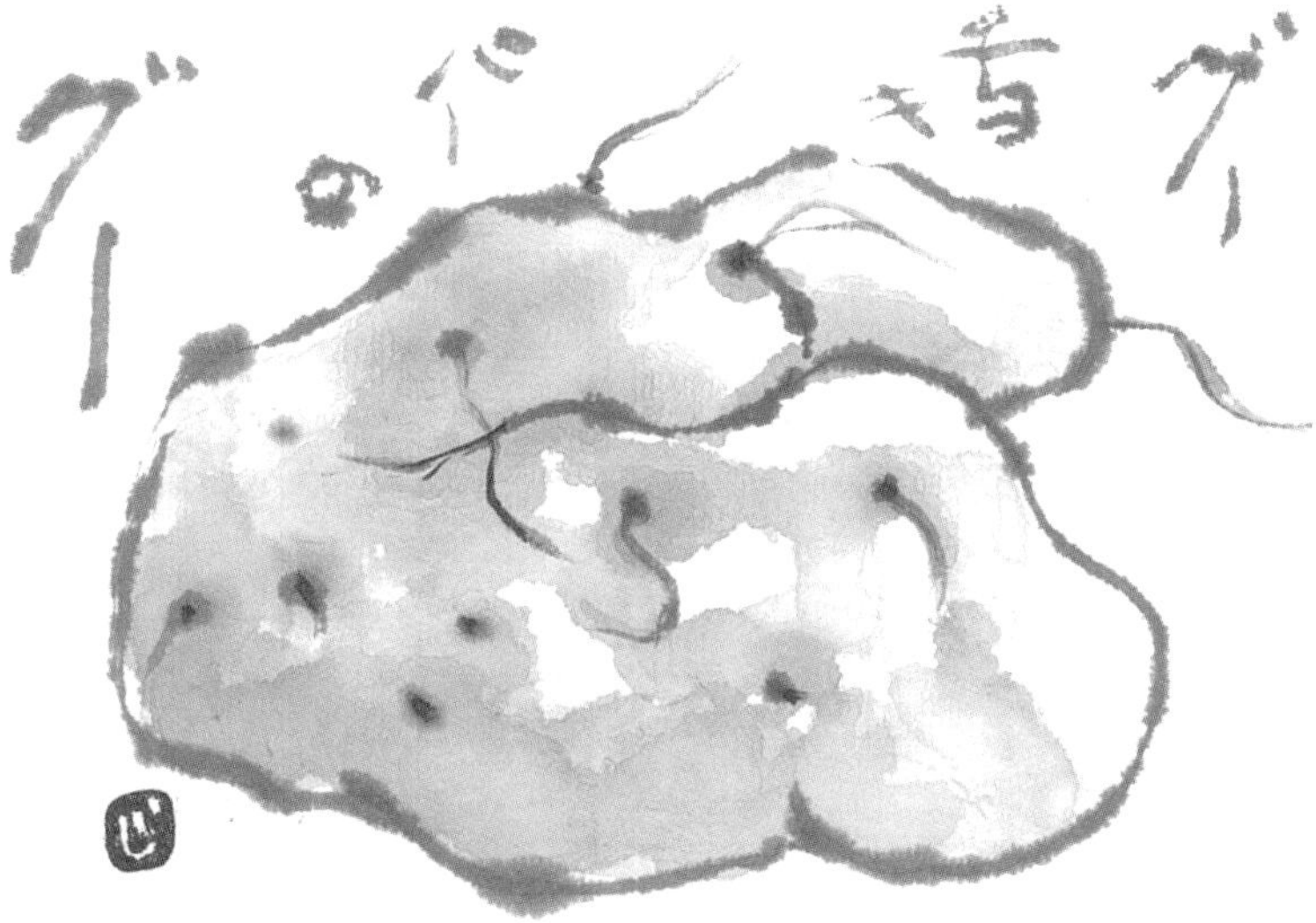

グー　ダの　ヤ芋　グー

ヤマイモのふわふわ汁のつくり方（4人分）

◉用意するもの

ヤマイモ（ツクネイモ、イチョウイモなど粘りの強いもの）…200g
青ノリ……少々
ダシ汁…800mℓ｜昆布…10cm角／カツオの削り節…20g
水……1ℓ　（お茶パックに10gずつ入れる）
以上の割合で容器に入れて10時間冷蔵庫に置き、濃い目のダシ汁をつくる

酒・みりん…各小さじ1／しょうゆ…小さじ2／塩…適量

◉つくり方

① ヤマイモの皮をむいて、すりおろしておく。
② 昆布とカツオの削り節を水に入れ、濃い目のダシ汁をつくる。
③ ②のダシ汁に酒・みりん、しょうゆ、塩を加えてすまし汁をつくり、煮立てる。
④ ①のすりおろしたヤマイモを、スプーンですくいながら③の鍋に入れる。
⑤ ひと煮立ちさせ、ヤマイモがふわっと浮いてきたら、お椀に盛り、青ノリを散らす。

＊長イモを使うときは、卵白をまぜるとふわふわに。

こんな品種も！

◎イチョウイモ

先端がイチョウの葉のような形をしています。ヤマイモの一品種で、粘りが強く、アクが少なく変色しにくいのが特長です。

関東ではヤマトイモとも呼ばれますが、関西で「ヤマトイモ」というと、げんこつのようなツクネイモを指します。

イチョウイモはデンプンの消化酵素であるアミラーゼが多く、ジオスゲニンという天然のステロイド、疲労回復に効果のあるビタミンB群やビタミンCも含まれます。

漢方では、長イモと同じ効果があるとされます。

生食（なましょく）はじんましんやぜんそくを引き起こすことがあるので、アレルギーの有無がわからない乳幼児は食べないほうが安全です。

保存は新聞紙にくるみ、冷蔵庫に。

★ほろ苦さと特異な薬効

ユリネ

中国では紀元前から薬用に用いられ、日本での栽培は17世紀からです。出荷までに6年の年月を要します。現在、国産のほとんどが北海道産です。収穫後2～3カ月寝かせると、甘味が増します。鱗片（りんぺん）は葉の変形で、重なって見えるので百合の字が当てられたとされています。

原産地

中国　日本

おもな栄養素

糖質（デンプン）、たんぱく質、ビタミンB群、ビタミンC、カリウム、鉄、亜鉛、マンガン、食物繊維

◎大切に育てられたホクホクの食感

ユリネの特長は、ホクホクした食感とほろ苦さです。子どものころに食べた茶わん蒸しには、いつもユリネが入っていました。あとはおせち料理で食べたくらいです。

ユリネをとるユリの種類にはコオニユリ（小鬼百合）、オニユリ、ヤマユリ、カノコユリがあります。出荷されているのは、おもに苦味が少ないコオニユリです。発育をよくするため、花は咲かせず、つぼみのときに摘（つ）みとります。

「かきユリネ」は、鱗片を一枚ずつはがして、真空パックにしたものです。

◎精神安定剤

中国では、古くから百合病（ひゃくごうびょう）という病気が知られています。何かにとり憑（つ）かれたような状態になり、泣きわめく、ゴロゴロする、食欲が不安定、不眠が続くなど、さまざまな精神症状を呈する病気です。現

在の病名では、パニック障害、ヒステリー、ノイローゼなどが該当するのではといわれています。ユリネはこの百合病の特効薬として知られています。漢方では百合と呼ばれ、紀元前からイライラや眠れないなどの精神神経症状に特効があるとされています。漢方の場合、ほかの生薬と配合して用いることが多いですが、ユリネだけでもそのような働きがあります。

◎難病治療の妙薬

ユリネには強い強壮作用があり、がんや膠原病など、消耗のひどい病気に用いられます。一般に、ほかの漢方薬の材料といっしょに煎じて、空腹時に飲みます。

ユリネの主成分はデンプンで、たんぱく質や脂肪も含まれています。しかし、この神秘的な薬効のもとは、本当のところベールに包まれたままです。

◎せきや痰に

肺を潤し、せきや痰に効果を発揮します。とくに痰や鼻汁がネバネバしていて出しにくいときには、それを溶かして切れやすくします。肺結核、肺炎、気管支炎、喘息などにはもちろん、カゼによる痰や鼻づまり、口の渇きにも有効です。ただし、鼻水がタラタラ落ちるような症状や、水のような痰には向かないので、ご注意を。

ユリネにはカリウムが含まれていて、尿の出をよくし、高い血圧を下げる働きがあります。さらに、便通も改善します。

保存方法

鱗片を傷つけないように柔らかい紙やおがくずなどで保護し、風通しのよい冷暗所に置きます。水に触れるといたみやすくなります。冷凍するときは、1分ゆでてからポリ袋に入れます。

◎おいしい食べ方

調理のさいは芯(しん)を底からくり抜き、鱗片を一枚ずつはがして、汚れやおがくずを水で洗い流します。

油で揚げたり、三分ほど蒸したりしたあと、塩を振って食べると、素朴なおいしさが口に広がります。

梅肉あえは、梅干しのタネを除いて梅肉を刻み、みりん、しょうゆ、削り節をまぜたものを、ゆでたユリネとあえます。

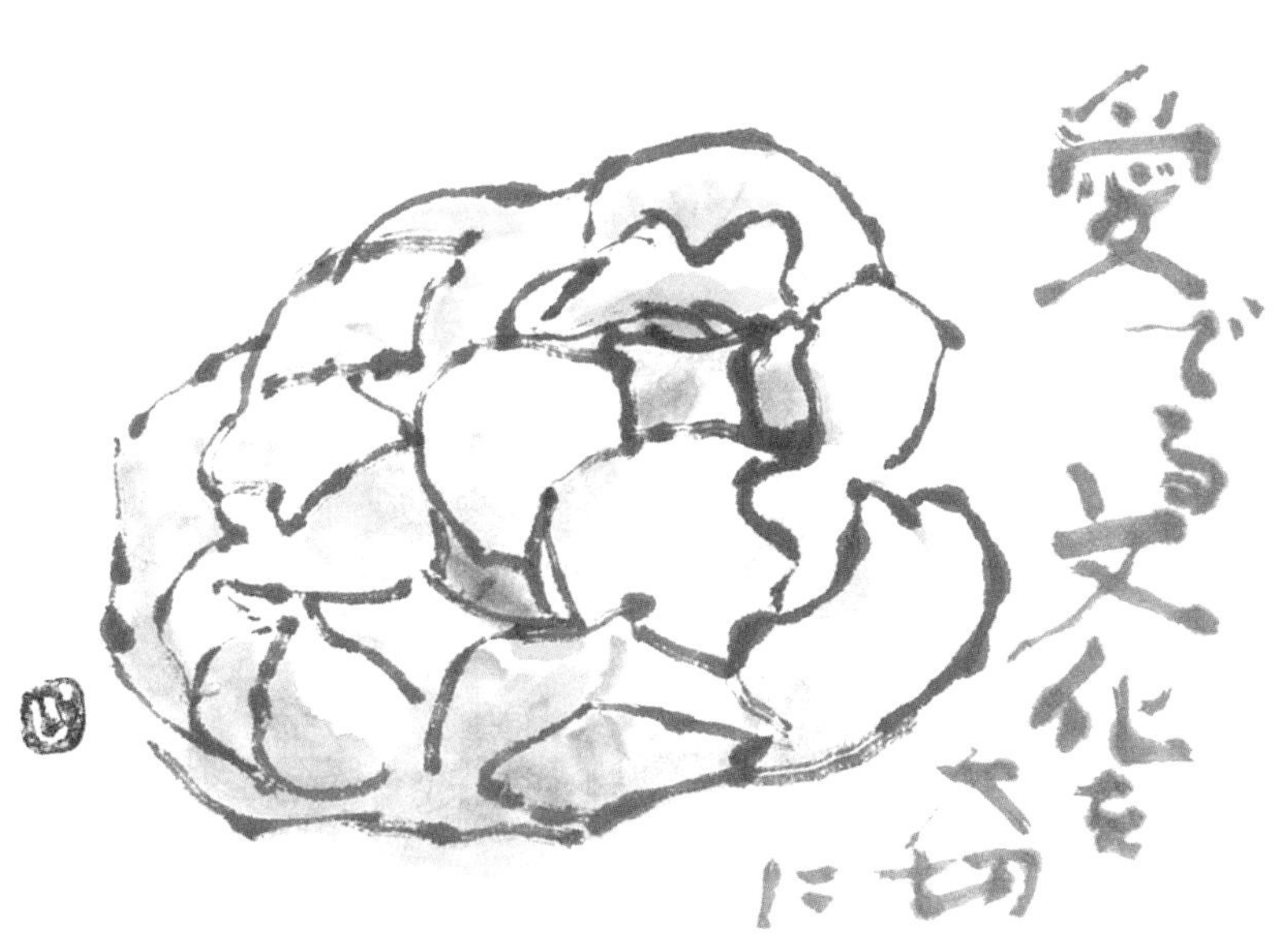

★ ゴマに似た香りでビタミン補給

ルッコラ

ゴマに似た香りと、ピリッとした辛味が特徴の緑黄色野菜です。「ルッコラ」はイタリア語。日本では1990年代のイタリア料理の流行とともに普及しました。英語では「ロケット」「ロケットサラダ」といいます。地中海沿岸では紀元前から食べられ、クレオパトラの美容食の1つです。

原産地

地中海沿岸

注目の成分

アリルイソチオシアネート

おもな栄養素

ビタミンE、ビタミンK、葉酸、ビタミンC、カルシウム、鉄、亜鉛

◎ビタミンの宝庫

露地物は春と秋が旬ですが、流通しているものはほとんどがハウス栽培なので、通年出荷されています。

ビタミンの宝庫で、イライラを改善するカルシウムや貧血予防の鉄分、味覚を正常にする亜鉛も豊富です。アリルイソチオシアネートには抗菌や抗がん作用があるといわれます。

◎おいしい食べ方

サラダやカルパッチョなどの生食(なましょく)には、茎が細くて柔らかいものを選びます。キノコと合わせたサラダはイタリア料理の定番。スライスしたニンニクをオリーブ油で炒め、香りが出たらマッシュルームなどのキノコを炒めて塩・コショウで味つけし、生のルッコラとまぜます。

冷ややっこ、ピザ、カプレーゼなどに手でちぎった生のルッコラとちりめんじゃこを載せると、食欲

を刺激する一品に。
しっかり成長し、香り、辛味、苦味が増したものは、サッとゆでると食べやすくなります。お浸し、白あえ、ゴマあえ、肉のつけ合わせなど、どれも合います。

つくってみよう ルッコラペースト

パスタのソースにもおすすめです。パンをスライスして焼いたあとペーストをぬり、アボカドやトマトを載せたブルスケッタにも。

ルッコラペーストのつくり方は、バジルを使ったジェノベーゼソース（バジルペースト）をつくる要領です。まず、ルッコラ100gを洗い、水分を拭きとります。ニンニク1かけはみじん切りに。オリーブ油50㎖、レモン汁・塩（それぞれ適量で）を全部いっしょにフードプロセッサーにかけます。カラ煎りしたクルミ（松の実やカシューナッツでも）、オリーブ油を加え、さらによくまぜます。

2週間冷蔵庫で保存可能。小分けして冷凍保存もできます。

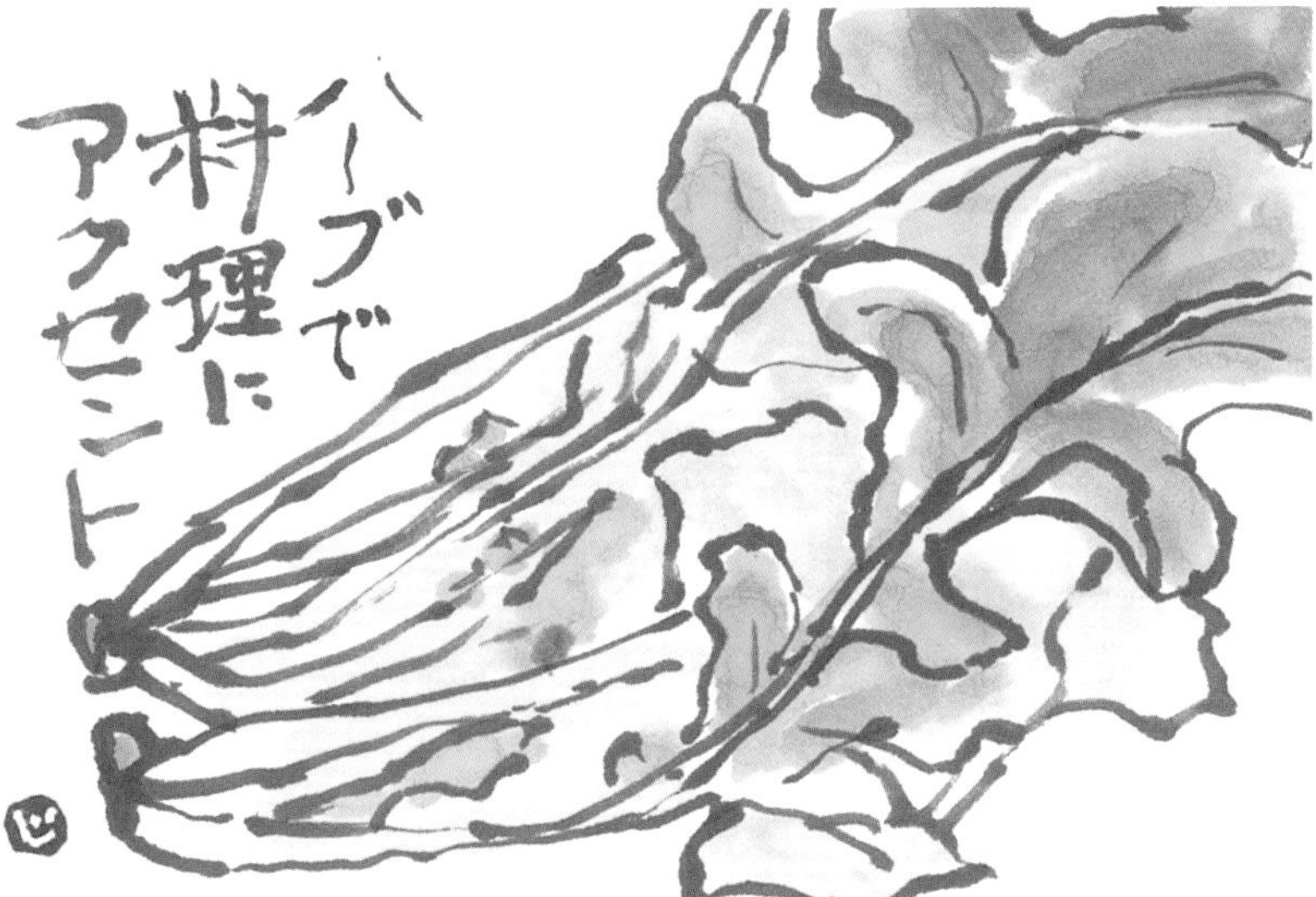

★ たくさん炒めてポン酢で食べる

レタス

さわやかな歯ざわり、みずみずしさから、サラダの主役として親しまれています。もともとはサラダ菜のような形でした。結球(けっきゅう)したものができたのは16世紀以降といわれます。わが国で栽培されるようになったのは戦後のことです。栄養価は高くありませんが、不思議な働きがあります。

原産地

地中海東岸から西アジア

注目の成分

サポニン様物質（ラクツカリウム）

おもな栄養素

β-カロテン、ビタミンE、ビタミンK、葉酸、ビタミンC、カリウム、カルシウム、鉄、亜鉛、食物繊維

◎血流をよくする

レタスには、ビタミンCや熱に強いビタミンEなどが含まれています。ビタミンEは、血行をよくし、老化を防止します。

色の濃い品種には、体内でビタミンAに変わるβ-カロテンが豊富です。

また、量は多くありませんが、カルシウムや鉄、亜鉛などのミネラルも含まれます。

そのほかレタスには、便通をよくする働き、利尿作用、胸のモヤモヤを除く働きなどがあります。

しらす干しなどといっしょに油で炒めてからポン酢をかけると、たくさんの量をおいしく食べることができます。冷えても、シャキシャキ感は変わりません。

◎鎮静・催眠作用もある物質が

レタスは、アクの多い野菜です。アクは一般にじゃまもののように思われがちですが、生野菜や

ジュースとして用いる場合にはこのアクが非常に有用で、薬効のもとになると考えられています。

茎を切ったときに出る白い汁の中には、ラクツカリウムというサポニン様物質が含まれています。鎮静作用、催眠作用、鎮痛作用などがあり、神経の興奮を防ぎ、よく眠れるような働きをするので、夕食にサラダやジュースにしていただくとよいでしょう。

胃腸の冷えている人は、生の野菜を多く食べることができません。スープの具にすれば、たくさんの量をおいしく食べられます。

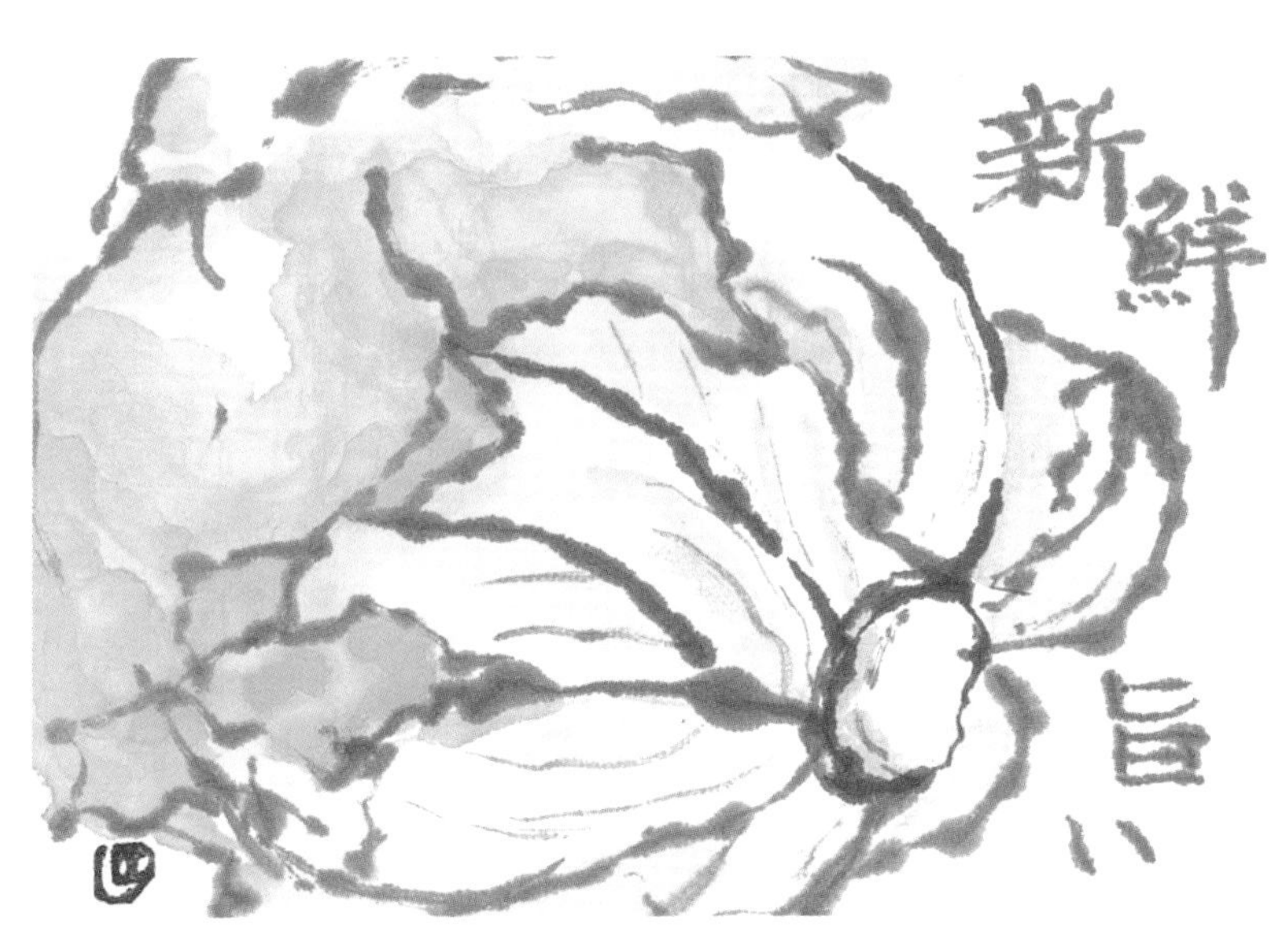

★腸も胃も中からきれいに

レンコン

インドでは結婚式やお祝いごとにハスの花が飾られ、国花にもなっています。日本でも古くから栽培されており、3000年も前のハスの化石が見つかっています。ハスの種子にはすばらしい生命力があり、1000年以上も前のハスの種子から花が咲き、驚異の植物とまでいわれています。

原産地

中国説　インド説

注目の成分

ムチレージ、タンニン（ポリフェノール）、アスパラギン酸

おもな栄養素

糖質（デンプン）、たんぱく質、ビタミンB群、ビタミンC、鉄、銅、亜鉛、マンガン、食物繊維

◎花粉症にはレンコンを

レンコンはハスの地下茎です。「先が見通せる」から縁起がよいと、おせち料理には欠かせません。最近は、アレルギー症状をやわらげるポリフェノール類が多いことから「花粉症にはレンコンを」と注目されています。酢バスや煮もの、揚げものなどにして、季節を問わず召し上がっていただきたいと思います。

サクサクした歯ざわりが爽快です。おせち料理に用いられることから、年間消費量の約七割が一二月から三月の間です。油との相性がよく、天ぷら、油炒め、きんぴら、チップスなどにします。また、酢を使った料理にも向いています。

◎出血防止のポリフェノール

レンコンには、血管を丈夫にする、出血を防止するなどの働きがあり、切れ痔（じ）や鼻血などに用います。止血にはポリフェノールの一種のタンニンが関与し

ていると思われます。

胃潰瘍、十二指腸潰瘍に即効性のある医薬品のなかった時代は、潰瘍で出血する場合にも用いられてきました。レンコンは胃壁を丈夫にし、潰瘍の傷口の修復をし、胃の痛みをやわらげます。昔は肺結核の喀血にも用いられました。

また、下痢止めの特効薬にもなります。

古い漢方の本には、落馬して、血がしたたるようなときに、レンコンの粉を服用して止血したことが書かれています。今では、出血に用いることはありませんが、ふだんから食事にとり入れて、丈夫な血管にしたいものです。

◎痔の特効薬

レンコンジュースは痔の特効薬として知られています。レンコンには、血管を丈夫にする、血行をよくする、出血を防止するなどの薬効があり、切れ痔で出血するときなどに用います。

鼻血、鼻炎、鼻づまりには、内服だけでなく、汁を直接鼻腔にたらしたり、綿棒にちょっとつけて鼻の穴にさしこんだりする民間療法もありますが、このごろは、もっぱら花粉症に応用されているようです。鼻の粘膜が赤くただれるときは、すぐに中止しましょう。

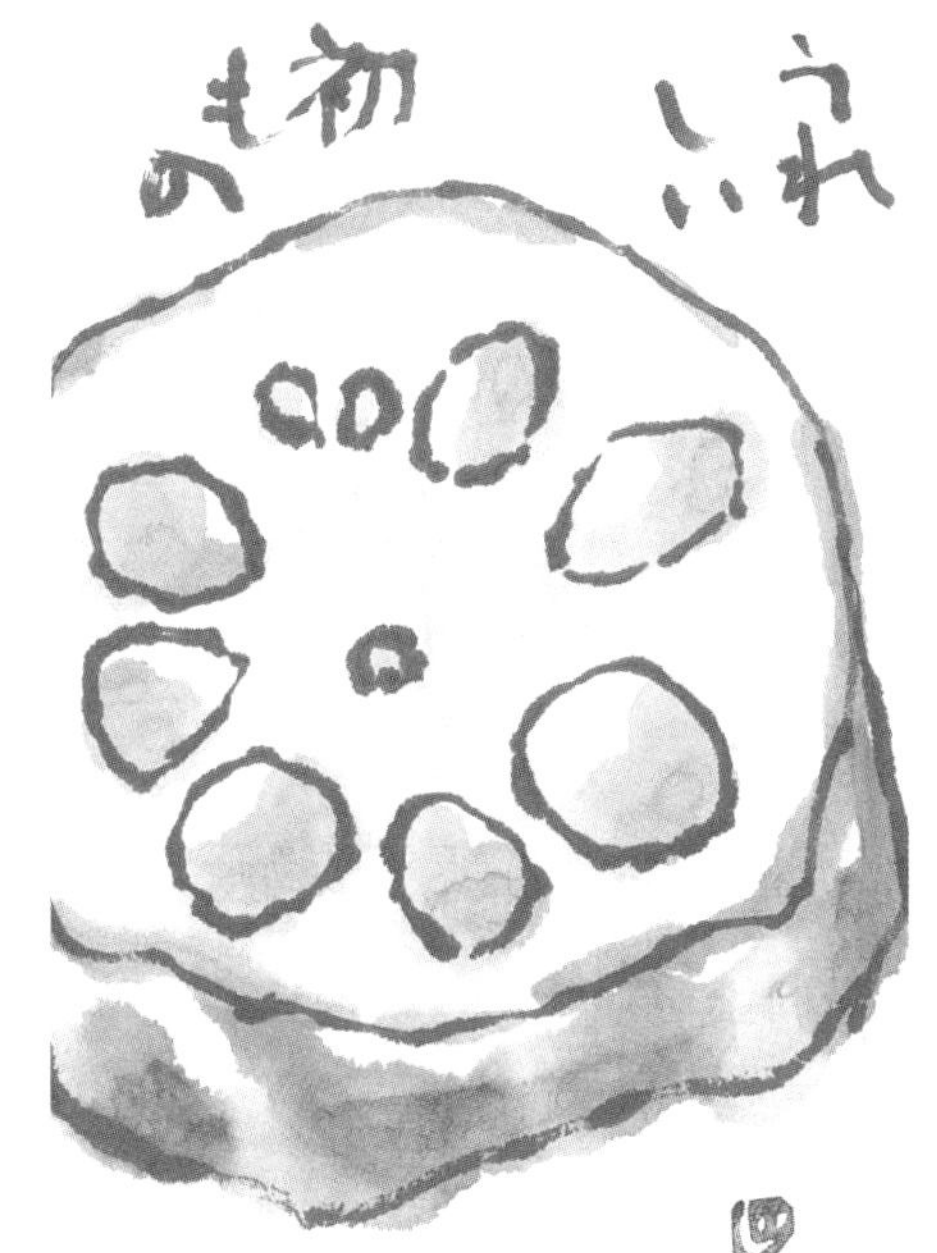

◎滋養強壮（じようきようそう）・高血圧予防に

レンコンは、滋養強壮の妙薬でもあります。ネバネバのもとであるムチレージや、アスパラギン酸などのアミノ酸類、タンニン、ビタミンCなどがいっしょになって働き、強壮作用が強くなり、疲労回復の働きもあります。カゼなどの病後、また疲れが溜まって体力が落ちたときには、レンコン入りのおかゆや炊きこみごはんにして食べると体に抵抗力がつき、元気が出ます。

レンコンにはカリウムが豊富に含まれているので、利尿作用があります。その結果、心臓の働きもよくなり、高血圧や脳卒中の予防にもなります。

さらに神経の興奮をしずめる働きもあり、気持ちがさわやかになります。レモン果汁並みのビタミンCがシミやソバカスを防ぎ、豊富な食物繊維が便通をよくするため、肌も健康になります。

レンコンの穴のあたりの黒ずみは、鮮度が落ちている証拠なので、新鮮なものを選びましょう。

◎せき、痰（たん）、喘息にレンコン湯

カゼのせきや痰にはレンコン湯を用います。喘息発作が起きなくなったというお便りもいただきました。喘息発作にはとくに節（ふし）の部分の効き目がよいようです（レンコン湯のつくり方は一九頁）。

◎栽培技術で白いレンコンができるように

かつては、くすりで漂白された真っ白なレンコンが出回っていました。その安全性が問題になって、現在は漂白剤使用のものはほとんどなくなっています。そして、栽培技術の進歩で白いレンコンができるようになってきました。

金属性の鍋を使うとレンコンが黒ずみ、料理全体の色も悪くなります。

保存は、ラップをして冷蔵庫に。切ったレンコンを酢水に浸けると、色はきれいになりますが薬効は落ちます。

第3章

このくだもの が効く!

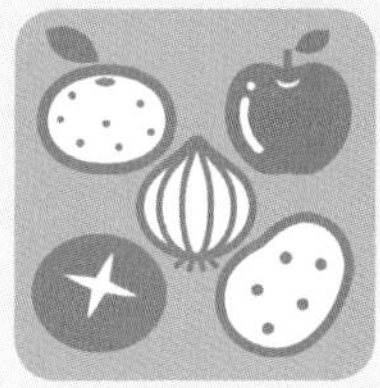

「トマトは野菜？　くだもの？」では、アメリカ最高裁判決があるというのですから驚きます。19世紀のアメリカでの裁判です。当時、野菜の輸入には関税がかかり、くだものにはかからなかったので、輸入業者は関税のかからないくだものであることを願っていたに違いありません。アメリカ最高裁は国の味方だったようで「トマトは野菜」という判決でした。

トマトは「野菜畑でつくられているから」「デザートにならないから」がその理由です。このごろはフルーツトマトなどもありますから、十分デザートになりますね。

メロンはどうでしょう。木になるものがくだもの、草になるものが野菜という定義からすると、メロンは木にはならず、ウリ科の野菜ということになります。でも、メロンは市場ではくだものとして流通しています。

沖縄県などでよく食べられているパパイヤはどうでしょう。パパイヤは木になるので、くだものですが、未熟な青パパイヤは野菜として扱われています。

そう考えると、バナナだって南国では未熟なものを野菜として調理して食べています。

野菜とくだものをどこで分けるのか、その線引きはとても難しいですが、市場での扱いで分けてみました。

アメリカでは医療費の増大に悩み、どうしたら健康になれるか、さまざまな研究やレポートが出された時期がありました。その中で、一九九一年にアメリカの農産物健康増進基金とアメリカ国立がん研究所が協力して始めた健康増進運動が「5 A DAY（ファイブ・ア・デイ）」です。「一日に五～九サービング以上の野菜とくだものを食べましょう」という運動ですが、この運動の結果、アメリカでは野菜やくだものの摂取量が増加し、生活習慣病による死亡率が減少するという成果をあげました。

日本でも、二〇〇二年に「一日五皿分（三五〇グラム）の野菜と、二〇〇グラムのくだものを食べましょう」という食育活動が始まりました。

ところが残念ながら、野菜やくだものの摂取量は目指す量には達していません。それだけでなく、摂取量は所得に大いに関係があることが毎年の調査でわかっています。食べたくても食べられない現実もあります。一方、肉類や魚介類の摂取量には所得の影響が少ない、ということもわかっています。肉や魚は決して安くはないはずなのに。

地球温暖化の影響で、オリーブ、マンゴー、アボカド、バナナ、パイナップル、パッションフルーツなどの南国のくだものが日本各地で栽培されるようになってきました。

これから三〇年後のことを考えると、ベトナムや台湾などと同じようなくだものが国産で食べられるようになるかもしれません。温暖化がよいと思っているわけはありませんが。

現在でも二〇〇グラムのくだものにはまだまだ手が届いていません。もっとくだものを！　という気持ちでこの章を書きました。

★森のバター

アボカド

アボカドの木は熱帯、亜熱帯地域の高木で、街路樹や庭木にもよく見られます。果実はマグロのトロのような食感で、「森のバター」「バターフルーツ」とも呼ばれます。和名はワニナシ（鰐梨）。果皮の色が緑色か黒みがかった紫の2色がありますが、どちらも果肉は薄緑色です。

原産地

中南米

注目の成分

オレイン酸

おもな栄養素

ビタミンE、ビタミンB_1、B_2、葉酸、パントテン酸、カリウム、食物繊維など

◎動脈硬化予防のくだもの

アボカドの輸入はほとんどがメキシコからで、ペルーが続きます（二〇二〇年）。国内ではわずかながら和歌山県、愛媛県などで栽培されています。国産のアボカドの収穫時期は一一～一月です。

果肉に含まれる脂肪分は一六～二〇パーセント。ほとんどがオレイン酸で、動脈硬化を予防し、ビタミンEとともにコレステロールを減少させます。ビタミンEはシミやソバカスを防ぎます。また、ビタミンB_1、B_2、貧血に効く葉酸、さまざまな栄養素の代謝に関係するパントテン酸も含まれています。カリウムには利尿作用があるので、高血圧予防の効果があり、便秘を改善する食物繊維も豊富です。

アボカドとの食べ合わせには、注意が必要な抗うつ剤等の医薬品があります。

またラテックス（ゴム）アレルギーの方は、アボカドを食べると、アレルギー症状が強く出ることがあるので、気をつけましょう。

◎おいしい食べ方

やや柔らかく感じたら、食べごろです。縦に切り込みを入れて左右反対側に回転させ、二つに分けます。タネは包丁のあご（角）を刺し、回転させると簡単にとれます。そのままスプーンですくって食べても。また、皮をむき、食べやすい大きさに切って、刺身のようにワサビじょうゆで食べると美味です。レモンやカボスなどの果汁、マヨネーズとも合います。カルパッチョやサラダにしても。

アメリカで大ヒットした「カリフォルニアロール」は、アボカドのノリ巻きです。春巻きの具にもなります。硬めのものは天ぷらにすると、おいしくいただけます。

保存方法

常温で追熟させます。熟成を早めたいときは、エチレンガスを発生するリンゴといっしょにポリ袋に入れて保存します。

熟したものはポリ袋に入れて、冷蔵庫で2～3日。切ったあとはポリフェノールが酸化するので茶色に変色します。レモン汁をかけると、アボカドにない酸味が出て、さらに酸化を防ぎます。

切ってから冷凍保存すると便利です。

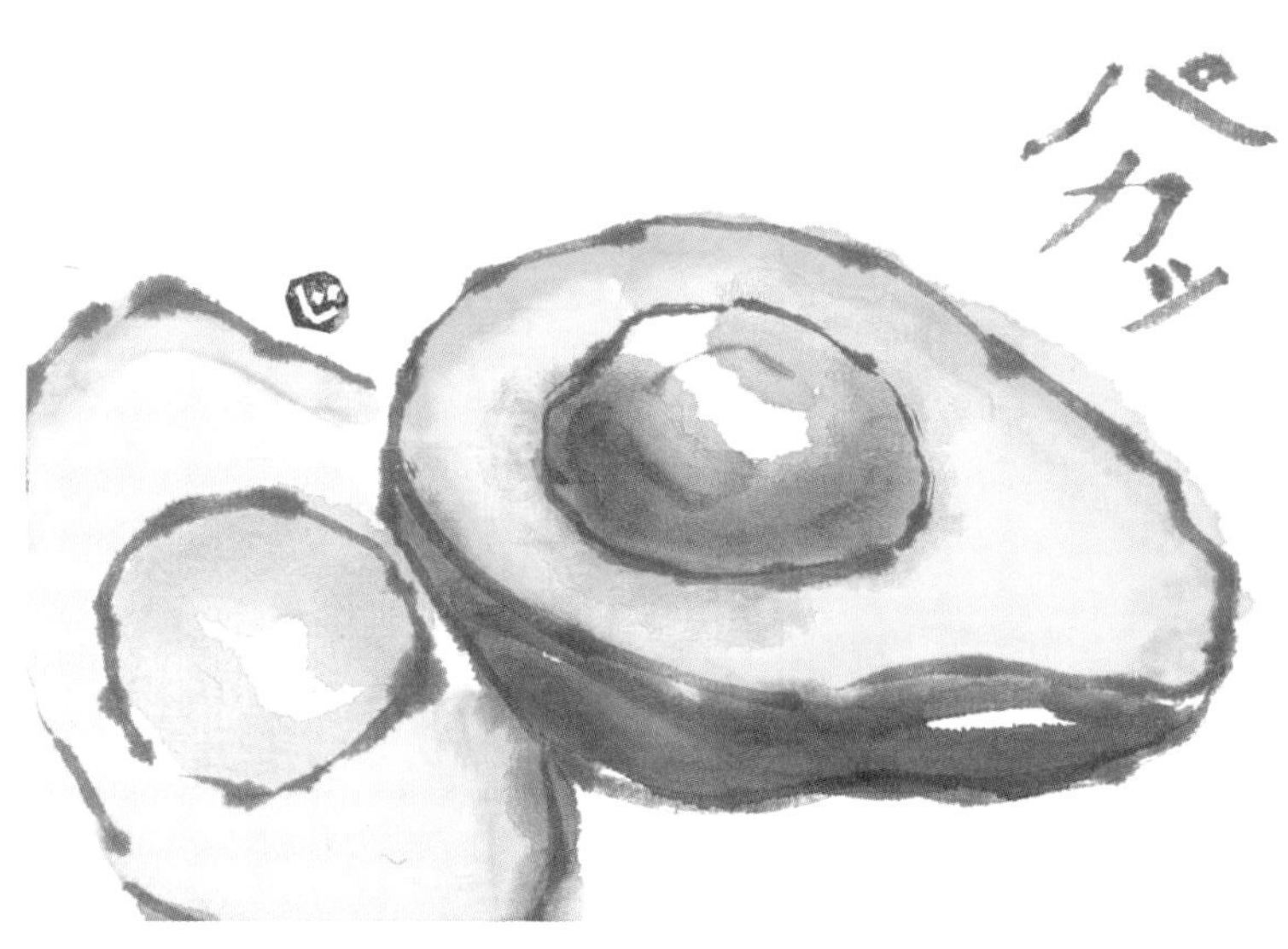

★肌と腸の健康維持に

イチゴ

近ごろは年中食べられ、季節感も旬もわからなくなるほど。私が学生のころはかなりの高級品で、露地物のおいしいイチゴが出回る5月ごろに、イチゴコンパと称しておなかいっぱいイチゴを食べたものです。食用にするのは花托が肥大した部分で、小さい粒状のものは種子です。

原産地

北アメリカ、南アメリカ

注目の成分

クエン酸、アントシアニン、ペクチン、フラボノイド

おもな栄養素

葉酸、パントテン酸、ビタミンC、カリウム、カルシウム、食物繊維

◎ストレスから身を守る

イチゴはビタミンの宝庫。とくにビタミンCが豊富です。三〜四個食べれば一日のビタミンCの必要量を満たすことができます。ビタミンCは肌の健康によいだけではなく、歯や骨の形成、毛細血管の保全、たんぱく質の代謝など、多くの働きがあります。そして、カゼの予防や動脈硬化に有効であることもよく知られています。

また、善玉コレステロール値が高くなるという報告もあります。

ストレスがもとで胃潰瘍や十二指腸潰瘍などになることもしばしばです。ストレスに対抗して副腎という臓器ががんばりますが、そのときに大量のビタミンCを必要とします。ですから、ストレスが多い人ほど必要なビタミンということができます。タバコを吸う人、お酒を飲む人もビタミンCの摂取を心がけましょう。酸味のもとであるクエン酸などの有機酸も疲労回復に役立ちます。

◎滋養強壮剤

イチゴは元気が出るくだものでもあります。ブドウ糖がすみやかに吸収され、エネルギーとなります。カリウムが多く、ナトリウムが少ないので利尿作用があり、むくみ、高血圧にも有効です。

また、ビタミンB群の一つの葉酸は、赤血球づくりに欠かせないビタミンで、ビタミンCとの相乗効果で貧血を予防します。

ポリフェノールの種類も多く、抗酸化作用のあるアントシアニンは慢性の病気の予防に役立ちます。

水溶性食物繊維のペクチンは便通をよくし、便秘を解消します。ニンジンやリンゴなどといっしょ

保存方法

洗わないでパックの上からラップをするかポリ袋に入れて、冷蔵庫の野菜室に。冷凍するときは、ヘタをとって洗い、水気を拭きとり、砂糖をまぶしてから冷凍庫に入れます。食べるさいは、凍ったままシャーベット状にするかミキサーでジュースにしていただきます。

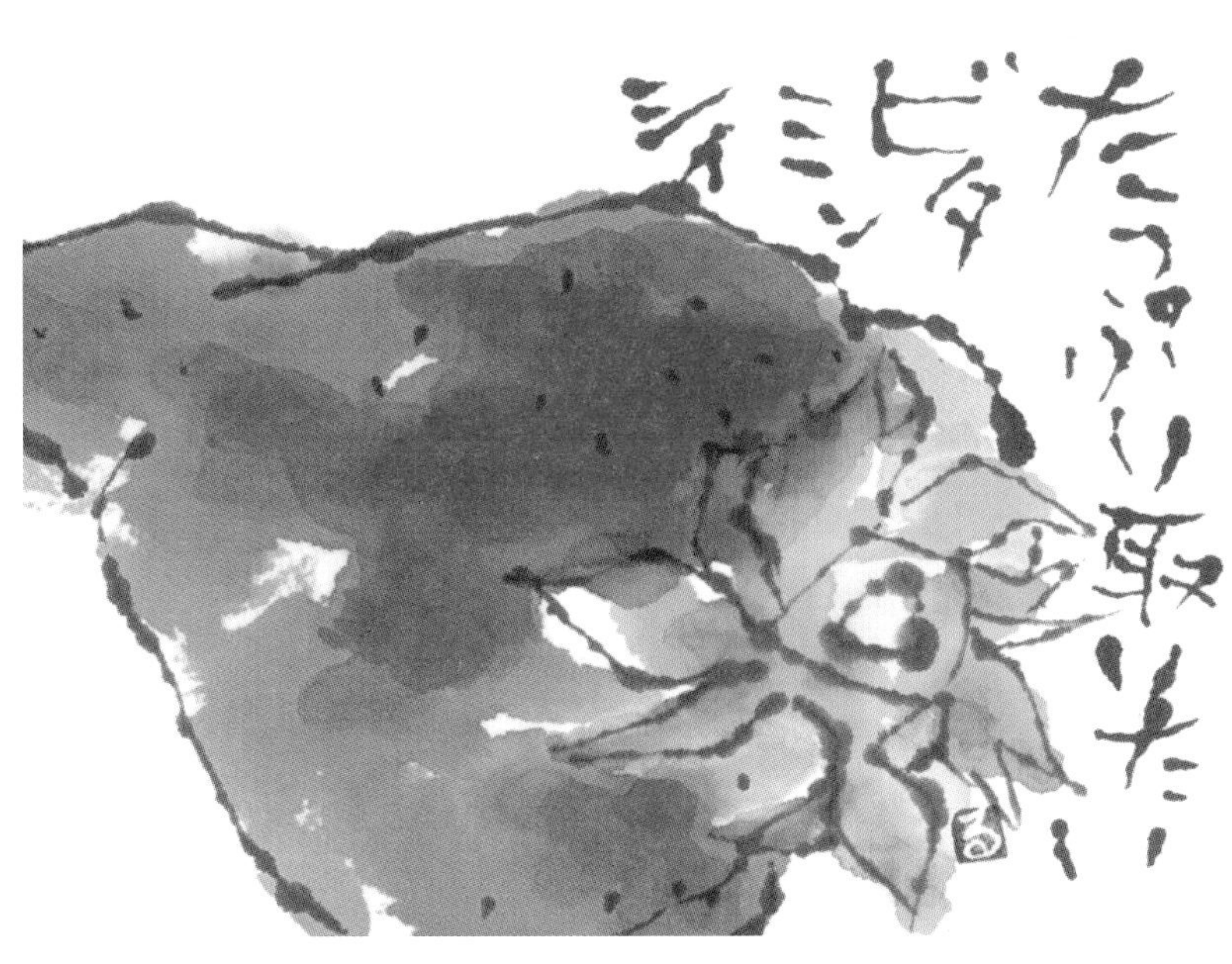

にミックスジュースにして飲むと、体がシャンとして頭も目もすっきりします。

◎水洗いはヘタをつけたまま

ビタミンCは水に溶けやすく、イチゴのヘタをとってから水洗いすると、ビタミンCがびっくりするほど減ってしまい、味も水っぽくなってしまいます。ヘタをつけたまま水洗いしましょう。また、塩水で洗うと、表面の農薬を中にしみ込ませてしまう危険があります。

子どものころは、イチゴは砂糖と牛乳をかけて食べるものだと思っていました。昔のイチゴはかなり酸味が強かったのでしょうか？　今は、そのまま食べたほうがずっとおいしいと感じます。

イチゴジャムのつくり方

◉用意するもの

イチゴ……………500g
砂糖 ……………200g（イチゴ全体の40％の量）
レモンの輪切り… 数枚
ホーロー鍋

◉つくり方

① 洗ったイチゴに砂糖を加え、手でよくまぜる。
② 数時間放置したあと、ホーロー鍋でレモンといっしょに中火で煮る。
③ アクをとり、弱火にしたら木べらでまぜながら30分～ 1時間煮つめる。
④ レモンをとり除き、汁けが多い場合はさらに煮つめる。

★食物繊維が便秘を予防

イチジク

果実を割ると、ツブツブの花が見えます。外側からは花が見えないので、「無花果」と書いてイチジクと読みます。夏果は6～7月、秋果は8～10月に出回りますが、日本での栽培の多くは秋果です。聖書のアダムとイヴの話にも出てくるように、ずいぶん古くから知られていました。

原産地

現在のトルコの辺り

注目の成分

ベンズアルデヒド、アントシアニン、フィシン、クエン酸

おもな栄養素

ビタミンE、ビタミンB群、カリウム、食物繊維

◎日本に伝えられたのは江戸時代

イチジクはクワ科の植物です。現在のトルコのあたりから地中海沿岸の国々では紀元前から栽培されていました。日本に伝えられたのは江戸時代の初期。北海道を除く全国で栽培され、おもな産地は和歌山県、愛知県、大阪府などです（二〇一八年）。

欧米や中東ではよくドライフルーツにします。

◎痔や胃腸の妙薬

漢方では胃の働きをよくし、下痢を止め、痔やのどの痛みに効果があるとされています。痔には、イチジクの果実を生で食べます。また、葉を煎じた液でしばしば痔の患部を洗うと、腫れや痛みに有効です。

胃腸にもよく、体を冷やさないので、胃腸の弱い人は一日四～五個ずつ実を食べるとよいといわれています。二日酔いには、果実を食べると早く酔いがさめます。

◎たんぱく質分解酵素が肉の消化を助ける

香り成分のベンズアルデヒドやフラボノイドのアントシアニンには、がんを抑制する働きがあります。果実から出る白い乳液には、たんぱく質分解酵素のフィシンが含まれており、ローストビーフ、焼肉などにイチジクを添えると、肉のたんぱく質の消化を助けます。

◎おいしい食べ方

生食（なましょく）するときは、半分に切って、スプーンですくいます。バナナのように皮をむいて食べても。崩した豆腐と合わせると白あえになります。硬めのものは天ぷらにおすすめです。

イチジクの甘露煮は、水を使わず砂糖だけでじっくり煮込みます。ペクチンが多いので、ジャムにも向いています。ゼリーをつくるときは加熱したジャムを使います。生の果実はたんぱく質分解酵素のため、ゼラチンを入れても固まらないからです。

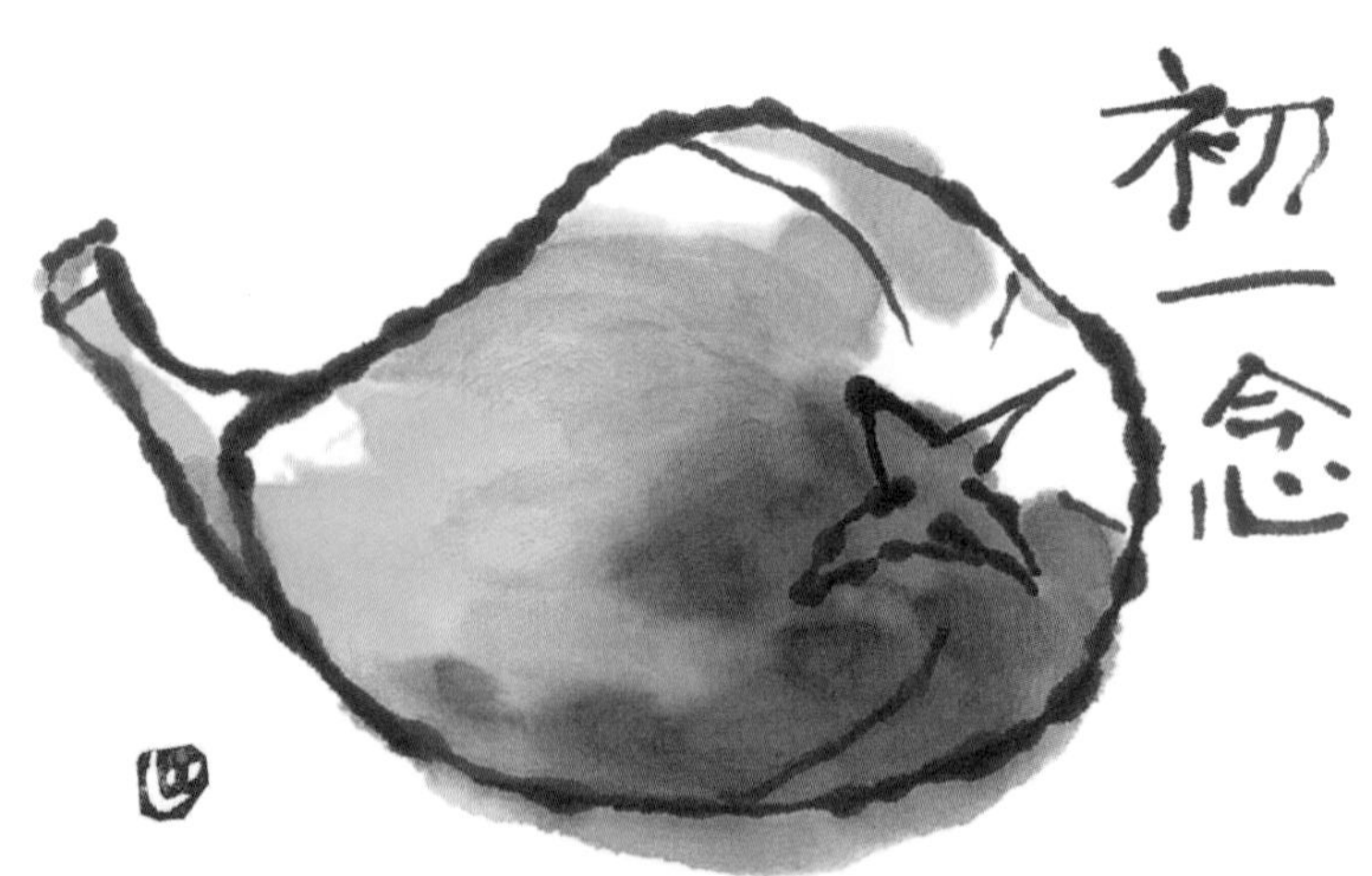

保存方法

ポリ袋に入れ、冷蔵庫で2～3日。冷凍保存するときは、皮をむいてからラップに包み冷凍庫に入れます。

★梅干しに変身し抗菌剤に

ウメ

古くから詩歌に詠まれてきたウメの花。原産地は中国の中～南部の山岳地帯です。日本にも古くからありましたが、もっぱら観賞用で、果樹として栽培されたのは江戸時代になってから。ウメを食用にするのは中国人と日本人だけで、欧米では「日本のあんず」と呼んでいるそうです。

原産地

中国

注目の成分

クエン酸、カテキン酸、ピクリン酸

おもな栄養素

β-カロテン、ビタミンE、カリウム、鉄、食物繊維

◎効果抜群！梅肉エキス

ウメの果実の約九〇パーセントは水分。梅肉エキスは青ウメの果汁をホーロー鍋で煮つめてつくります。一キログラムの梅から親指ほどしかつくれませんが、二〇〇〇年以上も保存が利くという貴重品です。薬効は梅干しの三〇倍ともいわれます。体の冷えを除き、疲労回復、夏バテのほか不眠症にも用いられます。胃腸に対する働きは格別で、腹痛、下痢、細菌性の食中毒にも強い効果を発揮します。

◎梅干しは保存食の決定版

ウメの季節は限られており、年中、新鮮なものというわけにはいきません。そこで生まれたのが梅干し。梅干しを最初につくったのは中国だといわれていますが、今では日本の特産品です。江戸時代に、旅人が流行性の病気にかからないように持ち歩くようになったのが普及のきっかけになったようです。

梅干しには代謝の促進、疲労回復、肝臓の働きを

助ける効果のほか、細菌性の腸炎、下痢や便秘にも効果があります。また、貧血、カゼ、せき、乗りもの酔いなどにも用いられます。

◎カゼの特効薬――梅醤番茶（うめしょうばんちゃ）

漢方では、病気を治す力はその人の体の中にあると考えます。これを自然治癒力といい、その力を高めるためには、唾液、胃液、胆汁、汗などが出る分泌腺の働きをよくすることが大切です。「一に養生、二に看護……」といわれるように、愛情いっぱいの手当てこそが、自然治癒力を助けます。

カゼのときは梅醤番茶を飲みましょう。まず梅干しのタネを除き、梅肉を練ります。次にしょうゆを適量加えてさらに練り、ショウガのおろし汁を少々たらし、熱い番茶をかけたらでき上がり。カゼはもちろん、さまざまな病気の万能薬として用いられます。

梅干しに、刻みネギ、おろしニンニク、おろしショウガを加え、熱湯を注いで飲んでもカゼの回復が早まります。

白梅の美しさ
愛らしさに
ただ
うっとり
向島百花園にて

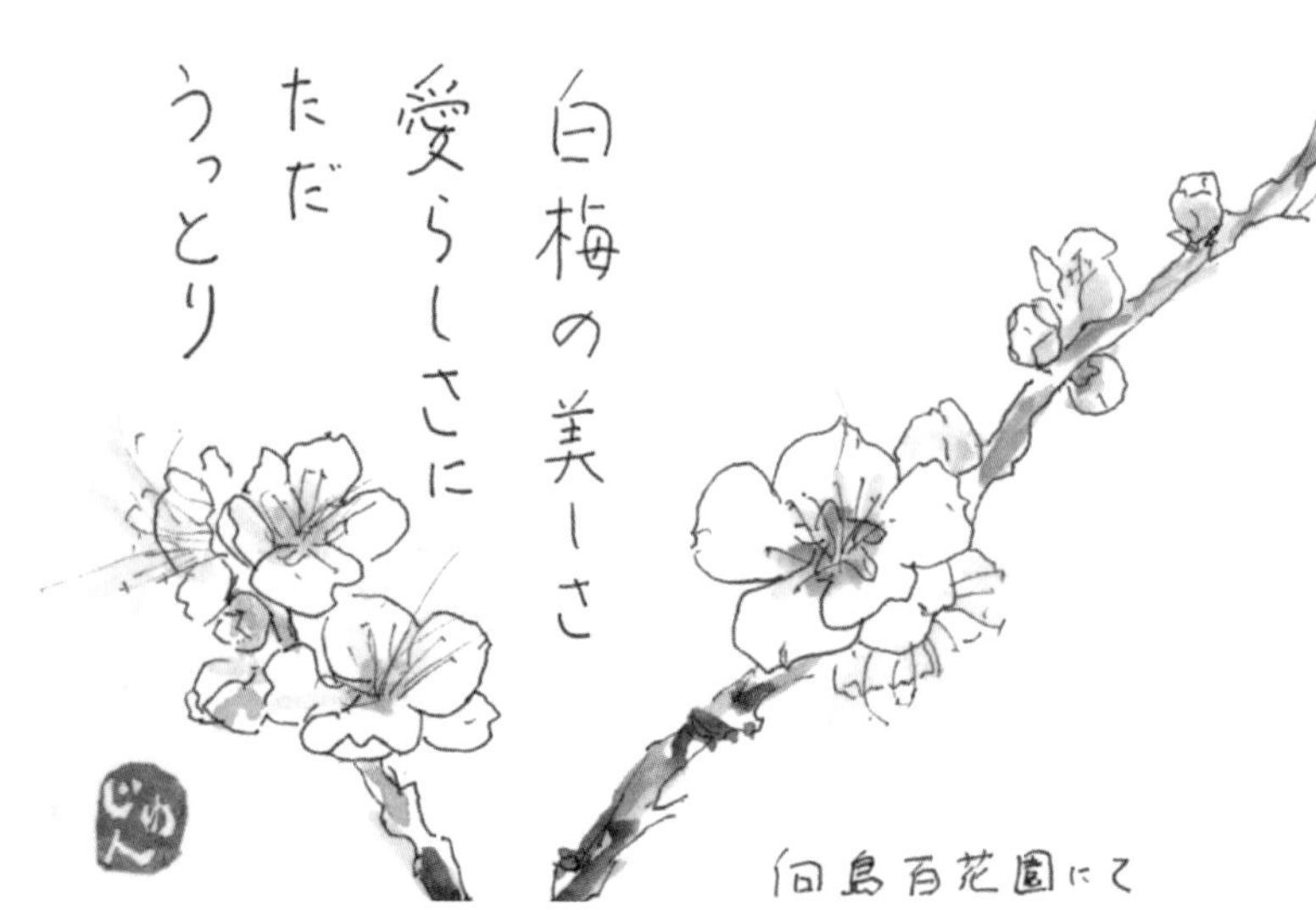

◎お弁当にも梅干しを！

ほとんどの日本人は、梅干しと聞いただけで唾液が出てきます。唾液には消化酵素だけでなく、若返りや老化防止のホルモンが含まれています。毎日を健康に過ごすため、少なくても一日一回は梅干しを食べたいものです。

おむすびや、お弁当のごはんには梅干しが欠かせません。強い殺菌作用でごはんの腐敗を防ぎます。生魚のにおいを消し、解毒作用もありますから、ワサビの代わりに刺身の漬けじょうゆに加えてみましょう。

梅干し一個には一～一・五グラムの食塩が含まれています。

小学生のころに畑のウメをもいだ思い出や、梅酒や梅干しをつくる祖母の姿をじっと見ていた記憶などがよみがえります。青ウメの季節になると小学校の朝礼などで、先生から「青ウメを食べるとおなかを壊す」という注意がありました。実際、青酸化合物が含まれており、食べるとおなかを壊します。ただし、この物質には抗がん作用もあるといわれています。

プラスα

梅酒も万能薬

おちょこ1杯の梅酒は、体質改善、疲労回復、夏バテなどの妙薬。胃下垂ぎみで冷え症、太れないという体質の人に最適です。体が温まり、胃腸の働きもよくなります。眠れない人は寝る前にどうぞ（梅酒のつくり方は25頁）。

アルコールに弱い方や子どもにはウメジュースが便利です。青ウメと氷砂糖だけでつくって保存しておきましょう。

リウマチや神経痛には梅酒の湿布が有効です。カゼのときに胸やのどを湿布すると炎症を抑え、症状が楽になります。昔は、頭痛のときにこめかみに梅干しを貼ったり、痔に梅干しの黒焼きをゴマ油で練って用いたりしました。

★油はオレイン酸豊富な果汁

オリーブ

果実は成熟度により緑、黄、橙、赤、黒の順に色が変わります。若い実は渋味も酸味も強く、熟して黒くなると油分が多く、味がまろやかに。それでも生(なま)では苦味が強く、大半の実は加工されます。若い果実からは緑色でやや苦味のある油が、完熟の果実からは香りが強い油が採れます。

原産地

地中海沿岸

注目の成分

オレイン酸

おもな栄養素

β-カロテン、ビタミンE、カルシウム、鉄、食物繊維

◎オリーブ油はジュース

オリーブの木の栽培は明治初期に神戸などで始まり、一九一〇年ごろに香川県小豆島で栽培が成功しました。東日本大震災後は北海道や東北でも栽培され、被災地・女川町産のオリーブの新芽でつくったお茶が販売されています。

オリーブ油は果実をしぼったもので、いわば果汁です。エキストラバージンオイルは一番しぼりで、産地、品種、生産者によって、味も香りも色も違います。日本酒やワインのようです。揚げ油にもパスタやサラダにも使えます。さまざまな種類のオリーブ油をブレンドして楽しむ人たちもいます。

オリーブ油の主成分はオレイン酸。酸化しにくく、動脈硬化などの、いわゆる生活習慣病を予防します。血流を改善するビタミンE、便通をととのえる食物繊維も含まれています。苦味や渋味のもとはポリフェノール類で抗酸化作用があり、老化や認知症を予防し、血管を丈夫にします。

◎おいしい食べ方

小豆島では九月に緑色の果実を収穫し、塩漬けと渋抜きを繰り返して、一〇月に「新漬けオリーブ」として出荷しています。

ピクルスは、塩漬けのオリーブの実を水洗いしたあと水分を拭きとり、酢、ローレル、ニンニク、トウガラシなどを入れたピクルス液に漬けます。

「スタッフドオリーブ」は、タネをとって塩漬けした実に、刻んだパプリカやアーモンド、アンチョビなどを詰めたものです。

オリーブのピクルスとひと口大に切ったゆでダコの足を串に交互に刺して、オリーブ油と黒コショウをかけて前菜に。オリーブのピクルスとタコはオリーブ油で炒めても美味です。

医薬品としても貴重だった

ヨーロッパの地中海沿岸では、貴重な医薬品として紀元前からオリーブの栽培が盛んで、生産国はスペイン、イタリアなどです。

日本にオリーブ油を持ってきたのは約400年前、ポルトガルの宣教師といわれています。江戸時代に訳された軟膏類の書物を読むと「ホルトガルノ油」と書いてあります。祖母の薬箱のビンには「オレフ油」のラベルが貼られていました。医薬品として貴重だったようです。

★アルコール代謝を早め二日酔いに

カキ

日本に最も古くからあるくだもので、氷河時代の化石も見つかっているほどです。原産地は中国や日本。甘ガキは日本にしかありません。学名もカキノキ属のカキという具合です。中国ではカキの根、実、果実の皮、樹皮、ヘタ、葉、そして干しガキにつく白い粉までも薬用にします。

原産地

日本、中国

注目の成分

β-クリプトキサンチン、タンニン、アストラガリン

おもな栄養素

β-カロテン、葉酸、パントテン酸、ビタミンC、カリウム、食物繊維

◎二日酔いの妙薬

カキには、酔いをさます効果があります。お酒を飲む前にカキを食べるとアルコールが早く代謝され、悪酔いの予防になります。二日酔いで気分が悪いときにももちろん有効。生(なま)のカキはビタミンCが非常に多く、肝臓の解毒作用を助けます。干しガキもアルコール代謝をよくします。アルコールの分解を早めるアルコールデヒドロゲナーゼという酵素や渋味のもとのシブオールというタンニンが含まれているからです。

◎しゃっくりが止まる

カキのヘタは柿蒂(してい)といい、漢方薬の材料にもなっています。しゃっくりや嘔吐、せきを止め、夜尿症の妙薬としても知られています。しゃっくりには、乾燥させたカキのヘタ一〇個を約二〇〇ミリリットルの水で一〇分ほど弱火で煎じ、一度に飲みます。ショウガをスライスして加えて煎じると、嘔吐を止

める作用が強くなります。

◎渋の効用

カキの渋味はポリフェノールの仲間で、タンニンと呼ばれます。お茶や紅茶、ゲンノショウコなどのほか、ほとんどの植物に含まれています。しかし、それ以上にカキのタンニンの含有量は抜群。カキの渋は昔から脳出血や脳梗塞の後遺症の特効薬として知られています。また打ち身、しもやけ、ヤケドなどのときに、患部にカキ渋をぬる民間療法もあります。

干しガキの表面の白い粉を柿霜（しそう）といいます。柿霜はマンニトール、果糖、ブドウ糖、ショ糖などの糖類を含み、せきや痰（たん）、のどの痛み、口内炎、舌の炎症や痛みなどに有効です。ほかの漢方薬の材料と合わせて胃潰瘍の治療にも用いられます。

渋ガキを温湯につけたり、アルコールを噴霧したり、炭酸ガスで処理すると甘くなり、このことを「渋抜き」といいます。これはシブオールというタンニンが、水に溶けにくい状態に変わることです。舌に広がらないので渋味は感じませんが、渋がなくなるわけではありません。

適量を食べましょう

昔から「カキが赤くなると医者が青くなる」ということわざがあります。くだものが豊富なことは健康のバロメーター。ところが「おなかを冷やす」ということでカキを食べない人も案外多いのです。確かに胃腸の弱い人が多く食べすぎれば、おなかが痛むこともあります。またタンニンが多いので、食べすぎると便秘になることもあります。けれども、おなかに熱を持つような肉類、魚類を食べたときなどは、こういうくだものを食べるとちょうどよくなるのです。一人ひとりの適量を食べましょう。

◎カキの葉の効用

五～六月に採集した若葉に含まれるアストラガリンはポリフェノールの一種で抗アレルギー作用があり、花粉症に対する効果が期待されています。花粉が飛ぶ前から若葉を煎じて飲みましょう。若葉は生(なま)で食用にでき、青汁にも最適です。天ぷらにすると、とてもおいしいものです。さらに、サラダやゆでてからあえものにもできます。

とりわけ多いのが、体内でビタミンCに変化するプロビタミンCです。肌の健康を保ち、免疫力をアップさせ、優れた抗酸化力があることから、がんの予防効果も期待できます。

カキの葉茶は「万病に効く」といわれるお茶です（つくり方は五二頁）。カリウムが多くナトリウムが少ないので利尿作用があり、その結果血圧も下がります。

カキの葉茶の出がらしは、布袋に入れて入浴剤にします。皮膚の炎症を抑え、殺菌などの効果もあるので、スベスベの肌になります。

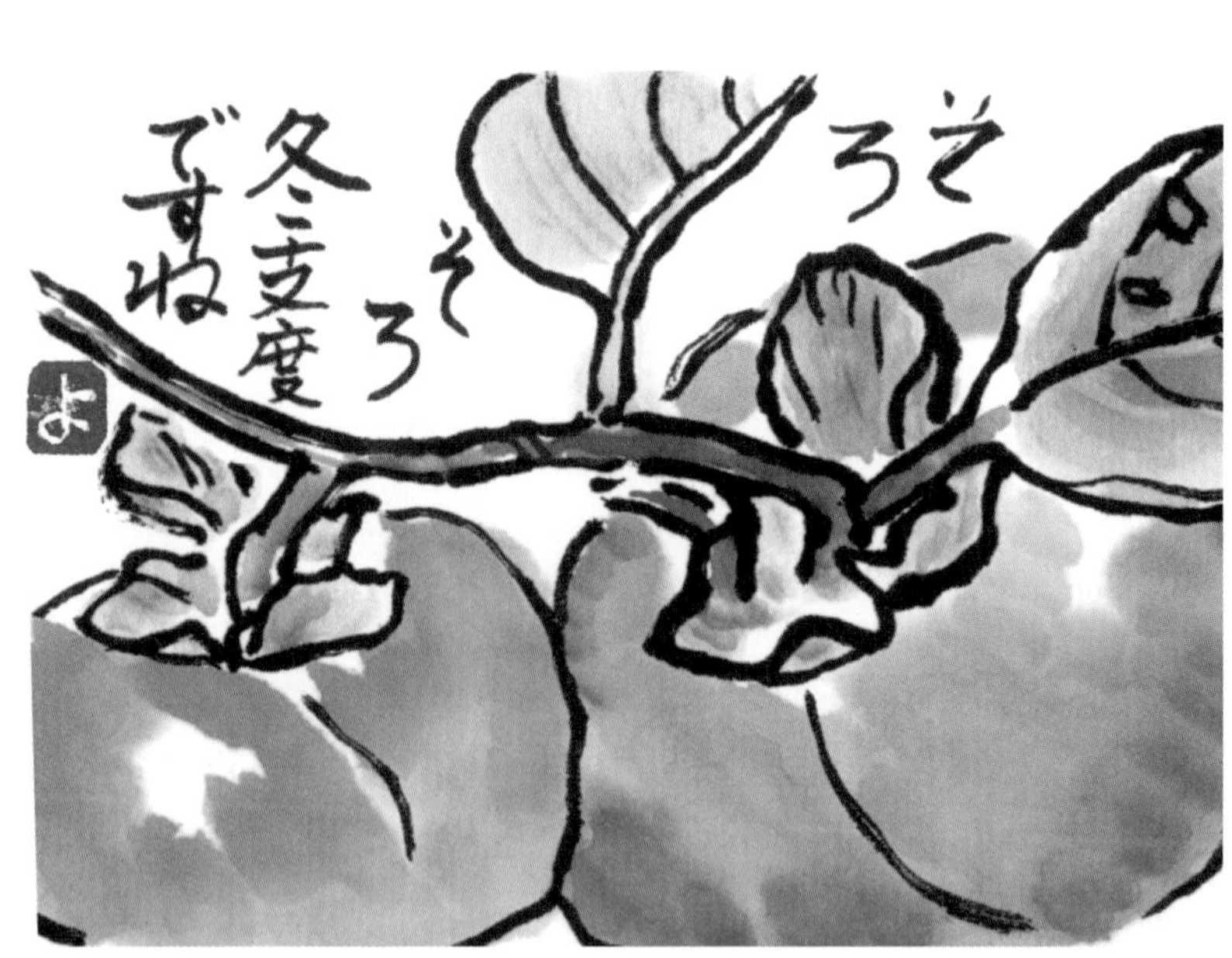

柑橘類

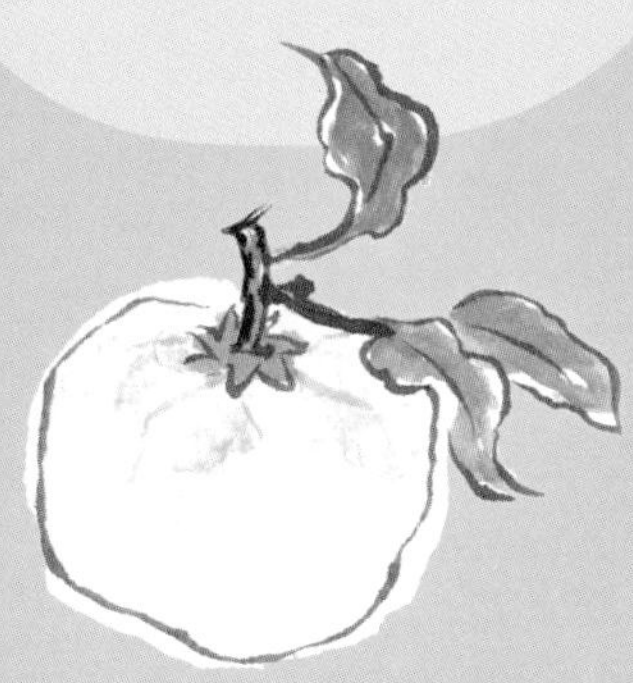

東北に育った私は、子どものころ、ミカンの木を見たことがありませんでした。『みかんの花咲く丘』を歌い、振りをつけて踊ったりしていた子ども時代。ミカンにあこがれていました。学生のころ、ミカンの木を見るために和歌山県を旅し、やっと出合い、夢がかなった思い出があります。

漢方では、ミカンの仲間は昔から、疲労回復、カゼや二日酔いの予防に用いられてきました。

柑橘類の原産地

インド、インドシナ半島、中国、日本など。

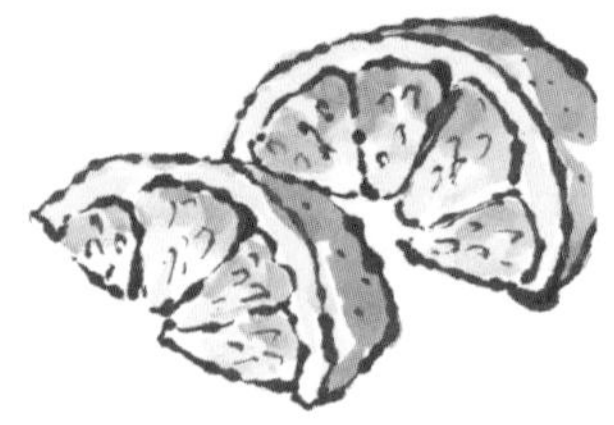

おもな注目成分

柑橘類にはファイトケミカル（植物が身を守るためにつくり出した成分）が豊富に含まれています。

ビタミンC

免疫力を高め、ウイルスなどから体を守ります。細胞の酸化を防ぎ、がんや動脈硬化を予防します。カゼ予防や肌荒れにも有効です。老化を防止します。

シネフリン

ミカン、ダイダイ、ナツミカンなどを原料とする生薬（しょうやく）に含まれる物質（アルカロイド）で、交感神経をふるい立たせるエフェドリンのような働きがあります。カゼ予防の効果があるといわれます。

クエン酸　鉄分の吸収を促進し、貧血の予防をします。

β-クリプトキサンチン

ファイトケミカルの1つ、カロテノイド（β-カロテンの仲間で、700種類以上ある）で、柑橘類の色素成分です。パプリカ、トウガラシ、ビワ、トウモロコシなどにも含まれています。

β-クリプトキサンチンは体内でビタミンAに変換され、目を守り、肌や髪の健康を保ちます。粘膜を丈夫にし、カゼを防ぎます。

β-クリプトキサンチンのままでも、ヒトの血液中に存在し、働きがあります。さまざまな調査・研究によると、血液中のβ-クリプトキサンチンの値が高いと、動脈硬化、糖尿病などになるリスクが低くなります。骨粗しょう症予防効果もあります。抗酸化作用があり、がん抑制作用があるとされます。

ヘスペリジン

ヘスペリジンはファイトケミカルの仲間で、フラボノイド系のポリフェノールです。ユズ、カボス、ミカンなどの柑橘類に多く含まれています。とくに皮の内側の白い部分に多く、抗アレルギー作用があります。

ペクチン

柑橘類の皮の内側の白い部分や、小袋（じょうのう）に多く含まれます。食物繊維の一種で、整腸作用のほか、血糖値の上昇を抑える、コレステロール値を下げるなどの効果があります。

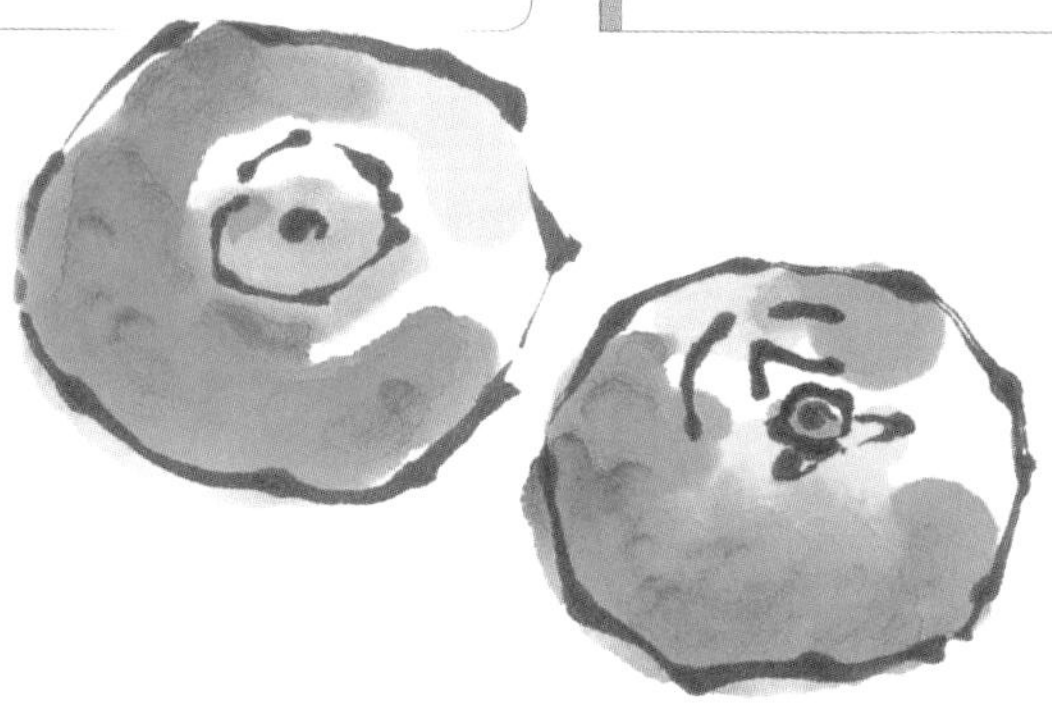

★すっきりした酸味と香り

カボス

すがすがしい香り、すっきりした酸味が特長です。日本に約40種類ある香酸柑橘（こうさんかんきつ）の1つです。香酸柑橘とは、果汁の酸味や果皮の香りを楽しむ柑橘類のことです。漢字では「香母酢（かぼす）」と書きます。熟すと黄色になりますが、緑色をした未熟なほうが香りが強く、需要もあります。

注目の成分

クエン酸、スダチチン、ヘスペリジン、リモネン、ノビレチン

おもな栄養素

葉酸、パントテン酸、ビタミンC、カリウム、食物繊維

◎大分県の特産品

現在の大分県付近では、三〇〇年前から栽培されていたようで、ユズの枝変わりといわれています。初夏に出回るのはハウス栽培のものです。露地物の旬は八月下旬から一〇月中旬です。

酸味が強いことからレモンの代わりに用いられることも多く、用途が広いのも特長です。

◎香りと酸味で疲労回復

ビタミンCのほか、葉酸やパントテン酸などのビタミンも含まれています。酸味のもとは疲労回復効果があるクエン酸です。

香りによるリラックス効果も期待されています。果皮にはスダチから発見されたポリフェノールの一種スダチチンが含まれ、脂肪代謝を促進します。果汁をしぼったあとの皮にはクエン酸が含まれているので、水道の蛇口やシンクの水アカ汚れを落とす効果があります。皮の内側の白い部分を汚れたと

ころに当てて、ゴシゴシとこすります。

◎おいしい食べ方

幼果（ようか）は果皮をすりおろすか、そいだ表皮を細かく切り、吸いものの吸い口や薬味にします。

緑果は湯豆腐、冷ややっこ、焼きマツタケ、土瓶蒸し、茶碗蒸し、鍋料理、みそ汁などに添えて、果汁をしぼります。

果汁はフグ、イワシ、サンマ、マグロ、エビなどとも相性がよいので、刺身やカルパッチョ、焼き魚、から揚げなどに使います。

「冷やしうどん」は、めんつゆに一個分のカボスの果汁を入れ、冷やしたうどんにたっぷりかけます。輪切りのカボス、刻んだ大葉、ダイコンおろしを載せればでき上がり。

炊きたてのごはん（一合）に、カボス一個分の果汁とすりおろした果皮をまぜ、さらにゴマ油一～二滴と塩をひとつまみ入れてまぜ合わせます。薄切りにしたカボスとキュウリを載せて、刻んだ大葉を散らせば「カボスごはん」の完成です。

保存方法

ポリ袋に入れて冷蔵庫の野菜室で2週間ほど。しぼり汁は製氷皿で冷凍し、薄くそいだ果皮は刻んで冷凍すると、長期間保存できます。

プラスα　カボススプレーでお掃除

カボススプレーは万能洗剤。クエン酸は水アカ汚れを、リモネンは油汚れを落とします。

① 水400mℓを鍋に入れて沸騰させる。
② ①にカボスの皮4個分を入れ、木杓子（きじゃくし）で押しつぶしながら20分煮つめ、火を止めて冷ます。
③ スプレーのボトルに入れる。

◎使い方　お風呂の水アカ掃除、コンロの油汚れ、床のワックスがけなどに。1週間で使い切りましょう。

参考：https://kabosugokugoku.com/kabosu-osouzi/

★日本で最初のタンゴール類

清見(きよみ)オレンジ

ミカン類とオレンジ類の交配でできた果実を「タンゴール類」といいます。清見オレンジは日本で最初にできたタンゴール類で、ウンシュウミカンの「宮川早生(みやがわわせ)」と「トロビタオレンジ」の掛け合わせです。清見、清見タンゴール、清見ミカンとも呼ばれます。

注目の成分

β-クリプトキサンチン、シネフリン、クエン酸、ペクチン

おもな栄養素

β-カロテン、ビタミンE、葉酸、パントテン酸、ビタミンC、カリウム、食物繊維

◎静岡県生まれ

オレンジのような香り、鮮やかな色、果汁の多さ、とろけるような食感、タネがほとんどない、酸味が少ないので甘味が感じられるなど、数多くの特長があります。

戦後間もないころ、静岡市にあった国立の果樹試験場で生まれ、約三〇年後の一九七九年に近くにある景勝地、清見潟(きよみがた)にちなんで、「清見」と命名されました。現在は愛媛県、和歌山県が生産量のほとんどを占めています（二〇一九年）。ハウスものは一月から、路地ものは三～六月に出荷されます。

β-クリプトキサンチンという色素は骨粗しょう症の発症を抑えるほか、発がん抑制作用、抗酸化作用が注目されています。

ビタミンCとシネフリンという有効成分には、カゼ予防の効果があります。また、β-カロテン、ビタミンEも含まれます。クエン酸には、疲労回復、血をきれいにするなどの働きがあります。

小袋（じょうのう）に多く含まれるペクチンは便通をととのえます。

◎おいしい食べ方

小袋が非常に薄いので、皮をむいたら小袋ごといただきます。むきにくいときは、皮つきのままくし形に八等分するスマイルカットがおすすめです。横半分に切り、スプーンで食べても。

果汁、みそ、酒、みりんでつくるソースは、焼き魚に合います。スライスしてケーキに載せると、彩りがきれいです。果汁はゼリーに、皮はマーマレードに利用できます。

保存方法

冷暗所で1週間ほど。冷蔵する場合は乾燥しないように、ポリ袋に入れます。

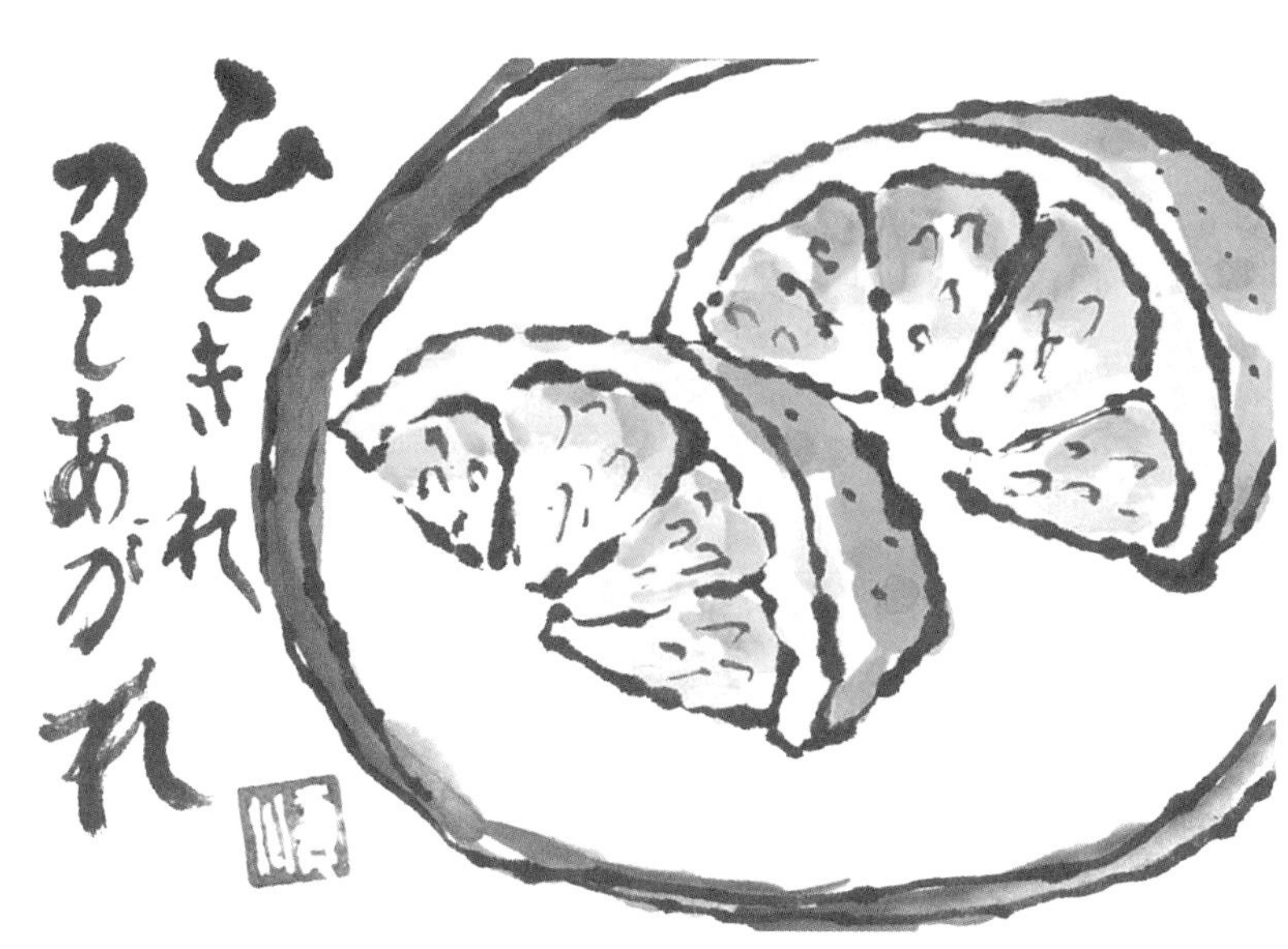

★三方に載せられた貴重品

三宝柑（さんぽうかん）

ヘタの部分にデコポン（不知火（しらぬい））のような出っ張りがあります。希少価値があり、味もよいので、神事に使われる三方（三宝）に載せて殿様に献上されたことから「三宝柑（さんぽうかん、さんぼうかん）」と呼ばれます。

注目の成分

シネフリン、クエン酸

おもな栄養素

葉酸、パントテン酸、ビタミンC、カリウム、食物繊維

◎和歌山県の特産品

皮がむきやすく、果肉の色は鮮やかな黄色。甘味や酸味はブンタンに似ています。タネが多いのも特徴です。

江戸時代、和歌山城内に原木があり、栽培は城内だけとされ、城外には持ち出せなかったといわれています。現在もほとんどが和歌山県内で生産される同県の特産果実です。収穫は一月から始まりますが、旬は三～四月。多くは葉つきで出荷されます。葉がしっかりとつき、しなびていないこと、手に持ったとき実がずっしりと重いこと、皮の表面にハリがあって柔らかいことなどが選ぶときの目安です。

免疫力を高め、ウイルスなどから体を守るビタミンCや、気管支を拡張し呼吸を楽にする、のどのカゼを予防する、脂肪の代謝を促進するなどの効果があるシネフリンが含まれています。酸味のもとのクエン酸には、疲労回復と血液をきれいにする働きがあります。

◎**おいしい食べ方**

皮は手でむきます。小袋（じょうのう）は厚くて硬いので、むいてから食べます。ジュースやシャーベットにすると香りがよく、美味です。

皮には苦味がほとんどないので、無農薬ならマーマレードに。雑味を除くためのゆでこぼしは一回で十分です。皮の重さの六〇パーセントの砂糖で煮つめ、お好みでレモン汁を加えます。

皮を容器にしてあえものを盛りつければ、春の香りが楽しめます。容器は葉つきのほうから三分の一のところで横に切り、実はスプーンでくり抜きます。

茶碗蒸しの容器にも。皿の上に皮でつくった容器を載せ、中の具と調味した卵汁を注ぎ、蒸し器に入れて強火で七分、弱火で三分ほど蒸します。葉つきのフタをしたらでき上がりです。

保存方法

冷暗所で数日。ポリ袋に入れて冷蔵すれば、長めに保存できます。

三宝柑のゼリーのつくり方

◉用意するもの

三宝柑………1個
ハチミツ………小さじ1
粉ゼラチン …3g
水……………60mℓ

◉つくり方

① 三宝柑の上から3分の1のところで横に切る。
② 外側の皮を傷つけないように、スプーンで中の実をくりぬく。
③ 果汁をしぼる（60mℓ）。
④ ボウルに水を入れ、粉ゼラチンを振り入れてふやかす。
60℃のお湯（分量外）で湯せんする。
⑤ ④に③の果汁とハチミツを入れ、まぜる。
⑥ ②のくりぬいた容器に⑤を入れ、冷蔵庫で冷やす。

★さわやかな香りで元気に

シークヮーサー

強い酸味とさわやかな香りが特徴的な香酸柑橘の1つ。ミカンのような形で、果皮の色は緑、直径は3～5㎝、重さは25～50ｇほどです。皮は薄く、ほとんどの品種にタネがたくさん入っています。熟すと果皮は黄色になり、甘酸っぱくなります。

注目の成分

ノビレチン、タンゲレチン、スダチチン、ヘスペリジン

おもな栄養素

β-カロテン、ビタミンB群、ビタミンC、カリウム、カルシウム、マグネシウム、鉄、食物繊維

◎沖縄県の特産品

和名は「ヒラミレモン（平実檸檬）」。沖縄県では「シークヮーサー」「シイクヮシャー」「大宜味（おおぎみ）クガニー」など、一〇〇種類もの呼び名があります。「シー」は沖縄の方言で酸っぱいものという意味。「クヮーサー」は食べさせるものや食べものを指します。

国内で流通しているものは、ほとんどが沖縄県産で、特産品です。おもに大宜味村、名護（なご）市、本部町（もとぶちょう）で栽培されています。

フラボノイドの一種ノビレチン、タンゲレチンは血圧や血糖値を下げ、肝臓の解毒作用を強くします。夜間頻尿やがんを抑制する効果も研究されています。ノビレチンなどは皮に多く含まれているので、果汁は皮ごとしぼりましょう。

果皮には、ポリフェノールの一種のスダチチンも含まれ、脂肪代謝を促進します。

漢方では、気の流れをよくし、胃腸をととのえて、

精神を安定させる効果があるとされています。

◎**おいしい食べ方**

八～一〇月に出荷される「青切り」は刺身、焼き魚、から揚げなどに添えます。また、酢のものの酸味づけにも適しています。しょうゆと合わせればポン酢に。スライスして水道水に浮かべると、水がおいしくなります。

一〇～一二月に収穫されるものは、ジュースにします。また、焼酎、ウイスキーなどのお酒にまぜると美味です。

一二月以降に収穫される完熟果は、甘味があるので、ミカンのように食べられます。

保存方法

ポリ袋に入れて冷暗所で2週間ほど。果汁をしぼって製氷皿に入れて凍らせると、長期間保存ができます。

完熟果を丸ごとポリ袋に入れて冷凍すると、半年は保存できます。使うときは自然解凍で。

多様な香酸柑橘（こうさんかんきつ）

近所の八百屋さんで緑色の「へベス（平兵衛酢）」を見つけました。宮崎県日向地方の特産品です。そうめんのめんつゆにしぼって入れたところ、あまりのおいしさにすっかりはまってしまいました。タネがほとんどなく、皮が薄く果汁が豊富です。味をしめてまた買いに行ったら、もう売り切れでした。あきらめきれず、通信販売で果実と果汁を購入しました。

日本は柑橘類の原産地でもあり、種類も多様です。香酸柑橘の種類も多く、大分県のカボスや沖縄県のシークヮーサー、徳島県のスダチ、宮崎県のへベス、ほかにもダイダイ、ブッシュカン（仏手柑）、ユズ、姫レモン、ライム、ユコウ（柚香）など40種類ほどあります。それぞれの香りと味を楽しみたいものです。

★出っ張りが目印

不知火（しらぬい）

「ポンカン」と「清見オレンジ」の交配によって、1972年に生まれたのが「不知火」という品種です。ミカン類とオレンジ類の掛け合わせでできた果実なので、タンゴール類に分類されます。皮がむきやすく、小袋（じょうのう）ごと食べられ、果汁もたっぷりです。

注目の成分

β-クリプトキサンチン、クエン酸、シネフリン

おもな栄養素

ビタミンB_1、葉酸、パントテン酸、ビタミンC、カリウム、食物繊維

◎差別化、ブランド化され

ヘタの部分に「デコ」と呼ばれる出っ張りがあり、この特徴的な形から「デコポン」の呼び名が広く知られていますが、「デコポン」はＪＡ加盟の農家が栽培した、「不知火」の中でも糖度や酸度などの厳しい基準をクリアしたものにしか使えない、商標登録された商品名です。ＪＡ加盟していない果樹園の中には、差別化、ブランド化を図るために独自の商品名をつけているものもあります。

不知火の路地物の収穫時期は二〜四月。収穫直後は酸味が強いため、一カ月ほど貯蔵して追熟させ、酸味が減ったころに出荷されます。不知火の生産量が多いのは熊本、愛媛、和歌山の各県です（二〇一八年）。

β-クリプトキサンチンには骨粗しょう症予防や抗酸化作用があります。また、酸味のもとのクエン酸には疲労回復の効果が、ビタミンCとシネフリンにはカゼ予防の効果があります。

漢方では、ミカンの仲間は昔から疲労回復、カゼや二日酔いの予防に用いられてきました。

◎おいしい食べ方

皮をむいて小袋のまま食べます。小袋の状態で半分に切って、キャベツやタマネギとあえてサラダやマリネにも。果汁をしぼってジュースやゼリーにするもよし、ケーキやタルトのトッピングにも合います。

皮は熱湯で煮てから水に浸けてアクを抜き、砂糖を加え、とろみが出たらレモン汁を加えて、マーマレードにします。

果肉、果汁、酒、みりん、しょうゆでつくったソースは、豚肉や鶏肉の料理に合います。

保存方法

冷暗所に置くだけです。気温が高くなったら、ポリ袋に入れて冷蔵庫の野菜室に入れます。

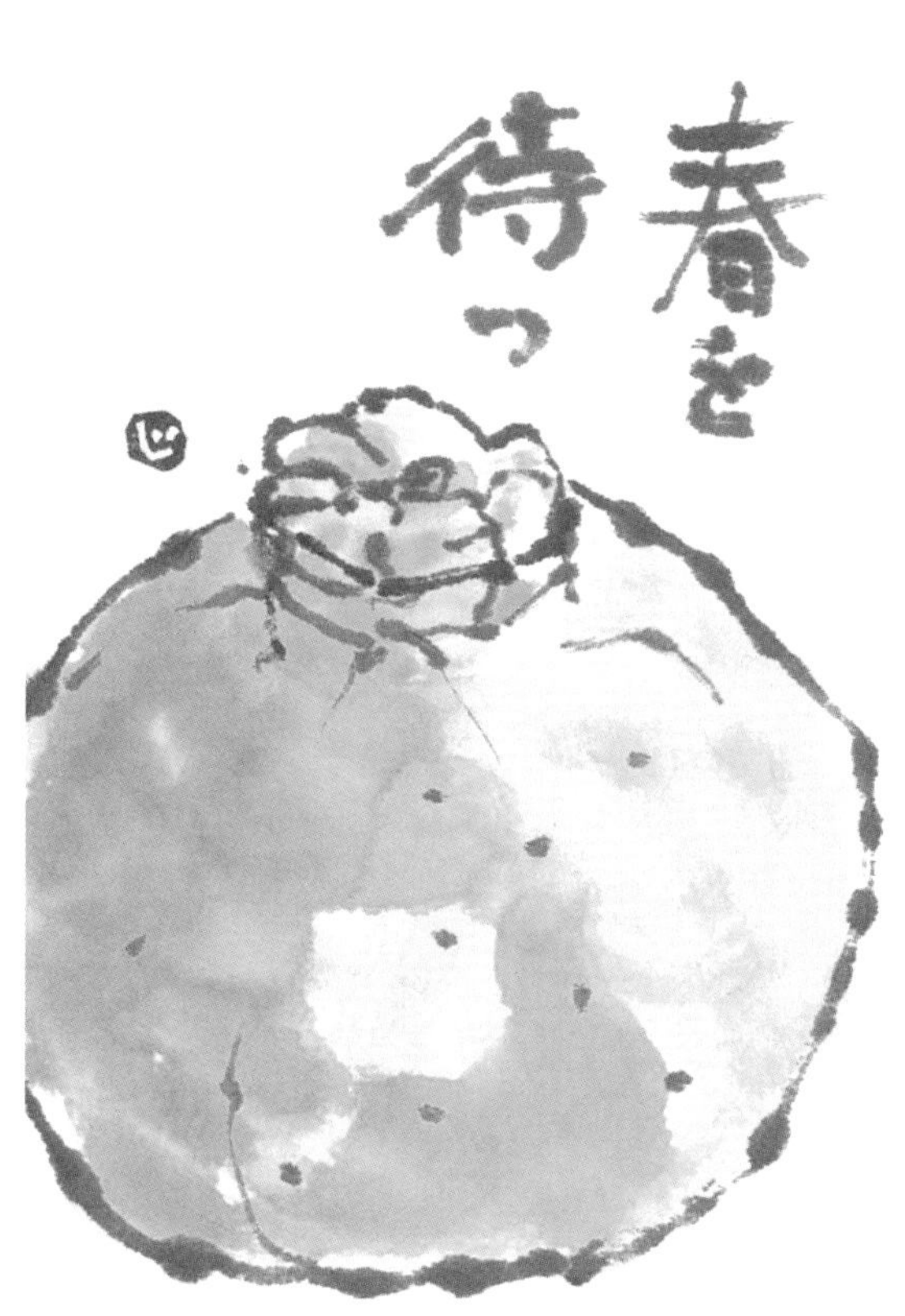

★マツタケや焼き魚のお供に

スダチ

スダチには酸橘、巣立、酢立、酢断などの漢字が当てられます。多汁で酸味が強すぎず、香りもさわやかです。焼き魚やマツタケ料理には欠かせません。ユズ、カボスなどともに香酸柑橘（こうさんかんきつ）に分類されます。すがすがしい香り、すっきりした酸味が特長です。

注目の成分

リモネン、スダチチン、クエン酸

おもな栄養素

ビタミンE、ナイアシン、ビタミンC、カリウム、食物繊維

◎徳島県の特産品

ユズの近縁種といわれ、カボスより小ぶりで皮が薄く、風味にキレがあります。

徳島県に、江戸時代からのスダチの古木があり、貝原益軒（かいばらえきけん）の『大和本草』（一七〇九年）に「リマン」の名前で登場します。

本格的な栽培は一九六〇年代で、ミカンからの切り替えで栽培されるようになりました。ハウス栽培も盛んになり、貯蔵技術も向上したので、現在ではいつでも手に入るようになりました。

シェアはほぼ一〇〇パーセント徳島県で、旬は八～九月です。

香りのもとのリモネンには神経を休める働きがあり、さわやかな気持ちになります。

果皮にはスダチから見つかったポリフェノールの一種のスダチチンが含まれ、脂肪代謝を促進します。

クエン酸やビタミンCも多く、疲労回復やカゼの予防、肌荒れを防ぐ効果なども期待できます。

◎おいしい食べ方

皮ごと薄く輪切りにし、サラダなどに散らします。

皮をすりおろし、冷ややっこの薬味に。めんつゆに入れると、香りがよく食欲もわきます。カボスごはん（二九三頁）で紹介したように、スダチごはんはいかがでしょう。

イワシやサンマなどの青魚との相性がよく、てんぷら、刺身、豚しゃぶ、鍋ものにも合います。

保存方法

ポリ袋に入れ、空気をよく抜いてから冷蔵庫で。たくさんあるときは、しぼり汁を製氷皿に入れて冷凍で保存します。

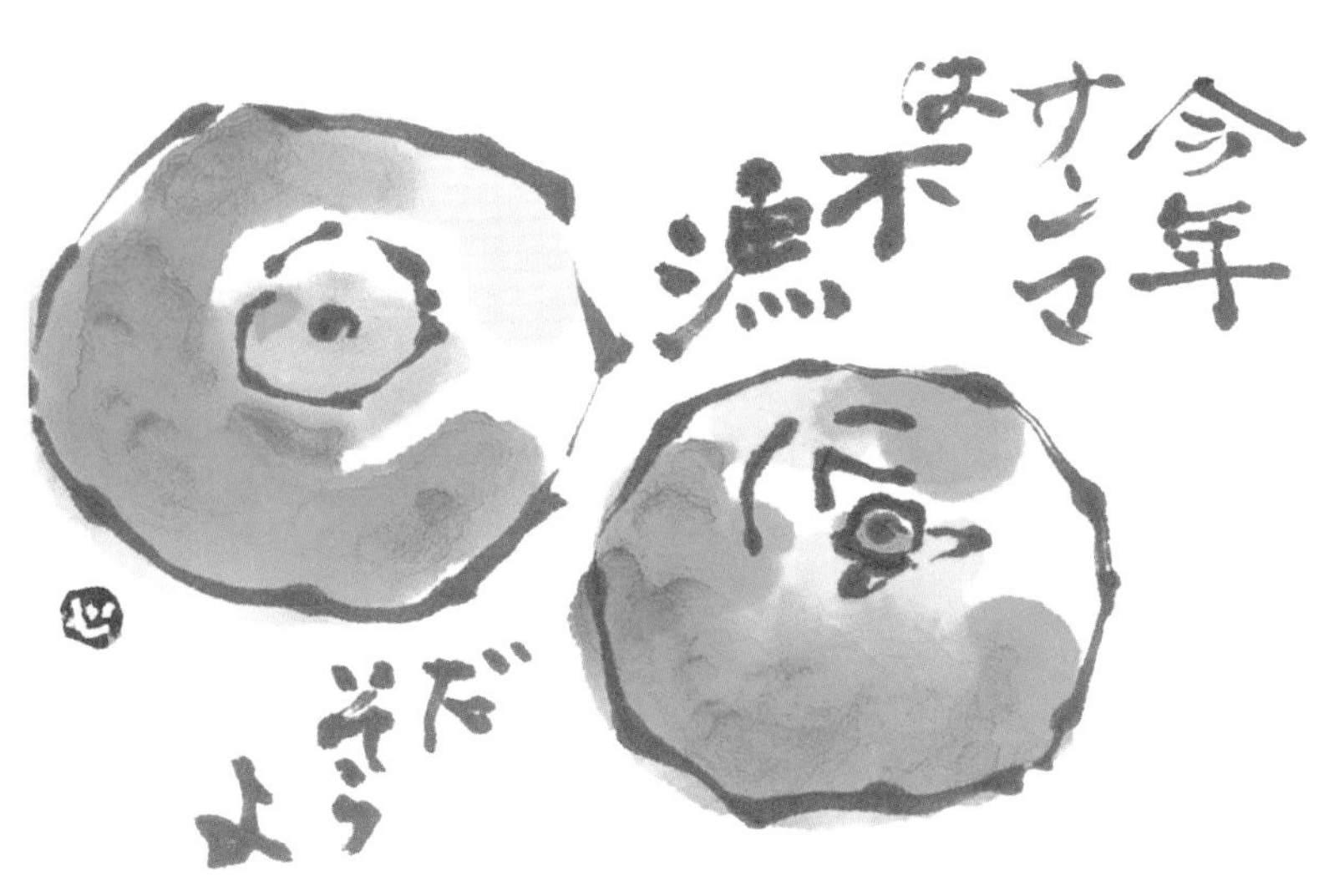

★厚い皮を無駄なく利用したい

土佐ブンタン

ブンタンの和名は「ザボン」です。多くの品種があり、土佐ブンタンはその品種の1つで高知県の特産品です。大きさも形もグレープフルーツに似ています。さわやかな香り、適度な酸味と甘味があります。果汁は少なめで、果肉がしっかりしているので食べやすいのが特徴です

注目の成分

シネフリン、クエン酸、ナリンギン

おもな栄養素

葉酸、パントテン酸、ビタミンC、カリウム、食物繊維

◎二月が待ち遠しいくだもの

台湾、中国南部などから江戸時代に導入されたようですが、詳しい来歴は不明です。

土佐ブンタンはたった一本の原木からとった苗木をもとに、一九四三年高知県の農家で栽培が始まりました。収穫は一二～一月。熟成させて甘味が増した二～四月ごろに出荷されます。二月には初ものを味わい、三月は熟成された甘味を楽しみたいフルーツです。

ビタミンCとシネフリンという有効成分には、カゼ予防の効果があります。酸味のもとはクエン酸で、疲労回復の働きがあります。

ワタ（アルベド）の苦味はフラボノイドのナリンギンで、血流改善、抗酸化作用、免疫力上昇などの効能があります。

「グレープフルーツジュースの飲用は避けることが望ましい」などの指示があるくすりを服用中の人は、ブンタンの仲間にもあてはまるので、要注意です。

◎おいしい食べ方

上下を切り落とし、縦に切れ目を入れてむき、薄皮を除いて食べます。果肉をサラダやちらし寿司にトッピングしたり、あえものにまぜたりします。ジュースにしても、おいしくいただけます。

ワタのついた厚い皮は苦味が強いので、薄く刻んでから三回ほどゆでこぼし、ひと晩水に浸けたあと水気を切り、皮の重さの六〇パーセントの砂糖で煮つめ、レモン汁を加えマーマレードにします。砂糖で煮たあと、グラニュー糖をまぶすと砂糖漬けに、チョコレートをからめるとピールチョコになります。

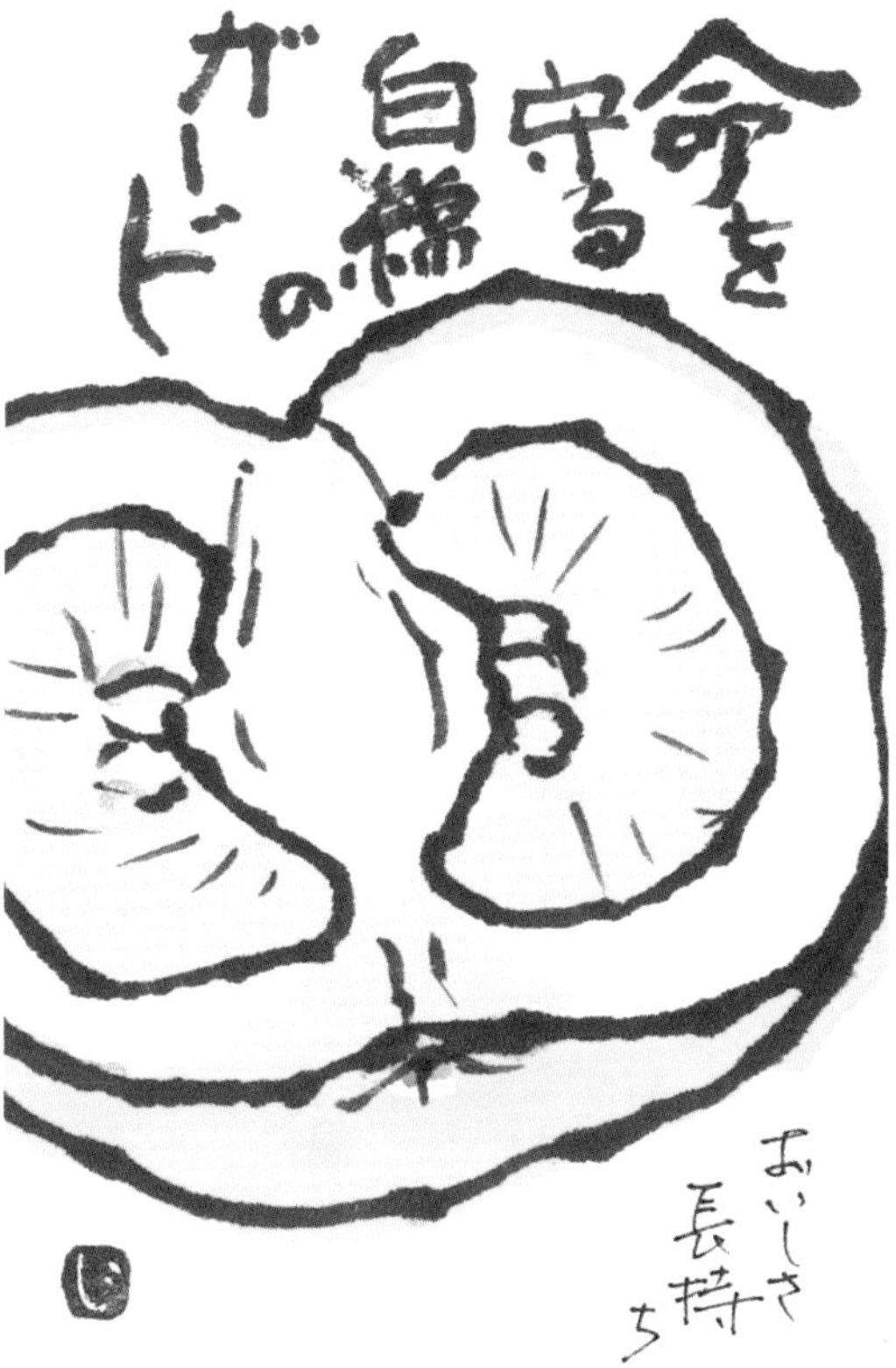

保存方法

冷暗所に。冷蔵庫に入れる場合は、しっかりとラップに包みます。

命を守る白綿のガード

おいしさ長持ち

★ビタミンCたっぷり

ネーブルオレンジ

果頂部（おしり）にへそ（英語でnavel）のような窪みがあるので、ネーブルオレンジといいます。縦に長い楕円形で、ミカンよりやや大きめです。甘味も酸味もしっかりしていて、特有の香りが高く、タネがほとんどないのが特長です。

注目の成分

β-クリプトキサンチン、クエン酸、ペクチン

おもな栄養素

β-カロテン、ビタミンB_1、B_2、葉酸、ビタミンC、カリウム、食物繊維

◎産地はどこ？

輸入品がほとんどで、アメリカ産とくにカリフォルニア産が多く、夏はオーストラリアなど南半球のものが出回ります。

国内での生産は最盛期の一〇分の一に減少。生産量が多いのは静岡県、広島県、和歌山県の順（二〇一八年）です。

収穫は一二月におこない、熟成後二～四月に出荷されます。

ビタミンCは六〇ミリグラムとレモン果汁より豊富で、皮膚や粘膜の健康維持に役立ち、病気やストレスへの抵抗力を高めます。高血圧によいカリウムも含んでいます。クエン酸には疲労回復、血をきれいにするなどの働きがあります。

ネーブルオレンジの小袋（じょうのう）は薄いので、そのまま食べられます。

食物繊維のペクチンは小袋に多く含まれ、便通をととのえます。

◎おいしい食べ方

ナイフで両端を切り落とし、果肉に沿って縦に皮をそぎ落とします。皮つきのまま八等分するスマイルカットもおすすめです。

ケーキのトッピングには、皮をむいたあと薄く輪切りにして載せます。

果汁が多いのでジュースにも向いています。オレンジ・エードは、ジュースを水で割り、砂糖やハチミツで甘味をつけた飲みものです。炭酸水で割ればスカッシュになります。

オレンジドレッシングは、果汁、オリーブ油、お好みで粒マスタード、レモン汁を加えます。サラダや肉料理にも合います。

皮は砂糖水で煮つめて乾燥させてつくるオレンジピールの材料になります。オレンジピールやピールチョコをつくるときは、まず三回ほどゆでこぼし、苦味を除きます。

保存方法

冬は冷暗所で。日持ちしないので、1週間以内に食べます。

オレンジの仲間たち

バレンシアオレンジ、ネーブルオレンジ、ブラッドオレンジなどがありますが、その違いは？　バレンシアは酸味が強く、ネーブルは甘味が強く酸味とのバランスがとれています。バレンシアは夏に、ネーブルは冬に収穫されます。

世界ではバレンシアのほうが多く、日本ではネーブルが多く栽培されています。

ブラッドオレンジは、果肉の色が血のように赤いという意味で名づけられましたが、赤い色はポリフェノールのアントシアニンという色素によるものです。皮の色も赤く、果肉もブラッド種の中では最も赤味が強いモロ種、それ以外にタロッコ種、サンギネロ種などがあります。

★白いワタも食べられる

日向夏（ひゅうがなつ）

重さが200 ~ 250gとミカンより大きく、色は明るい黄色、表面はつるんとしています。日向夏は、一般的に小さいものが好まれます。白いワタ（アルベド）は甘味があり、苦味や渋味がないので、果肉といっしょに食べられるのが特長です。旬は3 ~ 5月。

注目の成分

クエン酸、β-クリプトキサンチン、ペクチン、ヘスペリジン、

おもな栄養素

葉酸、パントテン酸、ビタミンC、カリウム、食物繊維

◎生産量が多いのは宮崎県

ユズの突然変異種といわれていますが、異論もあるようです。現在の宮崎市で一八二〇年ごろに真方安太郎という人の屋敷の庭で発見されたのが始まりで、現在は各地で栽培されています。

日向夏は宮崎県の呼び名で、高知県では「小夏ミカン」「土佐小夏」、静岡県・愛媛県などでは「ニューサマーオレンジ」と呼ばれています。タネなしの品種も出回るようになりました。生産量は宮崎県が全国の五割以上、高知県が四割を占めています（二〇一八年）。

ハウス栽培も盛んで、産地からはお中元やお歳暮の贈答品として出荷されています。また、ジュース、ゼリー、ジャムなどの加工品も人気です。

色が均一で、重みを感じられるものを選びます。酸味のもとはクエン酸で、疲労回復の働きがあり、貧血を予防します。β-クリプトキサンチンなどの色素には抗酸化作用があり、動脈硬化や糖尿病にな

るリスクを低下させるといわれます。

ワタに多く含まれるペクチンは便通をととのえ、血糖値の上昇を抑える働きがあります。ヘスペリジンなどのフラボノイドは免疫力を上げます。

◎おいしい食べ方

黄色の表皮を白いワタを残すようにむき、輪切り、くし型など食べやすい大きさに切り、そのまま、砂糖やハチミツをかけて食べます。産地ではしょうゆをかけて食べることもあるそうです。

宮崎の郷土料理「レタス巻き」は、日向夏、レタス、エビ、カニカマなどを具にし、ワサビ入りマヨネーズ味で太巻きにします。野菜サラダ、ギョーザの具、カルパッチョにも合います。

また、しぼってジュースにすると酸味がさわやかです。ドレッシング、カクテル、シャーベット、ゼリーなどにもぴったりです。

マーマレードやピールチョコにも。ワタに苦味がほとんどなく、ゆでこぼしは一回ほどで十分です。水にさらせば、ゆでこぼしなしでも。

日向夏のマーマレードのつくり方

◉用意するもの

日向夏の皮 …… 適量
グラニュー糖 … 日向夏の重さの60%
レモン汁……… 適量 ／ ジャム用の保存ビン

◉つくり方

① 日向夏の皮を細く刻み、刻んだ順に水にさらす。
② ①の水を切り、熱湯で3分ゆでる。
③ ②をザルにあげて、再び1時間水にさらす。
④ ③の水を切り、鍋にひたひたの水を入れて弱火で柔らかくなるまで15 ～ 30分煮る。
⑤ ④に半分量のグラニュー糖を入れて水（分量外）を足しながら、30分ほどコトコト煮る。
⑥ ⑤にレモン汁と残りのグラニュー糖を入れ、強火でこげないようにまぜながら煮る。
⑦ とろみがついてきたら火を止め、冷めたらジャム用の消毒した保存ビンに入れる。

*ワタが苦い場合は、②で2～3回ゆでこぼす。

★冬のくだものの王様

ミカン

ミカン、コタツ、お餅といえば、日本の正月風景がほうふつとしてきます。包丁を使わずに簡単に皮がむけ、手軽に食べられることもあって、根強い人気があります。ストーブの上で焼いたミカンの味、汽車の中で食べた冷凍ミカンの味、それぞれに思い出がいっぱいです。

注目の成分

クエン酸、ヘスペリジン、β-クリプトキサンチン、リモネン、ペクチン、シネフリン

おもな栄養素

β-カロテン、ビタミンB_1、ビタミンC、カリウム

◎ビタミンCで健康な肌に

置く場所がない、冬でもイチゴやバナナなどほかのくだものがある、むくのがめんどう、爪が汚れる、オレンジの輸入自由化などで、ミカンにとっては厳しい時代です。

果肉にはたくさんのビタミンCが含まれています。ビタミンCは肌に潤いを与え、健康な肌をつくります。また免疫力を高め、カゼの予防にもなるビタミンです。

果肉の酸味はクエン酸などで、疲労回復に抜群の効果を示します。

また果肉は、ひどい口の渇きや吐き気を止め、利尿効果もあるので、お酒の酔いをさまし、二日酔いの予防にもなります。

肉や魚の料理にミカンが添えられるのは、肉や魚によって体に熱が生じないようにするため、そして食あたり防止のための両方の効果を期待しているからです。

◎がん予防にミカンを

「がん予防にミカンを食べよう」という記事が新聞に載ったことがあります。ミカンの果肉に多く含まれる色素に、高い発がん抑制効果が認められたと旧農林省が発表したのです。国民一人当たりのミカンの消費量は年々右肩下がりに落ち込んでいるだけに、ミカン人気が高まるとよいなあと思います。

ミカン酒で乾杯
ミカン酒のつくり方

◉用意するもの

ミカン …………1kg
焼酎……………1.8ℓ
氷砂糖…………300g
密閉保存ビン…4ℓ用

◉つくり方

① ミカンの皮をむいて筋をきれいにとり、横半分に切る。
② 消毒した密閉保存ビンに焼酎、氷砂糖、①のミカンを入れる。1日1回ビンを振って中をまぜる。

＊1カ月くらいたったらミカンはとり出し、重ねたガーゼで果汁をしぼり、ビンの中に戻す。その後1カ月から飲みごろに。

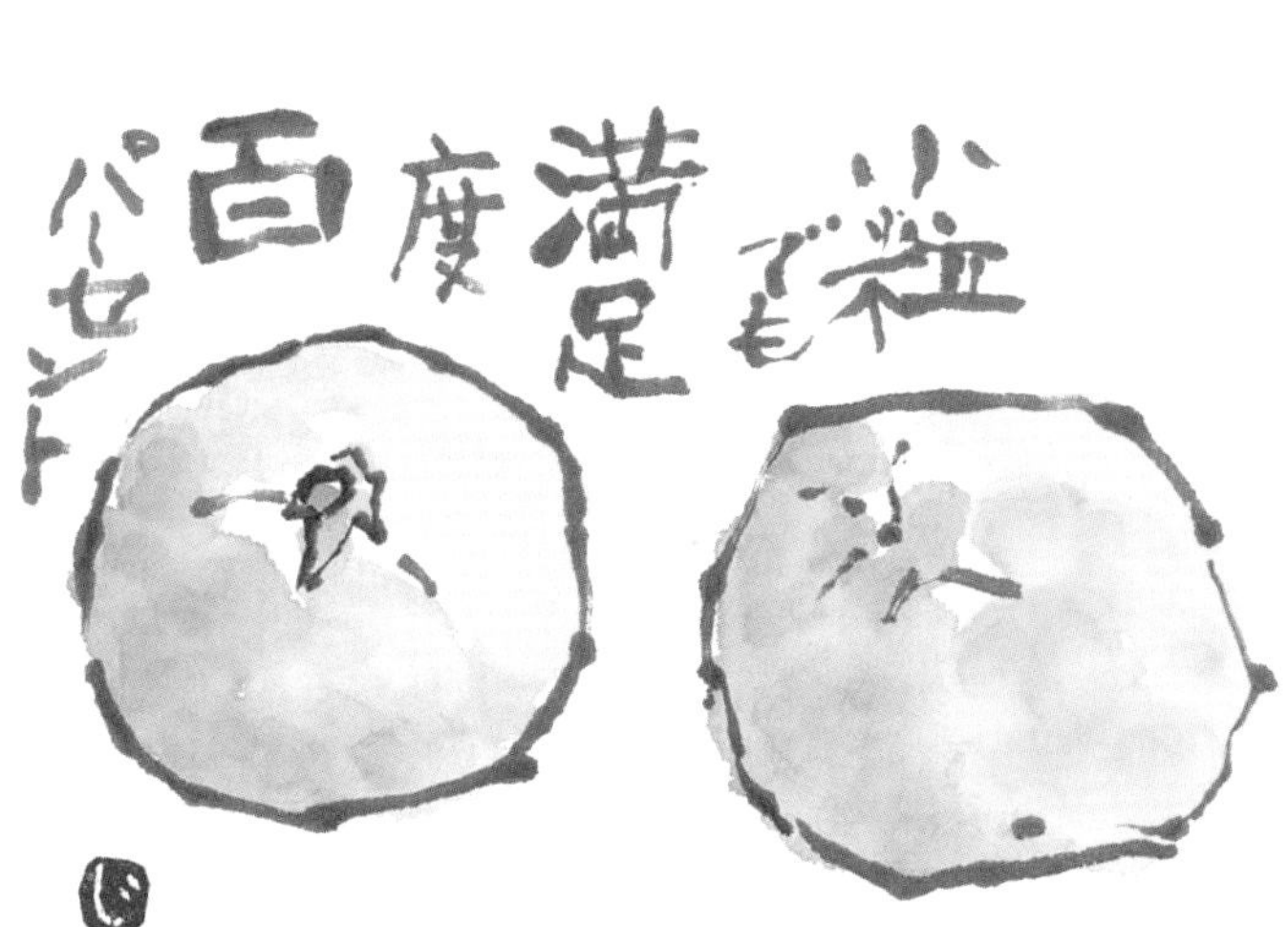

◎ミカンの皮はカゼの妙薬

ミカンの皮には、とても不思議な働きがあります。それは目には見えない「気」というもののめぐりをよくすることです。ですから何となく気持ちがふさいだり、体調がすぐれなかったりというときに効果を発揮します。

ミカンの皮を刻んで湯飲みに入れ、砂糖を加え、熱湯を注いで一〇分ほどおいてから飲むと、胃ぐすりにもなり、カゼの治療や予防にもなります。ショウガと煎じて飲むと、せき止めにもなります。

また、お風呂に入れると、体がとても温まります。ユズ湯はよく知られていますが、ミカンの仲間はどれも同じように使えます。

ミカンの皮を乾燥させた陳皮(ちんぴ)は、多くの漢方薬に配合され、古いものほど価値があるといわれています。陳皮はかびが生えやすいので、家庭では、生(なま)のものを使うことをおすすめします。

ミカンの皮(陳皮)のティーのつくり方

◉用意するもの

ミカンの果皮……1個分(無農薬のもの)
熱湯……………500mℓ

◉つくり方

① ミカンの果皮1個分を細かく刻み、ティーポットに入れる。
② ①に熱湯を注ぎ、5～15分置く。
③ ②のカスを茶漉(こ)しで漉して、汁を3回に分けて飲む。

＊お好みで砂糖やハチミツで味をつけても。

◎薄皮や筋もいっしょに食べましょう

ミカンの皮のだいだい色の下に白い部分がありますが、ここにはヘスペリジンという物質が多く含まれています。これは血管を丈夫にし、毛細血管の柔軟性を増して出血を予防します。動脈硬化や高血圧を予防し、脳卒中による死亡率を低下させます。ヘスペリジンは果肉を包む小袋（じょうのう）や筋にも含まれているので、薄皮や筋もいっしょに食べましょう。さらに、筋には、ビタミンB_1、Cも含まれています。

ミカン酒（つくり方は三二一頁）は、食欲増進、疲労回復などの効果のほか、健康な肌をつくり、動脈硬化の予防にもなるといわれます。

ミカンの赤ちゃんを乾燥させた枳実（きじつ）は苦味健胃剤（くみけんいざい）。漢方では比較的体力の充実した人の胃ぐすりや、がんの治療に用いられます。その他、胆汁をつくる働きもあり、炎症を抑えたり、胸にある余分な水分を体の外に出したり、腹痛を止める働きなどもあります。

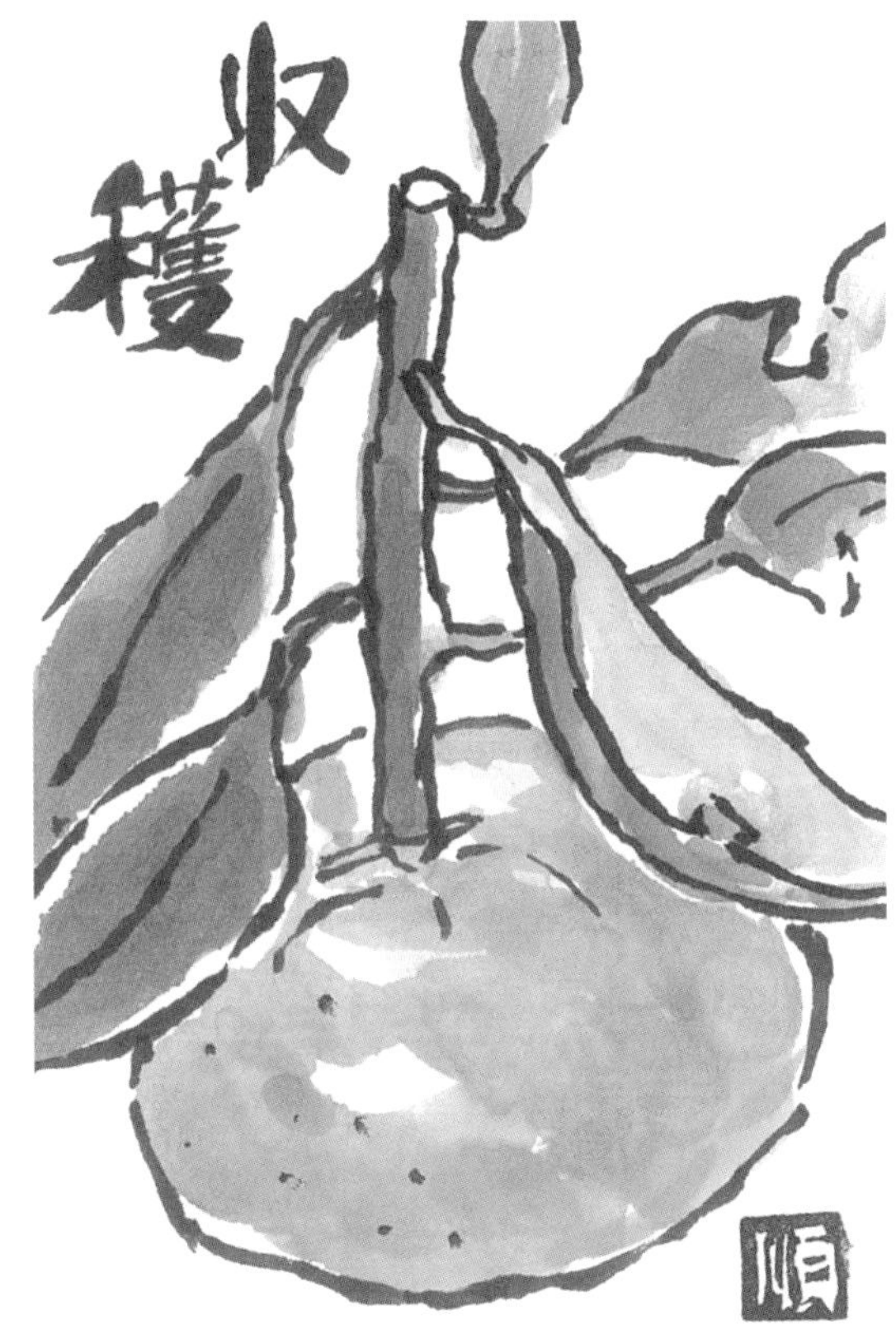

★皮は香りづけに、果汁はポン酢に

ユズ

冬至のユズ湯はあまりにも有名です。精油の快い香りが漂うお湯に浸かり、邪気をはらう年中行事です。汁ものや茶碗蒸し、あえものや漬けものなどに用います。皮をすりおろしてユズみそに、皮を薄くそいで汁ものの吸い口に。少量で料理が一段と引き立つ優れものです。

注目の成分

ピネン、リモネン、クエン酸、リンゴ酸、ヘスペリジン

おもな栄養素

β-カロテン、ビタミンB_1、パントテン酸、ビタミンC、カリウム、食物繊維

◎カゼ退治に

ユズの皮や果肉に含まれるピネン、リモネンなどのたくさんの精油には、気分をさわやかにする働きがあります。また、胃腸の働きを活発にする効果もあります。

カゼをひいたら、ユズの皮を細かく刻み、ショウガのしぼり汁などを加えて熱湯を注いで飲みましょう。みそやしょうゆ、好みに応じて砂糖などを加えてもけっこうです。発汗作用もあり、カゼの熱やのどの痛み、せきなどにも有効です。

◎肝臓病や糖尿病に

ユズの果肉には、クエン酸やリンゴ酸などの有機酸がたくさん含まれています。有機酸は肝臓の解毒作用を強め、疲労回復などに役立ちます。ヘスペリジンも含まれているため、血管を丈夫にし、血管の老化を防ぎ、血液の循環を改善します。血行がよくなって毛細血管も丈夫になるので、肝臓病や糖尿病

などにも有効です。常用すれば血糖値を下げる効果も期待できます。果肉のしぼり汁は水やお湯で割り、ハチミツなどを加えて健康ドリンクにしてもよいでしょう。

◎膝や腰の痛みに

ユズのタネは膝や腰の痛み、膀胱炎や生理痛などさまざまな痛みをやわらげます。乾燥させたタネを軽く炒ったり、あるいは真っ黒になるまで炒ってから、すり鉢か粉砕器などで粉末にします。それを水かお酒で飲みます。タネの煎じ液も同様の効果があるので、お試しください。

未熟なときに落下したユズやミカンの果実は漢方薬の材料となり、胃ぐすりなどに使われます。

ユズ酒は、疲労回復、低血圧症などに用いられます。薬酒用のガラス容器に、焼酎一リットル、ユズ五～六個、氷砂糖二〇〇グラムを入れ、一カ月ほどしたらユズをとり出し、冷暗所に保管します。

寒い夜
家でおいしい
お酒
大切な人と
心和む
ひと時

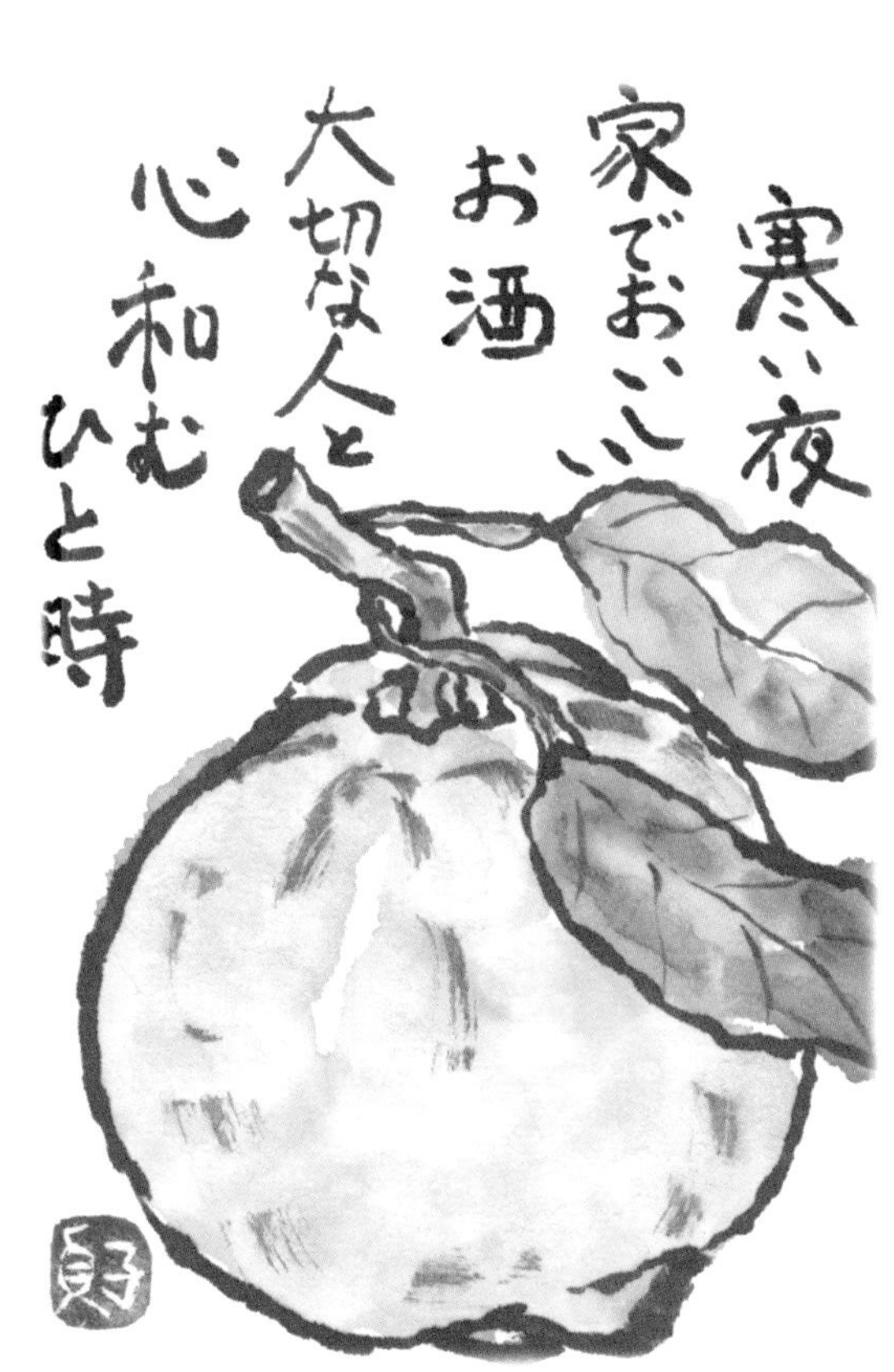

★老化防止、肌の健康に

キウイフルーツ

ニュージーランドの国鳥のキウイバードに形が似ており、キウイフルーツと呼ばれるように。ニュージーランドで栽培されるようになったのは20世紀に入ってからです。世界の生産量の第1位は中国で、ニュージーランド、イタリアが続きます。日本も12位にランクされています（2019年）。

原産地

中国

注目の成分

ルテイン、アクチニジン、クエン酸

おもな栄養素

β-カロテン、ビタミンE、葉酸、ビタミンC、カリウム、食物繊維

◎ビタミンミネラルで免疫力アップ

キウイフルーツの品種が多くなりました。果肉が緑色と黄色の品種が一般的ですが、日本各地で新品種が開発されています。

ビタミンCの含有量は、黄肉種が緑肉種の倍以上。黄肉種を一日一個食べれば成人のビタミンC摂取推奨量を十分に超えます。ビタミンCにはコラーゲンの合成や鉄の吸収をよくする働きがあります。

葉酸の多さもキウイフルーツの魅力です。葉酸はビタミンB群の一つですが、胎児の成長に必要なだけではありません。不足すると貧血、動脈硬化、脳梗塞などのリスクが高まります。さらに、利尿作用のあるカリウム、目の疲れに効くルテインも含まれています。

また、たんぱく質分解酵素のアクチニジンは肉などの消化を助けます。デザートとして食後に食べましょう。ナイフで横半分に切って、スプーンですくって食べても。たくさんあるポリフェノール類は

皮に多く、皮ごと食べられる品種もあります。

◎期待される抗がん作用

中国の医科大学の教科書には、抗がん作用のある植物が記載されています。キウイの先祖であるサルナシやオニマタタビの根は藤梨根（とうりこん）という名前でその中に載っています。食道がん、胃がん、乳がん、肺がんにも一定の効果が認められたと報告されています。藤梨根はほかの漢方薬の材料といっしょに煎じて用いるのが普通ですが、サルナシの果実やキウイフルーツにも、がん予防の効果が期待できます。キウイフルーツは体の中の熱を冷まし、解毒をする働きがあるので、化膿したおできや虫垂炎、リンパ腺の腫れなどに応用され、それが抗がん作用とも関係します。

収穫したキウイフルーツは、リンゴといっしょに保存すると早く熟します。

キウイフルーツアレルギー

キウイフルーツを食べたあと、くちびる・口の中・のどに、かゆみ、痛み、腫れなどの症状が出たり、呼吸が苦しい、吐き気、腹痛などが起こる場合があります。原因はアクチニジンほかのたんぱく質が関係します。ジャムやソースでもアレルギーを発症することがあるので、おみやげなどでプレゼントする場合には、キウイフルーツアレルギーの有無を確かめてからにしましょう。

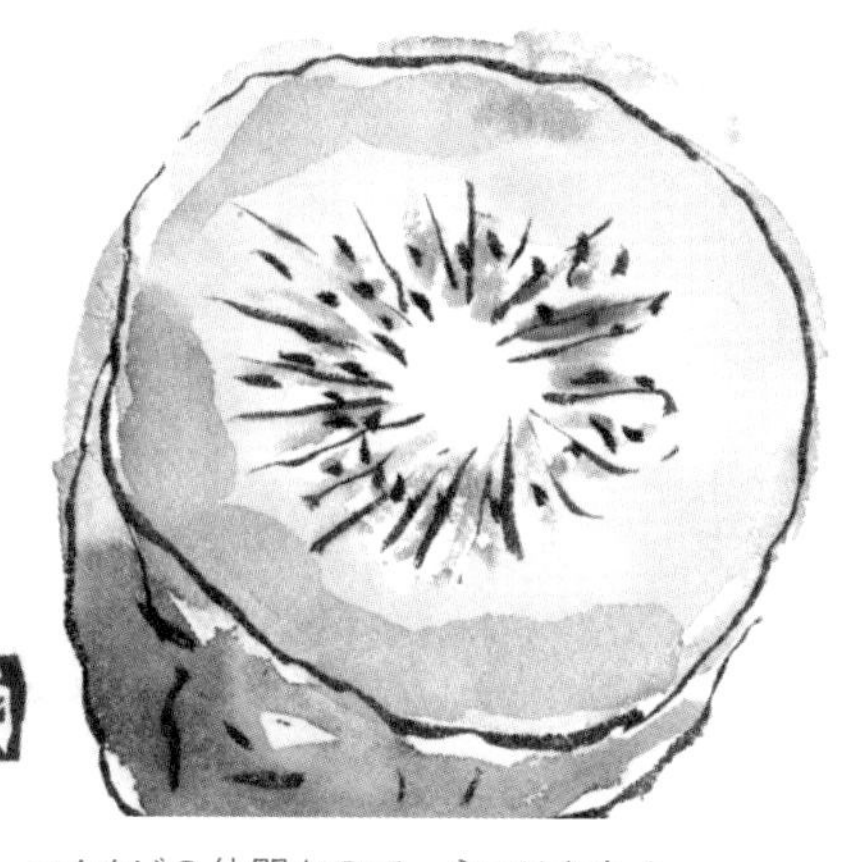

マタタビの仲間なので、ネコはキウイフルーツの木が大好きです

★縄文時代は主食

クリ

日本人は縄文時代からクリを栽培し食用としてきました。現在、市販のクリは、シバグリを改良したニホングリが多いようです。大きくて粘りがあり、アクが少ないのが特長ですが、渋皮がむきにくく手間がかかります。出荷量が多いのは茨城県、熊本県、愛媛県の順です（2021年）。

原産地

北半球の温帯

注目の成分

タンニン

おもな栄養素

糖質（デンプン）、ビタミンB_1、B_2、B_6、ナイアシン、ビタミンC、カリウム、マンガン、食物繊維

◎おいしさの秘密

子どものころ、山で拾ったクリを生（なま）で食べるとポリポリと音がして、ゆでると甘く、濃い味がしました。クリのおいしさは何といってもあの甘味です。

主食になるのは糖質が多いからで、そのほとんどがデンプンです。加熱するとデンプンが分解されて、甘味のもとのショ糖やブドウ糖になります。

糖質の代謝を促進するビタミンB_1、B_2、ナイアシンを含み、疲労回復の効果が期待できます。ビタミンCが豊富で、デンプンに守られているため、加熱しても損失が少ないのも特長です。ビタミンCは細胞の老化を防ぎ、肌の健康を保ちます。

渋皮には食物繊維も多く、便秘の予防、改善にもおすすめです。渋皮に含まれるタンニンには抗酸化作用があり、動脈硬化や老化を防いで血流をよくする働きがあります。

漢方では、クリには胃腸を丈夫にする、足腰をしっかりさせる働きがあるとされています。

◎**おいしい食べ方**

クリの下ごしらえは、熱湯で三分ゆでて、そのまま三〇分浸けておき、鬼皮と渋皮をむきます。渋皮煮は重曹を加えて何度もゆでこぼしてから砂糖で煮含めます。

保存方法

生グリは、鬼皮に穴や黒ずみのあるものを除き、洗って水気をとり、新聞紙にくるみ、チルド室に入れると1週間保存できます。ポリ袋に入れて冷凍した場合は、使うさい凍ったまま熱湯で煮ます。ただし崩れやすくなるので、甘露煮などクリの形を生かした料理には向きません。

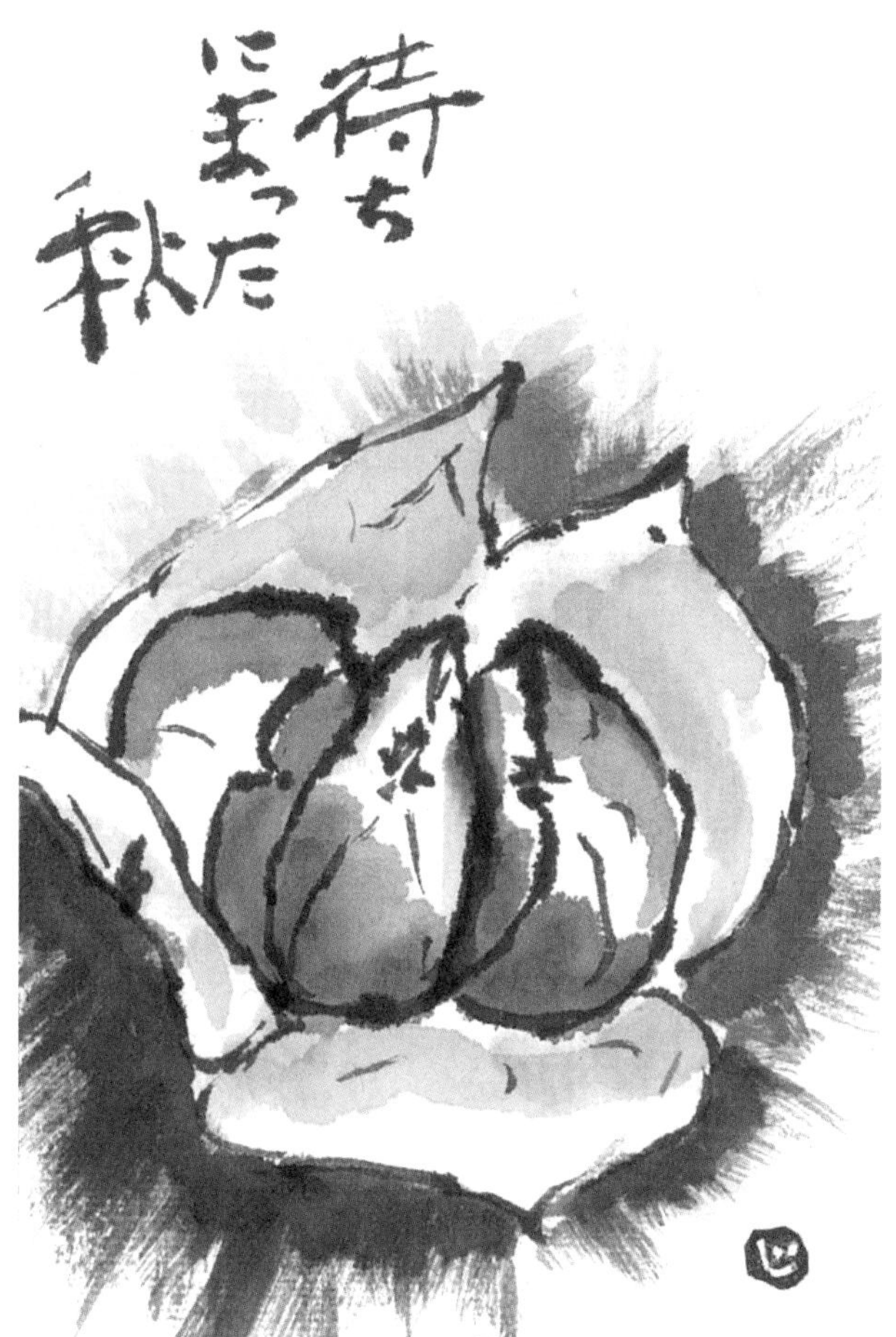

★ポリフェノールいっぱいの宝石

ザクロ

大きな果実が割れると、透きとおる宝石のような赤い種子が顔を出すザクロ。植物としても大変めずらしく、ザクロ科ザクロ属という特殊な分類に属します。食用にするのは種子の外皮で、甘酸っぱい味がします。生食(なましょく)はもちろん、ジュースや果実酒としても用いられます。

原産地

今のイランのあたりなど諸説

注目の成分

アントシアニン、エラグ酸

おもな栄養素

ナイアシン、パントテン酸、ビタミンC、カリウム

◎ポリフェノールの抗酸化作用

中国の観光地などでは、屋台でザクロジュースを販売していて、大人気です。おいしさと、色の美しさが特長です。

ザクロの食用部分の美しい色は、ポリフェノールのアントシアニンの色です。同じくポリフェノールのエラグ酸は、メラニン色素の働きを抑制するといわれ、糖尿病予防の効果も期待されています。

ポリフェノール類は、炎症を抑える、老化を防止する、骨粗しょう症の予防などにも役立ちます。

◎更年期障害に効く?

ザクロは昔からさまざまな国で、「子どもが授かるくだもの」といい伝えられています。女性ホルモンの一つのエストロゲンのような働きをする物質を含むとされ、一大ブームとなりました。更年期になると、エストロゲンの値が低下して更年期障害の症状が出てくることがありますが、ザクロにはそうい

う症状の緩和や、骨粗しょう症の予防の効果があるのではと期待されたのです。ところが、市販のザクロエキスなどの加工食品からはエストロゲンが検出されなかったとの報告が出ました。ザクロのツブツブが、子どもがいっぱいできるというイメージと重なったともいわれます。しかし、植物性エストロゲンといわれるイソフラボンの種類がわずかながら検出されています。さらなる研究が求められます。

◎果実の皮は下痢止めに

食用にしたあとの果実の皮は、石榴果皮（せきりゅうかひ）と呼ばれ、いろいろな目的に用いられます。根皮や樹皮は石榴皮（せきりゅうひ）です。果実の皮、根皮、樹皮にも、タンニンという物質が非常に多く、慢性的な下痢や脱肛などに用いられます。薬物書には、いろいろ手をつくしても治らなかったものまで治し、比較になるくすりがないほどだと書いてあります。

女性のおりもの、潰瘍（かいよう）、長いあいだ止まらないせきなどにも有効です。果皮を煎じて飲みます。

果皮の煎じ液は外用にも用いられます。口内炎やのどの痛みには、この煎じ液で一日数回うがいをします。

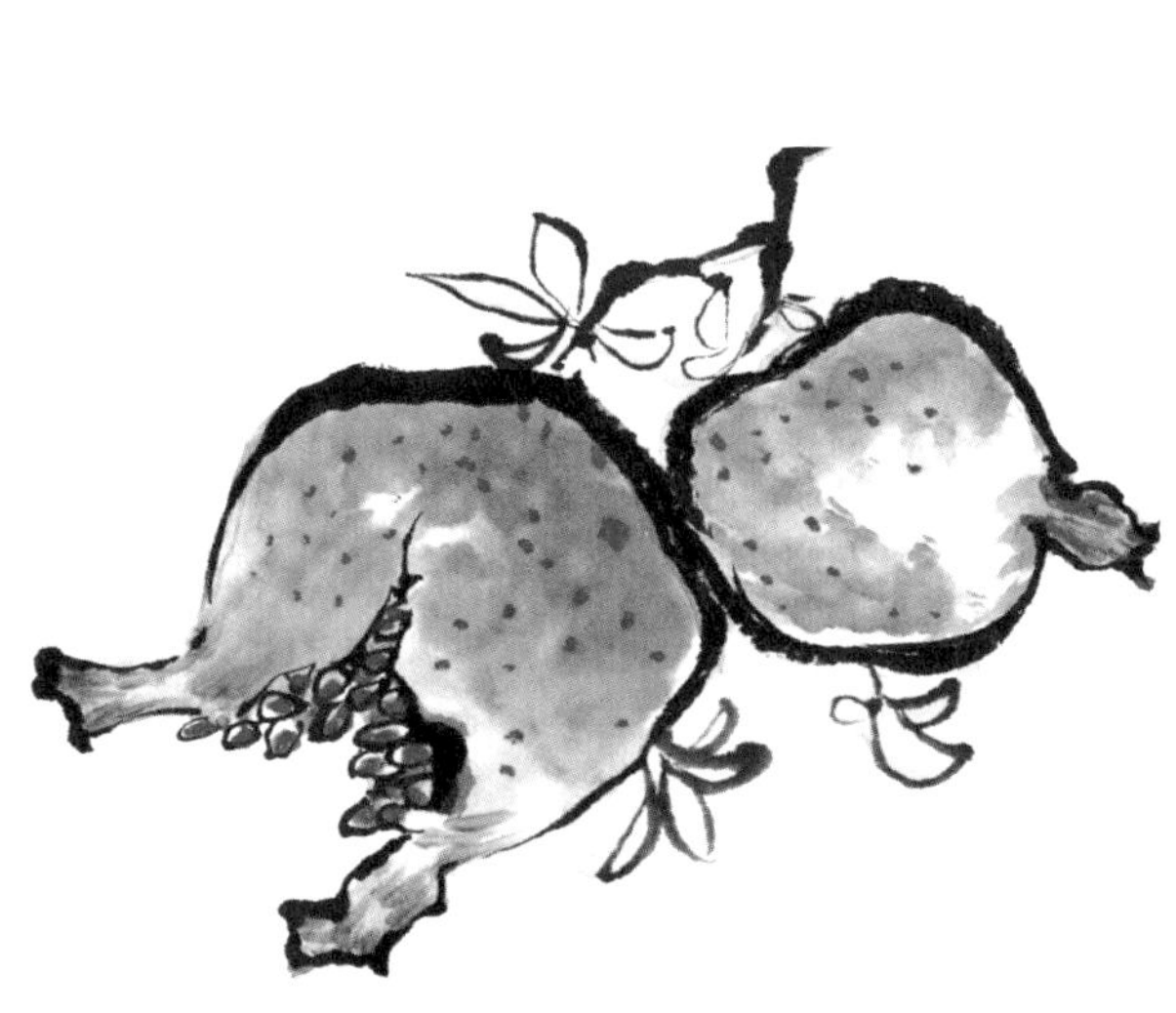

漢方ではザクロを石榴（せきりゅう）といい、根の皮や果実の皮、花や葉も薬用にします。ザクロの実は有機酸が多く、しぼり汁を水で薄めてハチミツなどを加えて飲むと、清涼飲料水になります。のどが渇くときに有効です。

★夏バテ、むくみ防止に

スイカ

「こっち、こっち」「もっと前よ」、笑い声が聞こえてきそうなスイカ割り。楽しい夏の思い出です。冷えたスイカを口にする爽快さは、まさに生き返る感じがします。熱中症による熱感、ほてり、口の渇きなどに効果があり、暑気あたりの妙薬といわれ、夏の最高のくだものです。

原産地

熱帯アフリカ

注目の成分

シトルリン、リコピン

おもな栄養素

β-カロテン、ビタミンC、カリウム、食物繊維

◎天然の利尿剤

スイカの特徴でよく知られているのが利尿作用です。これは豊富に含まれているカリウムや糖分、酵素などの作用によるものです。腎臓病、心臓病、妊娠中毒症などによるむくみのときに、昔から積極的に食べられていました。

昔は出回る時期が決まっていたので、スイカの汁を濃く煮つめたスイカ糖にして、スイカのない時期に利用していました（スイカ糖のつくり方は三二四頁）。

スイカ糖は腎臓病、心臓病などのむくみに用いられるばかりでなく、尿道炎や膀胱炎にもよく効きます。尿量がふえて膀胱や尿道の掃除をしてくれるからです。

むくみには一日三回、ティースプーン一杯ずつなめます。コップ一杯くらいのお湯に溶いて飲んでもかまいません。スイカ糖は自然食品のお店などで売られています。

果肉や白い皮に含まれるシトルリンは、血管を若

返らせ、疲労回復や新陳代謝を促進します。赤い色素成分のリコピンには抗酸化作用があります。

◎皮と種子の薬効

日本では果肉だけを食べて皮は捨てることが多いですが、中国では皮もタネも薬用、食用として利用して、まったく無駄がありません。

皮は漬けものにしたり、炒めたりします。皮を水で煎じて飲んでも、スイカ糖と同様の効き目があるといわれます。

また、皮にはコレステロールを減少させたり、血管を拡張させたりする効果もあります。

中国ではカボチャのタネなどと同様、スイカの種子も炒って食用にします。種子には、強壮作用、降圧作用などがあります。その他、吐血、下血のほか、女性の月経過多に対しても止血作用があります。

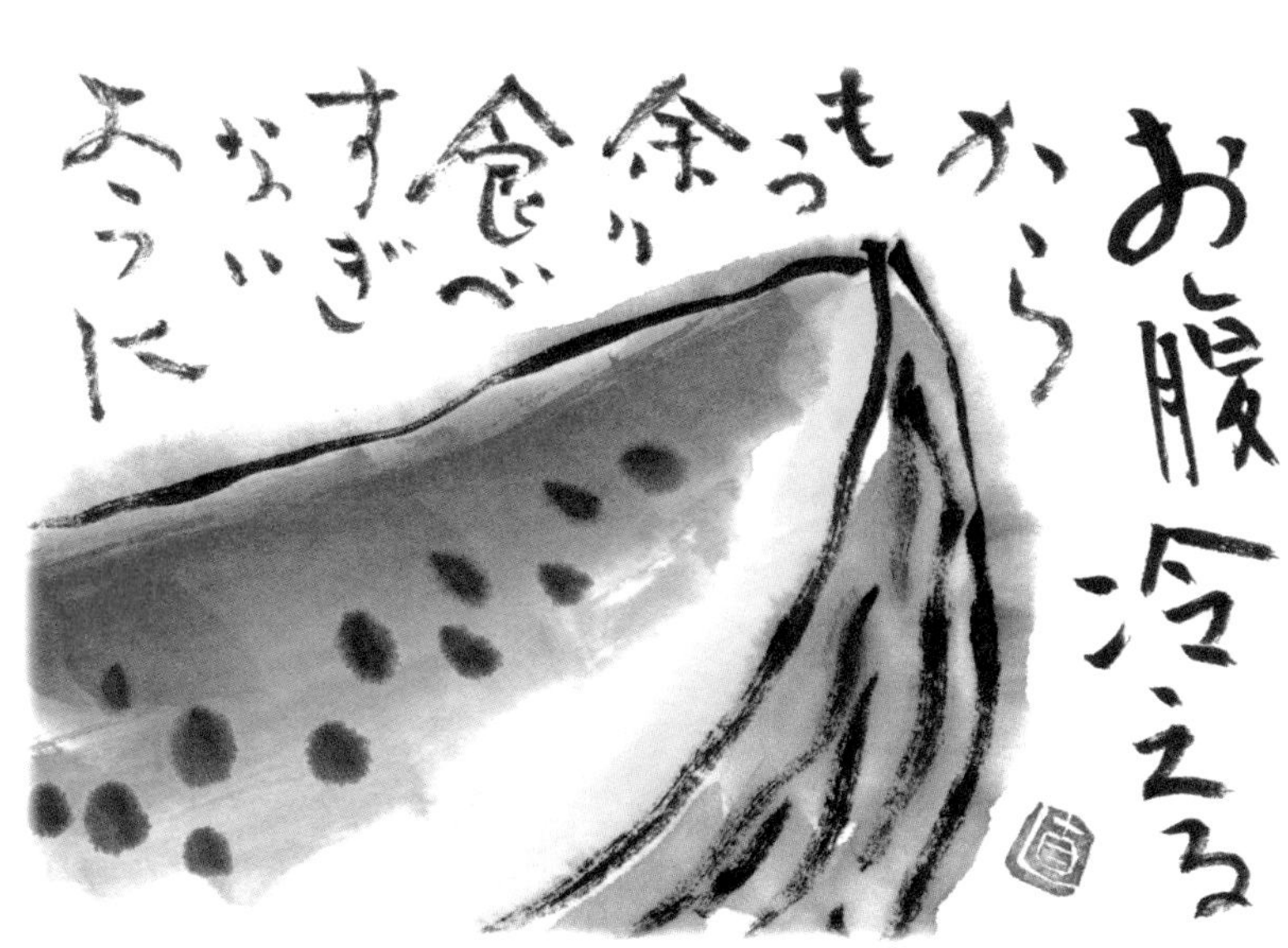

西瓜（スイカ）の由来

4000年前からエジプトで栽培され、中国には西から伝えられたことから「西瓜」という名前に。日本へは平安時代に中国から入ってきたといわれています。

◎のどの炎症や口内炎にも効果

のどの病気にも効果があります。のどの腫(は)れや痛み、痰(たん)がからんで苦しいときなど、スイカ糖をなめると痰の切れがよくなり、熱を持ったのども楽になります。

スイカのジュースを口の中に一～二分含んでから吐くということを日に数回くり返すと、口内炎の熱がとれ、痛みがやわらぎます。

中国の古い薬物書には、腰痛にスイカを用いる方法が書いてあります。スイカの青い皮を陰干(かげぼ)しして粉にし、お酒に溶かして飲みます。

スイカは「寒」の性質を持ったくだもので、体の中に入ってから体を冷やします。ですから冷え症の人はますます体が冷え、胃腸が弱っている人は吐いたり下痢したりすることもあります。また寝る前に食べると、体を冷やす作用と利尿作用により安眠できなくなることがあるので、ご注意ください。

スイカ糖のつくり方

◉用意するもの

大玉スイカ …………1個
ホーロー鍋
保存用の滅菌ビン…200mℓ用

◉つくり方

① スイカを半分に切り、果肉をスプーンなどでくりぬく。
② 布で果汁をしぼる。
③ ホーロー鍋に果汁を入れ、弱火でアクをとりながら煮る。
④ 3～4時間して、とろみがついたら滅菌ビンに入れ、冷蔵庫で保存する。

＊1回ティースプーン1杯分を飲む。約半年～1年間保存可。

スイカ
プラム（スモモ）

★甘酸っぱい栄養食材

スモモ（プラム・プルーン）

スモモは大きく分けて2つ。日本スモモ（プラム）と西洋スモモ（プルーン）です。西洋スモモには、ヨーロッパスモモとアメリカスモモがあります。さまざまな品種が交雑しています。

プラム

日本スモモは弥生時代には存在していました。酸っぱいのでスモモ（酸桃）。1870年にアメリカに渡った日本スモモの「甲州大巴旦杏（こうしゅうだいはたんきょう）」が多品種に改良され、それがプラムとして逆輸入されてから評価が高まり、日本での改良も進みました。

原産地

中国

注目の成分

アントシアニン、リンゴ酸、クエン酸

おもな栄養素

β-カロテン、ビタミンE、ビタミンB群、ビタミンC、カリウム、食物繊維

◎逆輸入で品種が増加

プラムは丸くて甘酸っぱく、果汁が豊富です。

日本で一番栽培量が多いのは「大石早生（おおいしわせ）」。アメリカからの品種を日本で改良してつくられました。「ソルダム」はアメリカから導入された品種。果皮の色は緑～赤で、果肉は濃い赤です。「太陽」「貴陽」はモモのように大きい品種です。

収穫時期は品種で異なり、六月から秋まで。収穫量は多い順に山梨、長野、和歌山の各県です（二〇一九年）。

栄養も酸味も、皮に多く含まれています。ポリフェノールのアントシアニンには抗酸化作用があります。酸味はリンゴ酸、クエン酸などの有機酸で、疲労回復効果があります。

整腸作用があり、便秘を予防する食物繊維のペクチンや利尿作用があり、高血圧によいカリウムも。鉄分やビタミンB群、葉酸、ビタミンCなどは貧血予防に役立ちます。

◎おいしい食べ方

パンケーキのトッピングや、細かく切ってパンの生地に練り込むなどして食べます。皮が気になる場合は湯むきを。

コンポートは二五パーセントの砂糖水で一〇分煮て、冷ますだけです。ジャムはプラムの重さの二五〜五〇パーセントの砂糖を加え、アクをとりながら煮つめ、穴開きのお玉を使ってタネをとり除きます。好みでレモン汁を加えても。

プラムジャム、しょうゆ、おろしニンニクをまぜて、ひと口大にした鶏肉を一時間漬け込み、フライパンに油をひいて焼くと、メインディッシュになります。

プラムの保存はキッチンペーパーなどにくるみ、ポリ袋に入れて冷蔵庫の野菜室に入れます。

私が子どもだったころ

友だちの家にスモモの木があり、「ばだんきょ」と呼んでいました。スモモの別名の巴旦杏（はだんきょう・はたんきょう）がなまったようです。とても酸っぱい味でした。

クワの実は学校帰りに畑に行ったときに。子どもたちの口のまわりは皆紫色になっていました。スグリはごちそうでした。グミの甘さは格別で、今でも食べたいと思います。

どこの家の畑だったのでしょう。当時は、大人も子どももおおらかでした。

秋にはアケビです。熟すと薄紫色の厚い果皮がぱっくりと割れて、乳白色で透き通るような果肉があらわれます。実の食感と優しい甘味がたまりません。無数のタネを舌で選り分け、吐き出すときは遠くに飛ばして遊びました。

大人になってハスの生の実を食べたら、妙になつかしい感覚がありました。「そうだ、子どものころに食べた生グリに似ている」そう思いました。

プルーン

プルーンはスモモの仲間で「西洋スモモ」とも呼ばれ、ヨーロッパスモモに分類されます。日本が輸入しているドライ（乾燥）プルーンの9割はカリフォルニア産で、現在はほとんどが南フランス原産の改良フランス種になっています。乾燥させると重さは3分の1になります。

原産地

コーカサス（アルメニアなど）

注目の成分

アントシアニン

おもな栄養素

β-カロテン、ビタミンE、ビタミンB群、ビタミンC、カリウム、鉄、マンガン、食物繊維

◎日本の産地と品種

日本で栽培されるプルーンの六割は長野県産（二〇一九年）で、おもに生食用として流通しています。品種は晩生種のサンプルーンが最も多く栽培され、シュガー、スタンレイなどが続き、八～一〇月に収穫されます。追熟（一定期間貯蔵して完熟させること）すると少し柔らかくなり、甘味が増します。

紫色の皮には、抗酸化作用があるポリフェノールのアントシアニンが含まれます。鉄分やビタミンB群、ビタミンCなど、貧血予防の栄養素が多く含まれています。甘味のもとのソルビトールや食物繊維には、便秘予防の効果があります。カリウム、β-カロテン、血流を改善するビタミンEも豊富です。

◎おいしい食べ方

生のプルーンは皮ごと切って、そのままサラダやジュースに。皮をむいて食べやすい大きさに切り、冷凍してシャーベットにしてもよいでしょう。ペースト状のものは、水やお湯で割って飲みものに。バナナや牛乳、または豆乳といっしょにミキサーでスムージーにもできます。酢のものにまぜると、ひと味違い

ます。

ドライプルーンをよくつぶし（ペーストでも可）、みそ、酒、ニンニクをまぜてタレをつくり、プルーンと相性のよい鶏肉をひと口大に切って漬け込み、オーブンやフライパンで焼きます。ドライプルーンは刻んでパンやスコーンなどに練り込んでも。

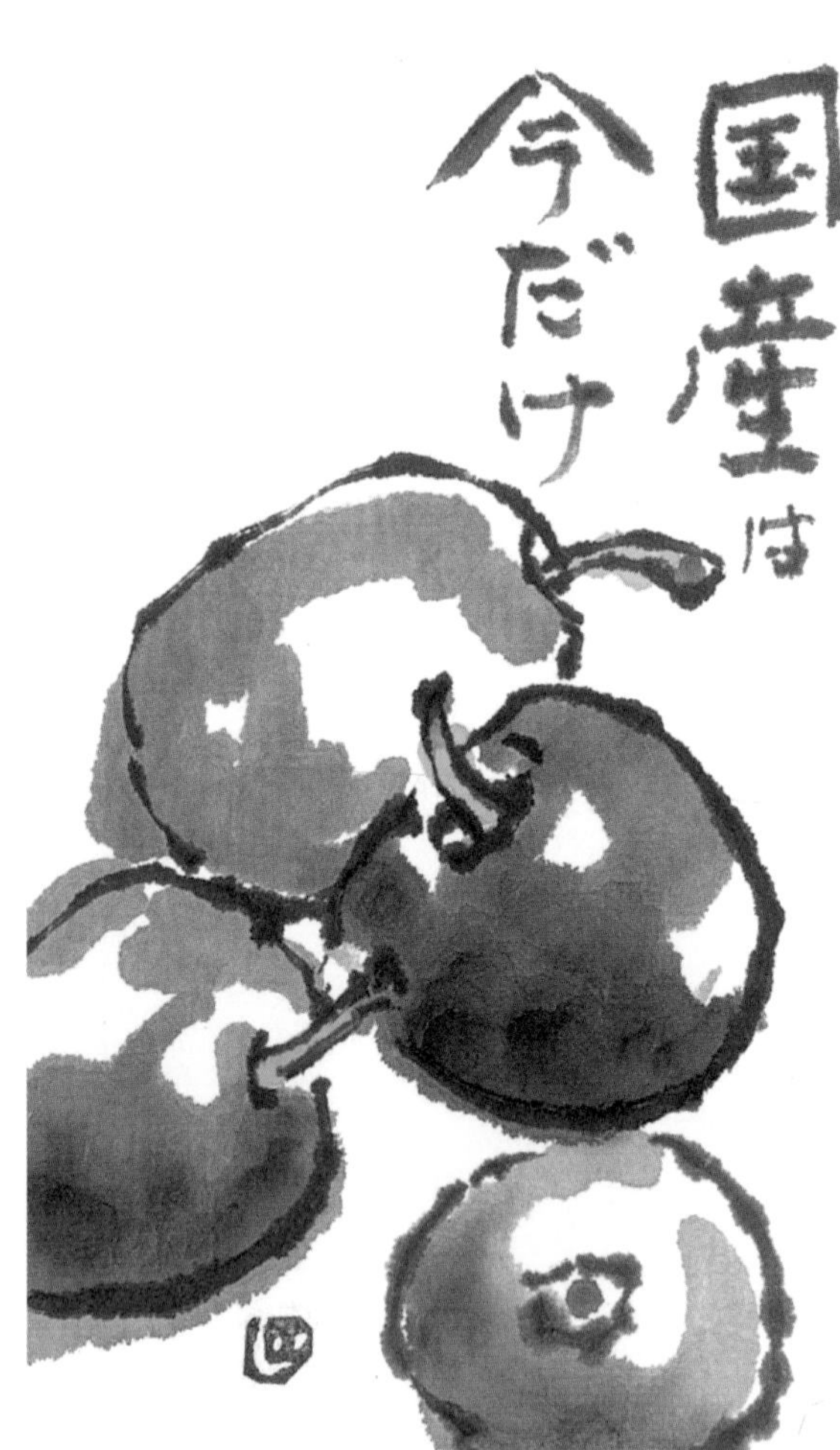

★ほどよい甘味と食感を味わう

ナシ

モモと並んで古くからあるくだものです。「ナシ」では縁起が悪いので「アリノミ」とも呼ばれます。中国ナシや日本ナシはもぎたてを食用にします。甘味もほどよく、みずみずしく、独特のシャキシャキした食感があります。日本ナシは味もよく、外国にも輸出されています。

原産地

中国

注目の成分

リグニン、プロテアーゼ、ソルビトール、果糖、リンゴ酸、クエン酸

おもな栄養素

ナイアシン、カリウム、食物繊維など

◎口の渇きをいやす

ナシには体の内部の熱をきれいにとり去る働きがあり、暑気あたりなどで口がひどく渇く状態を回復させます。中国の薬物書には、唐の武宗が胸のあたりに熱を持って苦しんだときに、ナシのしぼり汁を飲んで甚（はなは）だ効果があったという記録があります。

ナシは声がれにも用いられ、声の出が悪いときは、ナシのしぼり汁でうがいをします。ナシの葉を煎じた液をうがいぐすりにすることもできます。

◎せきや痰（たん）の妙薬

ナシはカゼの妙薬でもありますが、寒気はなく熱感だけがあり、のどが渇くというタイプのカゼに有効です。また、薬物書には「肺を潤し痰を除く」との記載もあり、せきや痰にも用いられます。

カゼのときは、ナシのジュースをそのまま飲みます。せきや痰には、ナシのジュースにハチミツとショウガのしぼり汁を加え、ドロドロになるまで煮

つめて用います。

ナシとレンコンのミックスジュースは味がよく、飲みやすいドリンク剤で、せきや痰、二日酔いなどに効果があります。ナシの実の黒焼きも、昔からせきや痰のくすりとして有名です。

◎便秘にも効果

ナシを口に入れたときに、ザラザラするのはリグニンという石細胞があるからです。石細胞は木化して固くなった物質が集まりをつくっているもので、消化が悪くそのまま排泄されます。その結果、便通がよくなるなどの効果が出ます。

ナシにはたんぱく質分解酵素のプロテアーゼが含まれています。ですから、肉や魚の料理にサラダやデザートとして添えると合理的です。

ナシで注意しなければならないのは、食べすぎないことです。食べすぎると体を冷やすことがあります。ふだんから胃腸が弱く下痢しやすい人、妊娠中や産後、体が冷えている人などは、気をつけましょう。

ナシの品種と栄養

日本ナシは二十世紀などの青ナシと、長十郎や幸水などの赤ナシの2系統があり、300近い品種があるそうです。中国では「百果の宗」と呼ばれ、乾燥した中国の風土に合ったくだものとして好まれています。

ナシは全体の9割近くが水分。甘味の成分はショ糖や果糖です。糖度が非常に高く、リンゴ酸、クエン酸などの有機酸も含みます。ビタミン類は非常に少ないのですが、優れた薬効があります。

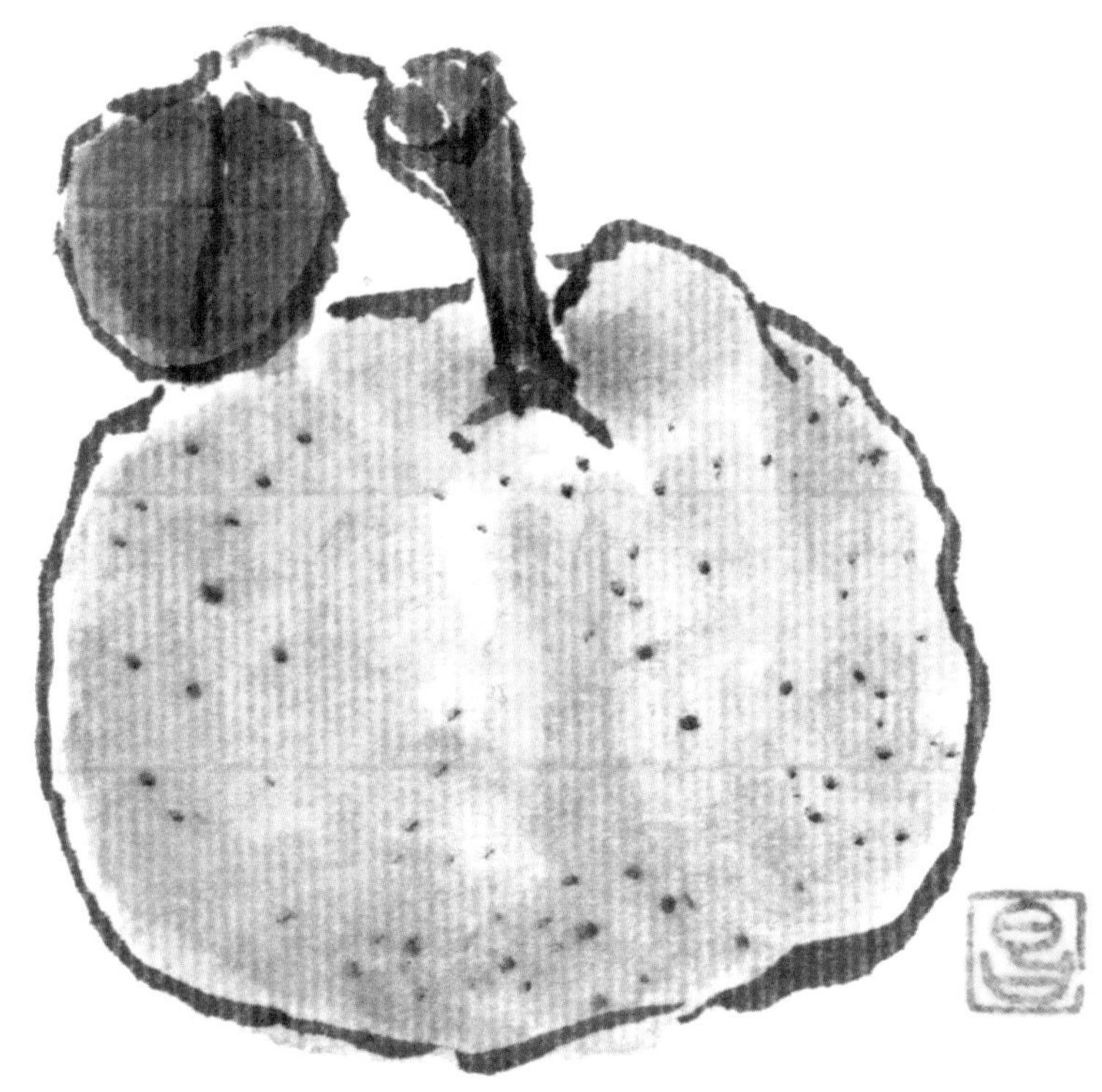

ナシの蒸しもののつくり方

◉用意するもの

ナシ ………… 1個
ハチミツ …… 小さじ2
すりおろしショウガ…小さじ1/2
シナモンパウダー…1つまみ
蒸し器

◉つくり方

① ナシをよく洗い、上から1㎝のところで横に切る。（フタになる部分）
② 底を残して、ナシの芯とタネを小さいスプーンでくり抜く。
③ ②にハチミツ、ショウガ、シナモンパウダーを入れ、①でフタをする。
④ ③をアルミホイルで包んで、蒸し器に入れる。初めは強火で、沸騰したら中火～弱火で40分蒸す。スプーンですくって食べる。

★不思議な働きを持つくだもの

ナツメ

リンゴのような形で、重さは5gほど。中国には30ｇ超の種類もあります。かじるとリンゴに似た食感で、甘酸っぱい味がします。「ナツメ」と呼ばれるのは、夏に木の芽が出るから。抹茶を入れる茶道具「ナツメ」は、ナツメの果実と形が似ていることから名づけられました。

原産地

中国の華北

おもな栄養素

［**乾**］ビタミンB_1、B_2、ナイアシン、葉酸、パントテン酸、カリウム、マグネシウム、リン、鉄、食物繊維
［**生**］ビタミンC

◎生のナツメはビタミンCの宝庫

中国には「一日三個食べると老化しない」という言い伝えがあり、路地やスーパーなどで山積みにして販売されています。

日本には奈良時代に入ってきました。生産量が多いのは福井県（二〇一八年）で、旬は九～一〇月。干しナツメは中国などから大量に輸入されています。

生のナツメは、肌の健康によいビタミンCを多く含有。干しナツメに多いパントテン酸はストレスへの抵抗力を高め、心身の疲れに有効です。カリウム、マグネシウム、リン、貧血予防に効果的な鉄、食物繊維などが多いのも、干しナツメです。

◎食べる精神安定剤

昔から、ナツメには不思議な働きがあるといわれています。「婦人臓躁（ふじんぞうそう）」といい、精神が不安定になりちょっとしたことで涙を流したり、何かにとり憑（つ）かれたようになったり、眠れない、生あくびをする

という状態に用いられます。中国の古い薬物書には、婦人が泣き止まず祈祷などをしても治らないときに、大棗湯を飲ませたらすぐに治った例などが紹介されています。ちょっとイライラする、落ちつかないというときに料理に入れたり、お茶がわりに飲んだりすることもできます。

◎花粉症や痛みにも効果

ナツメには元気がわき出てくるような働きもあり、ショウガとの組み合わせで、より強い強壮剤になります。

最近注目されているのが、花粉症に対する効果です。胃腸症状が改善される、口内炎などの粘膜の痛みにも有効です。刻んだ干しナツメ五〜一〇グラムをお茶パックに入れ、一リットルの熱湯を注いで一五分置くと「ナツメ茶」になります。

ナツメには、筋肉のひきつれや痛みをやわらげる働きもあります。また、妊娠中の腹痛、膀胱炎などの痛みを弱め、とくに精神的な要因から痛みに過敏になっているときに有効です。腸のぜん動が異常に高まって下痢をするときには、そのぜん動運動を抑え、下痢を止めます。

また、止血や増血の作用もあります。紫斑病や血小板減少症などにナツメの入った漢方薬を服用する場合があります。

◎おいしい食べ方

熟した果実を水で洗い、皮ごとかじって食べ、タネは出します。

レモン煮は、鍋に生の果実五〇〇グラム、水一リットル、てんさい糖二〇〇グラムを入れてフタをして弱火で三〇分煮ます。レモン一個分の果汁を加えてさらに一〇分煮たら、でき上がりです。

干しナツメはそのままお茶受けに。中国ではタネを除き、クルミを挟んだお菓子が有名で、自然な甘さが魅力です。

★消化を助ける酵素パワー

パイナップル

子どものころ、パイナップルは缶詰で食べるものでした。生の丸ごとのパイナップルに包丁を入れたのは、身分証明書が必要だったころの沖縄の観光農園に行ったときです。そこでパイナップルのカット方法を教わりました。東南アジアの国々では、らせん状にむいて売られています。

原産地

ブラジル

注目の成分

ブロメライン、クエン酸

おもな栄養素

ビタミンB_1ほかB群、ビタミンC、カリウム、マグネシウム、マンガン、食物繊維

◎酵素パワーで肉が柔らかく

したたる果汁、ただよう香り、そしてさっぱりした酸味と甘味が魅力です。追熟できる品種は例外ですが、ほとんどが完熟の状態で出荷されます。日本への輸入は、フィリピン産が多く、国内では沖縄県などで栽培されています。

パイナップルには、たんぱく質分解酵素のブロメラインが含まれています。肉や魚のたんぱく質の消化吸収を助け、腸内の老廃物を分解する働きがあります。胃液分泌も活発になり、胃腸の健康を保ちます。肉をパイナップルの果汁に漬けると、柔らかくなります。

酢豚や八宝菜にパイナップルを入れる場合は、熱で酵素が壊れないように火を止める直前にまぜます。

糖質の分解を助け、代謝をうながすビタミンB_1、C、クエン酸も含まれるため、疲労回復や夏バテ、老化防止などの効果が期待できます。マンガンには、骨や関節を丈夫にする働きがあります。

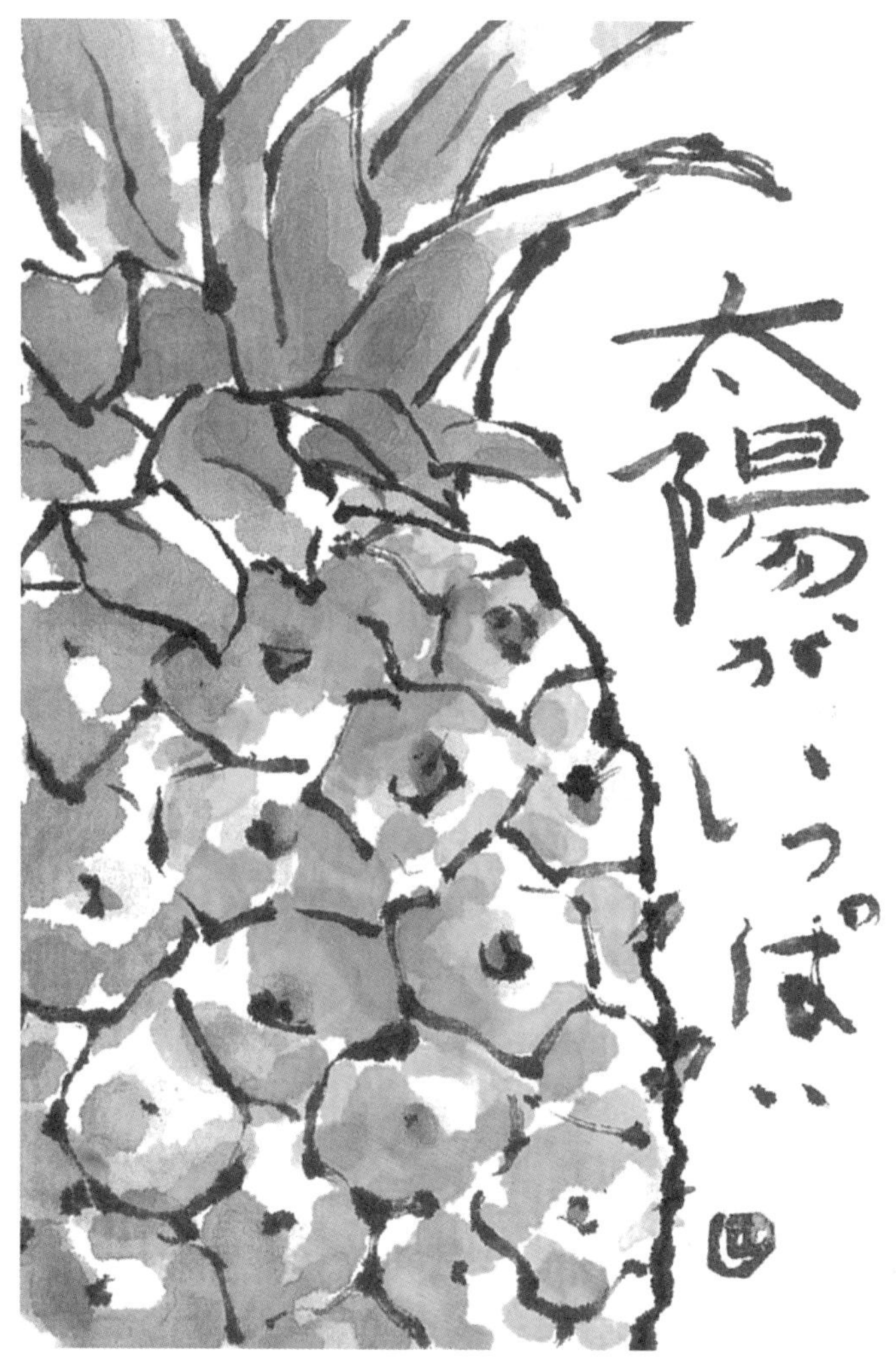

逆さにして保存

パイナップルの甘味は下のほうが濃くなります。葉を切り落として逆さにして置くと、全体に甘味が広がります。カット前の丸のままならポリ袋に入れて、冷蔵庫の野菜室で2～3日。カットしたものは切り口をラップでくるみ、ポリ袋に入れて野菜室へ。なるべく早くいただきましょう。

冷凍する場合は、ひと口大に切ってからラップを敷いたトレイに並べて凍らせ、凍ったら保存袋に入れて冷凍庫に入れます。

こんな品種も！

◎ピーチパイン

パイナップルの一品種で、サイズはパイナップルより小さめです。沖縄県が1999年に「ソフトタッチ」という名で品種登録しました。モモのような香りがすることから「ピーチパイン」と呼ばれ、「ミルクパイン」の別名もあります。沖縄県の石垣島を中心に栽培され、5～7月が旬です。

果汁が豊富で、熟すと酸味が減って甘味が強くなります。この品種は、バナナのように追熟（収穫後、一定期間置くと甘さが増し、果肉が柔らかくなる処理）ができます。果皮の色が赤くなってきたら食べごろです。芯は比較的柔らかく甘味もあるので、小さめにカットすると食べられます。

★おいしい食べ方

根もとの部分は甘味が濃いので切りすぎないようにし、皮もできるだけ薄くむきます。

果汁に刻んだピーチパインを入れて冷凍庫でシャーベットにすると、2つの食感が楽しめます。

サイコロ大に切ったピーチパインと潰した肉ジャガをパイシートに詰めてオーブンで焼くと、リメイクパイになります。春巻きの具にしても。

★エネルギー源になるくだもの

バナナ

皮をむくだけでエネルギー源になるバナナ。世界には300種類以上の品種があります。日本に輸入されるバナナの約80%はフィリピンからです(2019年)。現地では、農薬の空中散布による農産物や健康への被害、雇用をめぐる不平等、土地利用に関する問題などが山積みの状態です。

原産地

東南アジア

注目の成分

ポリフェノール類、トリプトファン、フラクトオリゴ糖

おもな栄養素

糖質、ビタミンB群、ビタミンC、カリウム、マグネシウム、鉄、食物繊維など

◎バナナは、高級品だった

私が小学生のころ、バナナは病気のときくらいしか食べられない高級品でした。病気のお見舞いにも持参するほどで、いやしのくだものでした。たまに食べたバナナは口の中でとろけ、香りも味も幸せを感じました。祖母のつくったフルーツみつまめには、歯ごたえのある手づくり寒天に、イチゴ、バナナなどがトッピングされていて、思い出すと、なつかしい気持ちになります。

一九六三年バナナの輸入が自由化され、だんだん手が届く価格になってきました。当時は台湾バナナが主流で、その後どんどんフィリピン産に変わっていきました。

◎ポリフェノールの抗酸化力

バナナには、くだもの・野菜の中でもトップクラスのポリフェノールが含まれています。ポリフェノールには、動脈硬化の予防、免疫力を高める効果、

がん抑制効果などがあります。バナナの抗酸化力は完熟したときが一番高いといわれます。

カリウムが多く利尿作用があるため、血圧が高めの人におすすめです。必須アミノ酸のトリプトファンは、精神安定作用のあるセロトニンの原料になります。食物繊維やフラクトオリゴ糖には、消化や便秘によい働きがあります。

漢方では、内臓の熱を除き、腸を潤すくだものとされており、暑がりで便秘ぎみな方に向いています。

バナナの皮にできるこげ茶色の斑点をシュガースポットと呼び、デンプンが糖化したしるしです。これは甘味が増して免疫物質も増加している証拠で、完熟の目安です。

房バナナは、バナナスタンドかひもで吊るして色を見ながら常温で追熟させます。熱帯原産のものなので、冷やしすぎに注意を。

購入するときは、オーガニック（有機）のもの、フェアトレード（生産者が安定して生活できる価格や賃金を保証）認証のものなどを選びたいと思います。

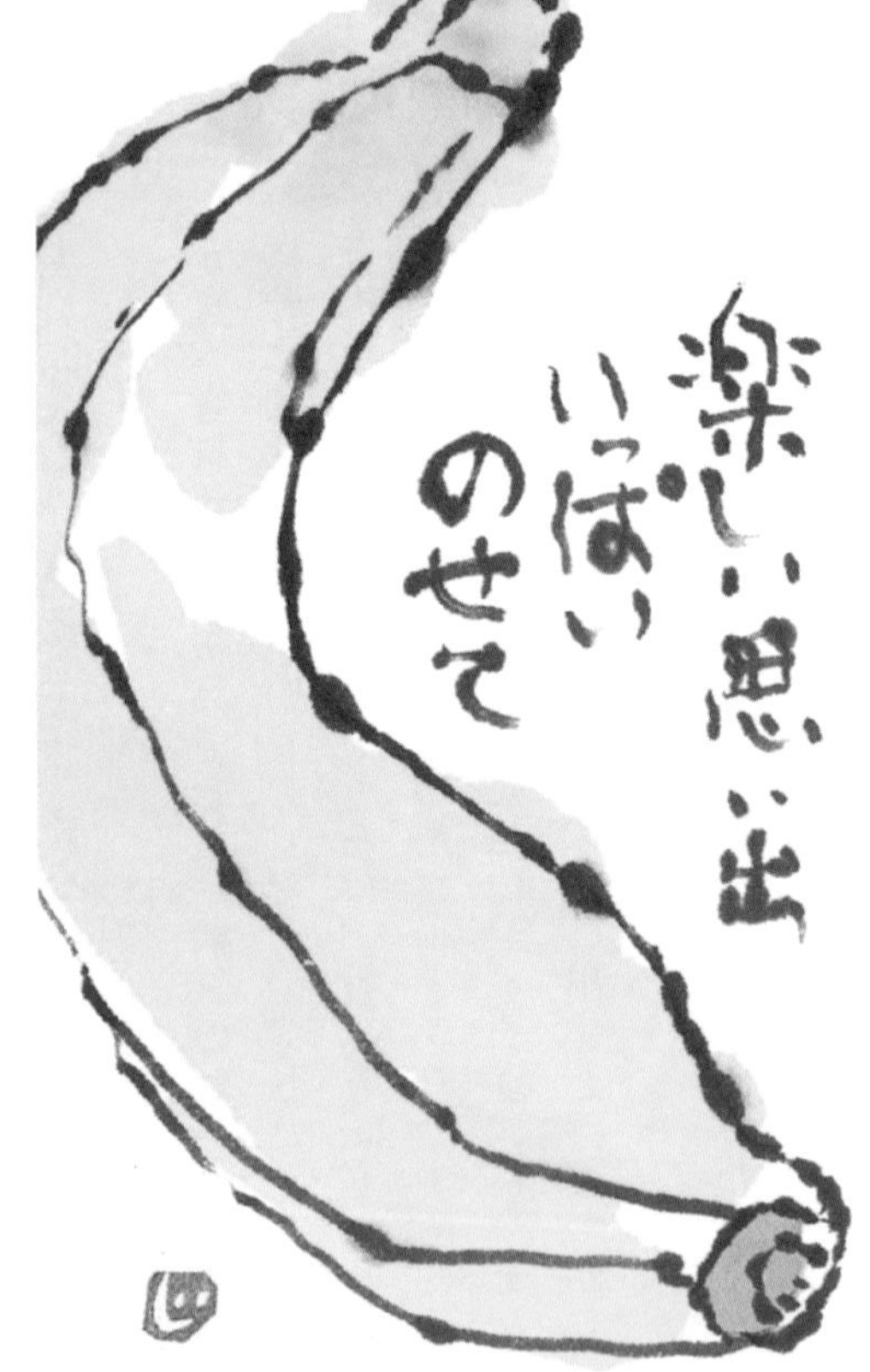

こんな品種も！

◎島バナナ

沖縄県などでは島バナナ、モンキーバナナ、三尺バナナなど、国産のめずらしい品種が栽培されています。島バナナは長さが10～15㎝ほどと小さく、ずんぐりした形をしています。皮は薄く、ねっとりとした食感です。よい香りや、甘味と酸味のバランスのよさが特長です。

皮が青いうちに収穫して数日間常温保存すると、鮮やかな黄色になります。島バナナは、皮の半分以上が黒ずむころが食べごろです。皮が真っ黒になっても、中身は白くしっかりしています。

明治時代半ばに小笠原諸島から沖縄に伝わり、民家の庭に植えられてお盆のお供え物として珍重されてきました。現在は島外でもネット通販などでわずかに購入できますが、ほとんどが現地で消費されています。

旬は6～10月。台風の季節と重なるので傷つきやすく、また病気にも弱いことから、沖縄でも希少価値が高く、一般的なバナナの10倍以上の価格で販売されています。

★おいしい食べ方

皮をむいてそのまま食べるほか、パフェ、ホットケーキなどのトッピングにも。スコーンやケーキには刻んで入れます。

皮をむいてラップに包み、冷凍すればバナナアイスに。小さめに切った島バナナとゴーヤーを冷凍し、レモン汁と水を加えてミキサーにかければ、沖縄風アイスクリームになります。

★実も葉もタネも薬用に

ビワ

旬は初夏。温暖な千葉県では一般の家の庭にビワの木が多く、味の濃いおいしいビワが収穫できます。中国の薬物書には実は「白きを上とし、黄なるがそれに次ぐ」と記載されています。静岡県伊豆市土肥には今でも白ビワがあり、小粒ですが糖度が高く、とてもおいしいそうです。

原産地

中国

注目の成分

［果実］β-クリプトキサンチン、クロロゲン酸
［葉］クエン酸、リンゴ酸、タンニン

おもな栄養素

［果実］β-カロテン　カリウム、食物繊維

◎せきや痰のくすり

ビワの果実はせきや痰の妙薬です。実を生で食べるだけでも効果が得られます。また、ビワの葉は三〇〇〇年も前から薬用に用いられ、葉の煎じ液をビワ茶といい、これを飲むなどします。ビワの葉の表面をブラシか布でこすって毛を除き、陰干しにし、手でもんで細かくします。これをお茶がわりに飲みます。

ビワの種子には、アミグダリンというせきや痰に効く成分が含まれていて、作用も強力です。タネ五個をつぶすか傷をつけるなどして、成分が煎じ液の中に出やすくなるようにして煎じます。

果実にはβ-カロテンが豊富で、動脈硬化予防や高血圧を改善します。オレンジ色の色素はβ-クリプトキサンチンで、カロテノイドの一種です。体内で活性酸素や発がん性物質の働きを弱めます。ビワの皮やタネの近くにはポリフェノールのクロロゲン酸が含まれています。

◎アセモには外用

ビワの葉は、アセモや湿疹に有効です。葉を煎じた液に浸したタオルをしぼり、湿布をするように体を拭きます。お風呂に使う場合は、毛を除いたビワの葉約一〇枚を刻み、布袋に入れて、入浴剤にします。アセモにはモモの葉が用いられますが、ビワの葉も同様に使用します。痔(じ)には、人肌くらいに温めた葉の煎じ液で肛門浴をします。

ビワの葉エキスは、ビワの葉を水で洗って汚れをとり、細かく刻んで、葉の倍量のエタノールに漬けます。五～七日たつと濃い緑色の液体になります。これがビワの葉エキスです。普通はこれを二倍の水に薄めて水虫などにつけます。また、洗面器に六〇度のお湯を入れ、大さじ一～二杯のビワの葉エキスを入れ、蒸しタオルをしぼって、アセモや湿疹、毛虫でかぶれた患部に当てます。保存する場合は、冷暗所に置きます。

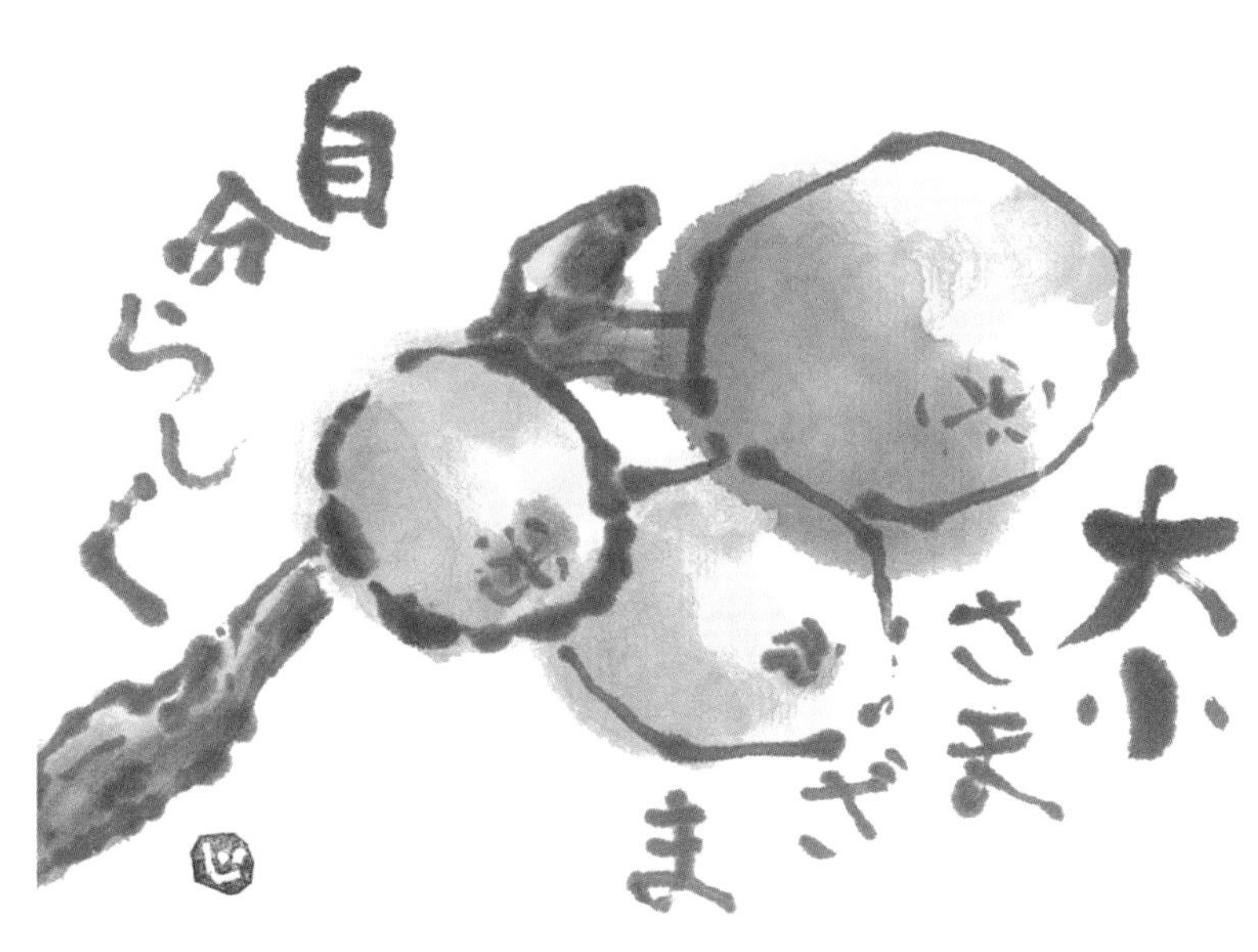

◎暑気あたりの妙薬

ビワ茶は疲労回復の妙薬。食欲が増し、疲労回復にも役立ちます。ビワ茶にハチミツを加えると、夏バテ防止の健康ドリンクになります。ビワの葉は昔から暑気払いに用いられてきました。葉の中のアミグダリン、タンニン、有機酸などの成分が夏の暑さで弱った胃腸をととのえ、嘔吐(おうと)や下痢などの症状を除きます。また、ビワ茶には利尿作用があり、むくみを解消する働きもあります。

◎ビワの産地は

ビワの生産量が最も多いのは長崎県で、三〇%を占めます（二〇二一年）。長崎県からは茂木(もぎ)といわれる品種のほか、新しい品種が次つぎと出荷されています。生産量第二位の千葉県では、南房総地域のビワを「房州びわ」と呼び、みずみずしく、大粒です。庭木になる天然のビワは、ほどよい甘味と酸味で、とてもおいしく感じます。

プラスα　ビワの葉療法

ビワの葉療法は、「赤本」で紹介され全国に広まりました。これはビワの葉をあぶって葉の中のアミグダリンという青酸化合物を皮膚の毛穴から吸収させようとする療法です。

ビワの葉を布で拭き、光沢のある表面をあぶり、2枚合わせて両手で10回ほどすり合わせ、これを1枚ずつ両手に持って、へその下に当て、1カ所を10回、押しては撫でます。おなか全体を6～7分かけておこないます。葉はおなかだけで5～6枚使います。とりかえるたびに、2枚ずつすり合わせてあぶります。おなかのあとは背中側で10分おこないます。その後、病気のあるところを摩擦します。たとえば肺の病気なら胸の前後、のどの病気はのどから頸部(けいぶ)、乳の病気は乳と胸と脇の下、関節炎、湿疹などは局所だけおこないます。

★疲労回復にすぐ効果が出る

ブドウ

紀元前4000年にすでに栽培されていたようです。紀元前3000年ごろの遺跡にはブドウ酒を製造している絵も描かれており、聖書にもたびたび登場します。現在もくだものの中では世界一の生産量で、種類は1万種以上とも。中国には前漢の時代、日本には平安末期に渡ってきました。

原産地

中央アジアのあたり

注目の成分

酒石酸、クエン酸、アントシアニン、レスベラトロール、タンニン

おもな栄養素

ブドウ糖、果糖、ビタミンB群、ビタミンE、カリウム、カルシウム、鉄、食物繊維

◎元気が出るくだもの

糖度は二〇パーセントを超えるものも多く、甘味と酸味のバランスが絶妙です。甘味のもとはブドウ糖と果糖(かとう)で、空腹時に食べると、すばやく吸収されて、すぐに元気が出ます。ブドウ糖は脳細胞が利用できる唯一のエネルギー源で、すぐに頭の働きのもとになります。

体の中に入ってから体を冷やす性質もありません。病中、病後、虚弱体質、疲労回復などに効果が期待できます。

◎食欲を増し、胃を丈夫に

ブドウ酒は日本薬局方にも載っている、りっぱなくすりです。ブドウ酒と少量の塩酸とシロップを入れ、水で薄めたくすりは食前に飲む食欲増進剤で、医師が処方します。消化酵素の分泌もよくなるので、肉や魚料理にはブドウ酒がつきものです。胃弱、胃下垂などでなかなか太れない人にもブドウ酒はくす

りになります。

果実にも胃を丈夫にする働きがあるので、アルコールが苦手な方は、果実を食べたり果汁を飲んだりしましょう。

ブドウの果実は酒石酸（しゅせきさん）やクエン酸などの有機酸を多量に含み、カリウム、カルシウム、鉄分などのミネラルも豊富です。

◎話題のポリフェノール

ブドウ酒の消費量が多いところでは心臓病による死亡率が低率だという報告は、世界各地の学者の調査から明らかです。とくにフランス人は、脂肪の摂取が多いのに心臓病による死亡率が低いと注目されていました。その原因が赤ワインに含まれるアントシアニン、レスベラトロール、タンニンなどのポリフェノールの抗酸化作用によるものだとブームになり、お店から赤ワインが消える事態にまでなったことがあります。

ブドウの種子に含まれるある種のポリフェノールは、とくに抗酸化力が強く、ワインは種子の成分も含まれると評判になりました。パスツールは、ワインは「最も健康的で最も衛生的な飲みもの」という言葉を残しているそうです。

しかし、ポリフェノールは赤ワインにばかり含まれるのではありません。ポリフェノールの種類はいろいろあります。緑茶には、カテキンというポリフェノールがあり、ウーロン茶、紅茶、ゴマ、ショウガ、ナスにも異なる種類のポリフェノールが含まれています。

ワインはアルコールを含むので、飲みすぎは高血圧や肝臓病などのリスクを高め、かえって健康をそこねてしまいます。また、抗酸化物質はポリフェノールばかりではなく、さまざまな野菜やくだものに含まれているので、一つの食べものや飲みものにかたよらないようにするほうが賢明のように思います。

◎がんを抑制する干しブドウ

干しブドウはミネラルが豊富です。とくに鉄分が多く、貧血の妙薬です。また、アメリカの高齢者のグループのがん死亡率が低いことと関連していることの報告があります。

山歩きが好きな私は、ちょっと疲れたときのためにいつもリュックに干しブドウを入れています。糖分が多いので早く血糖値が上がり、酸味が疲労を回復してくれるからです。

ブドウは、カリウムが多くてナトリウムが少ないので、利尿作用が優れています。その結果、むくみが改善し、高い血圧が下がるなどの効果も期待できます。

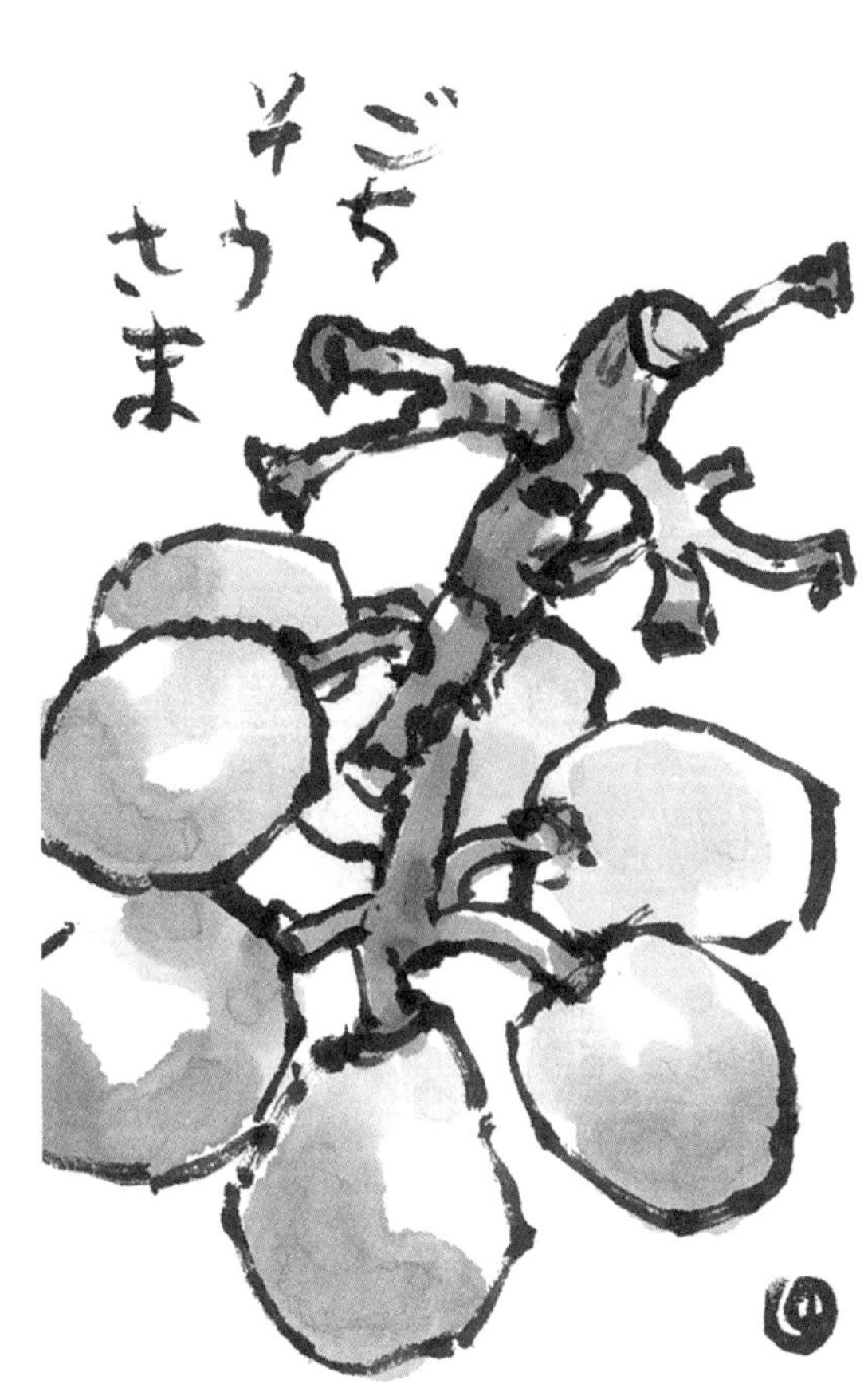

★フルーツの王様

メロン

メロンは野菜？　くだもの？　「木にならない」ので、学問的には野菜です。しかも、ウリ科キュウリ属なので、キュウリの仲間に入ります。しかしデザートになることから、市場では押しも押されもせぬくだものです。子どものころ食べたのは井戸水で冷やしたマクワウリでした。

原産地

東アフリカ説、インド説などあり

注目の成分

ククミシン、赤肉系には*β*-カロテンが豊富

おもな栄養素

β-カロテン、ビタミンB6、葉酸、ビタミンC、カリウム、食物繊維

◎メロンの分類は？

メロンは、編み目ができる「ネット系」とマクワウリのようなツルツルの「ノーネット系」に大きく分類されます。市場には両者の掛け合わせのメロンがたくさん流通しています。また果肉の色で「青肉」「赤肉」「白肉」に分類されます。

温室栽培で、一株に一個しかならないように大切に育てられたメロンは、どうしても高級果実。贈答品などでしか口に入ることはありません。温室メロンは通年栽培出荷され、路地物の旬は五～七月です。

◎カリウムが豊富

バナナ以上にカリウムが多く、ナトリウムを排出するので利尿作用があり、高血圧によいとされます。食べたときに感じるイガイガ感はククミシンというたんぱく質分解酵素です。

漢方では、体に熱を持ち、口の渇きを訴えるタイプの人に合う食材とされています。

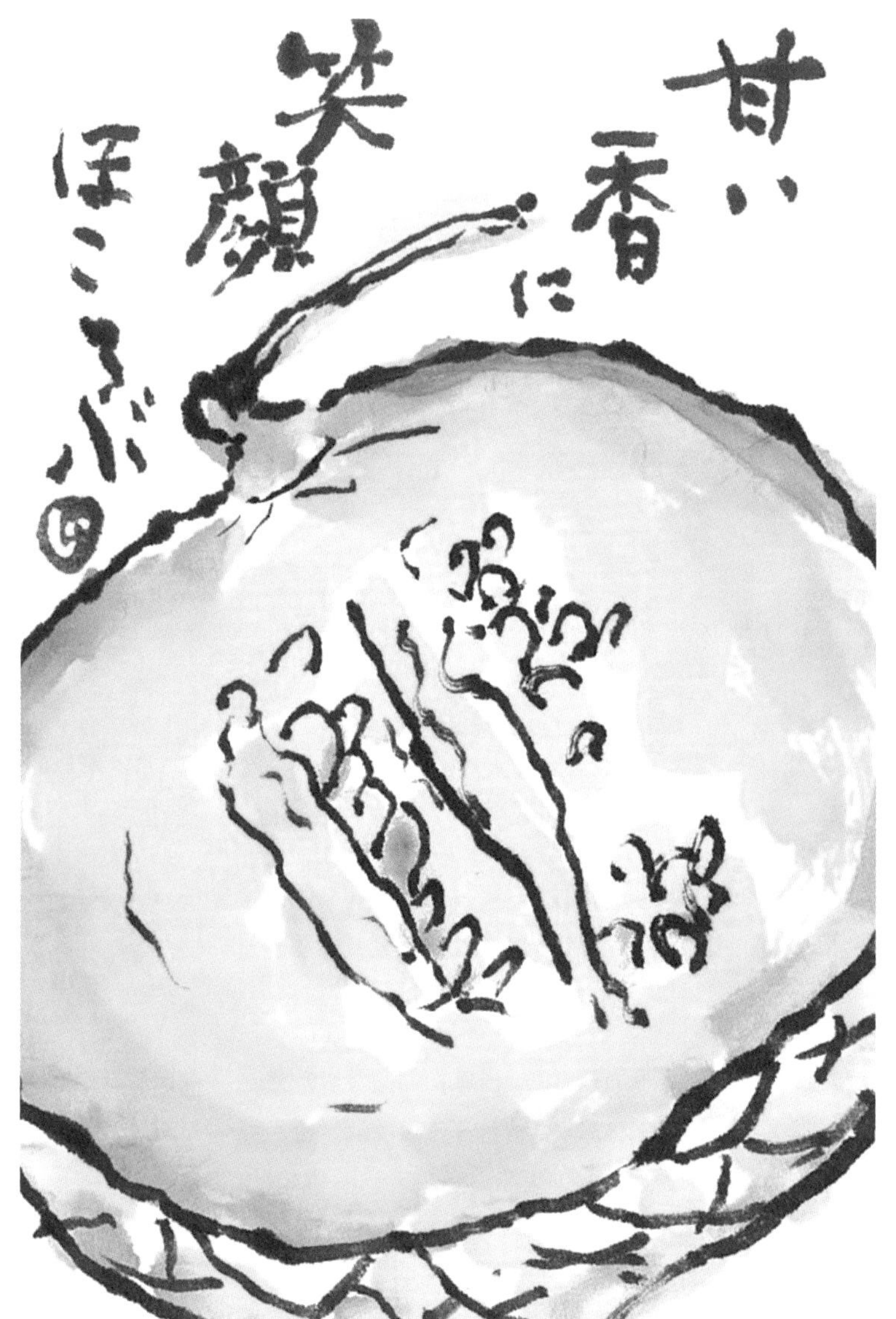

保存方法

冷凍保存する場合は完熟の果肉をひと口大に切り、ラップをしてトレイに並べて冷凍します。完全に凍ったら保存袋に入れ、再び冷凍庫へ。

◎おいしい食べ方

収穫後、日光を避けて常温で五〜七日追熟させます。完熟を見分けるポイントは芳醇な香りがすることや、お尻を優しく押して弾力が感じられること。食べごろになったら冷蔵庫で二時間ほど冷やして食べます。

メロンを半分に切って、タネを除き、スプーンでくり抜いた果肉に大さじ一杯の砂糖をまぶし、皮の器に戻して冷凍すればシャーベットになります。溶かした寒天（たんぱく質分解酵素のためゼライスは不可）にお好みで砂糖を加え、サイコロ状に切ったメロンを入れた器に注いで冷蔵庫で固めれば、ゼリーに。ピューレ、ムースなどにしても。

盛りつけには、百均などにもあるフルーツデコレーターを使うと便利です。メロンやスイカを半分に切り、フルーツデコレーターで丸くくりぬきます。皮の断面をV字にカットし、ギザギザのついた器をつくり、フルーツを入れます。フルーツポンチやフルーツバスケットに。

こんな品種も！

◎アムスメロン

アムスメロンは1974年に、日本の研究所が交配によってつくり出した「ネット系」メロンの品種です。花粉側の親の故郷がオランダ系なので、オランダの首都「アムステルダム」にちなんで名づけられました。東北から九州地方まで広い地域で栽培され、「銚子メロン」「砂丘メロン」などブランド化されています。

人気の品種で、形は楕円形です。皮には粗い網目があり、ない部分にはスイカのような濃い緑色のラインが入っています。果肉は淡い緑色で甘味があり、香りもよく多汁です。皮の近くまで食べられるのが特徴。旬は5 〜 7月です。

★老化を防止し、疲れをとる

モモ

中国では3000年以上も前から栽培され、日本にも古くから渡ってきました。病気のもとになる邪気をはらう力があると考えられ、まじないにも盛んに使われました。実はもちろん、花や葉、タネのような固いものの中に入っている仁、根、樹脂、若い枝などもくすりとして用います。

原産地

中国

注目の成分

クエン酸、リンゴ酸、カテキン、ペクチン

おもな栄養素

ビタミンE、ビタミンB_6、ナイアシン、ビタミンC、カリウム、鉄、食物繊維

◎のどの渇きをいやす

月遅れのお盆で夫のふるさとに帰ると、「モモあがらんしょ」と義母。最高のモモをいただく幸せを感じたものです。モモの果実にはクエン酸やリンゴ酸などの有機酸、たくさんのアミノ酸類が含まれています。また、カリウムも豊富です。

夏の暑い時期に出回り、のどの渇きをいやします。元気が出る、血のめぐりをよくする、せき、寝汗を止めるなどの働きもあります。

皮の近くにはフラボノイド系のポリフェノールであるカテキンが含まれ、抗酸化力があり、活性酸素を除去して病気を予防します。ペクチンには整腸作用があり、便秘の改善をして健康な肌をつくります。

◎アセモの妙薬

モモの葉を刻み、布袋に入れて入浴剤にすると、アセモ、湿疹、かぶれ、おできなどに有効です。アセモには、モモの葉の煎じ液を化粧水のようにして

血の道の妙薬

タネのような固いものの中に入っている仁を「桃仁」といい、月経不順、生理痛、子宮筋腫、内膜症などに用います。産後の肥立ちをよくする働きもあります。骨折や打撲などの初期に桃仁の入った漢方薬を使うと、痛みや腫れなどの後遺症を最小限にすることができます。

桃仁は便秘にも有効です。たくさんの脂肪油が腸を潤し、便通をよくします。とくに、高齢者の便秘に適しています。

せきには、果実も葉も桃仁も用いられます。せきを止めるのはアミグダリンという成分の働きです。中国の古い薬物書には、ぜん息のようなせきをするときに桃仁入りのおかゆを食べると書かれています。

おばあちゃんは
くだものやさんを
水菓子
やさんと
呼んでいたね

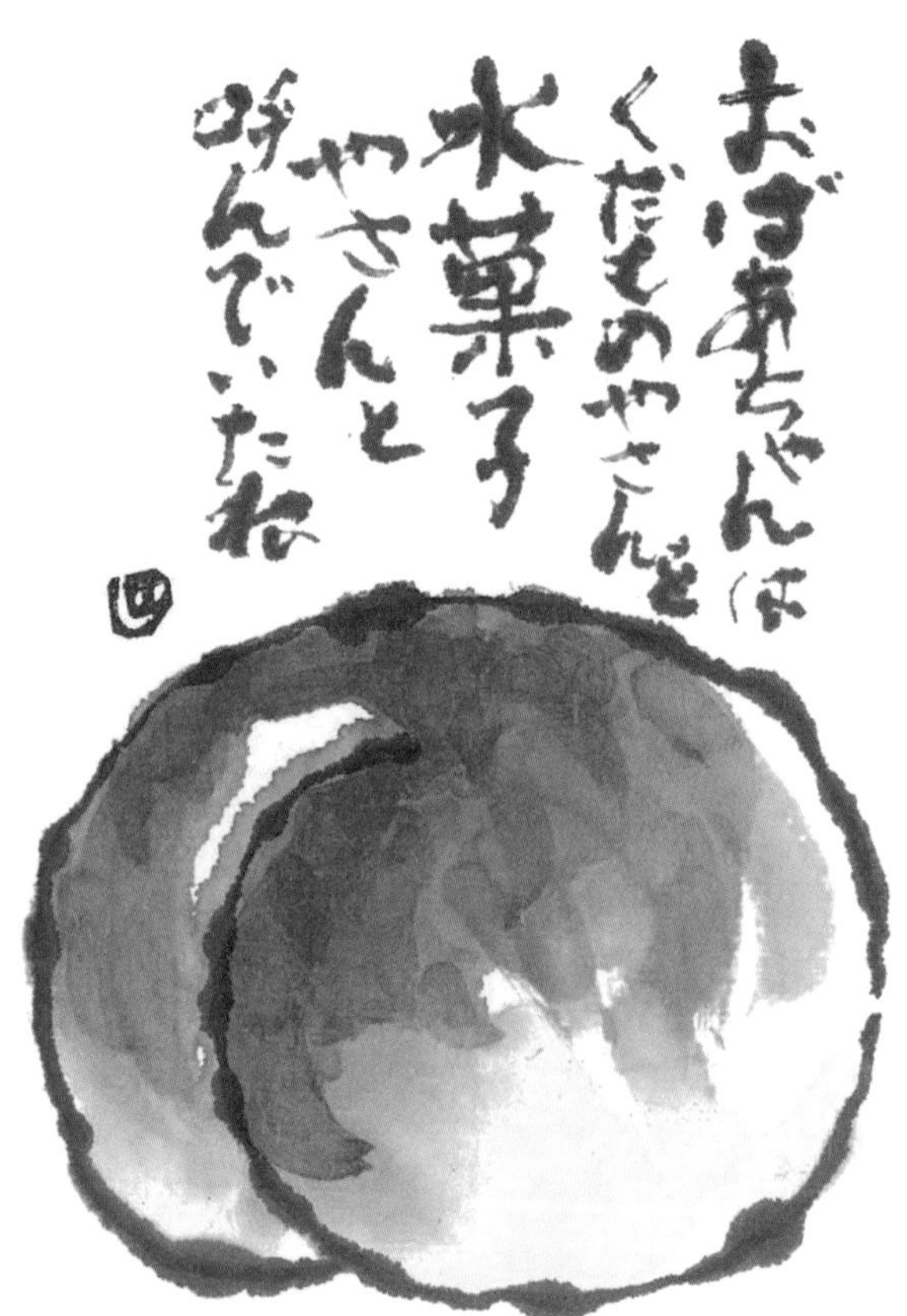

肌につけるとさらに効果的です。モモの葉の中に入っているタンニンなどには炎症を抑え、皮膚を引きしめ、菌の繁殖を抑える働きがあるからです。

★高貴な香り

ラ・フランス

西洋ナシの一品種。ひょうたんのような形から「ヒョウタンナシ」と呼ぶ地方も。日本ナシのような歯ごたえはなく、とろけるような食感、甘味、独特な芳香が特徴です。本場フランスでは、病害虫や天候の影響を受けやすく、手間がかかることから、栽培されなくなっているそうです。

原産地

ヨーロッパ（フランスで1864年に発見された品種）

注目の成分

アスパラギン酸、プロテアーゼ

おもな栄養素

ビタミンB_1、B_6、ビタミンC、カリウム、食物繊維

◎熟すまで待って

収穫後すぐは硬くて酸味が強く、甘味もありません。一〇日から二週間かけてじっくりと追熟させます。軸のまわりが柔らかくなったころが食べごろですが、色や香りで判断すると、すぎてしまうことがあります。

生産量のほとんどを占める山形県では、収穫から出荷まで二週間の厳密な追熟をおこない、色も美しい状態で出荷されます。基準を満たしているものは、出荷後二日から一週間で食べごろになります。

◎腸をととのえ、のどのカゼにも

日本ナシよりも食物繊維が豊富で、便通をととのえます。

甘味のもとはショ糖、果糖、ブドウ糖など。有機酸やアスパラギン酸は疲労回復に、カリウムは高血圧予防に役立ちます。

たんぱく質を分解するプロテアーゼには肉を柔ら

かくする働きがあり、食後にデザートとして食べると、消化を助けます。

漢方では、熱感が強いカゼや熱中症などによいとされます。のどの痛み、せきや痰（たん）には、ナシのジュースにハチミツとショウガのしぼり汁を加えて煮つめたものが効きます。

◎おいしい食べ方

半分に割って、タネをスプーンでくり抜き、スプーンでひと口ずつ食べても。皮をむいて一口大に切ったラ・フランスを冷凍すればシャーベットに、また果肉を煮つめればジャムになります。

砂糖、水、白ワイン、レモン汁のシロップで煮るとコンポート（果物のシロップ煮）ができます。

みそとしょうゆにすりおろしたラ・フランスをまぜ、厚切りの豚肉を漬けて冷蔵庫にひと晩置いてから焼くと、肉が柔らかくなり美味です。

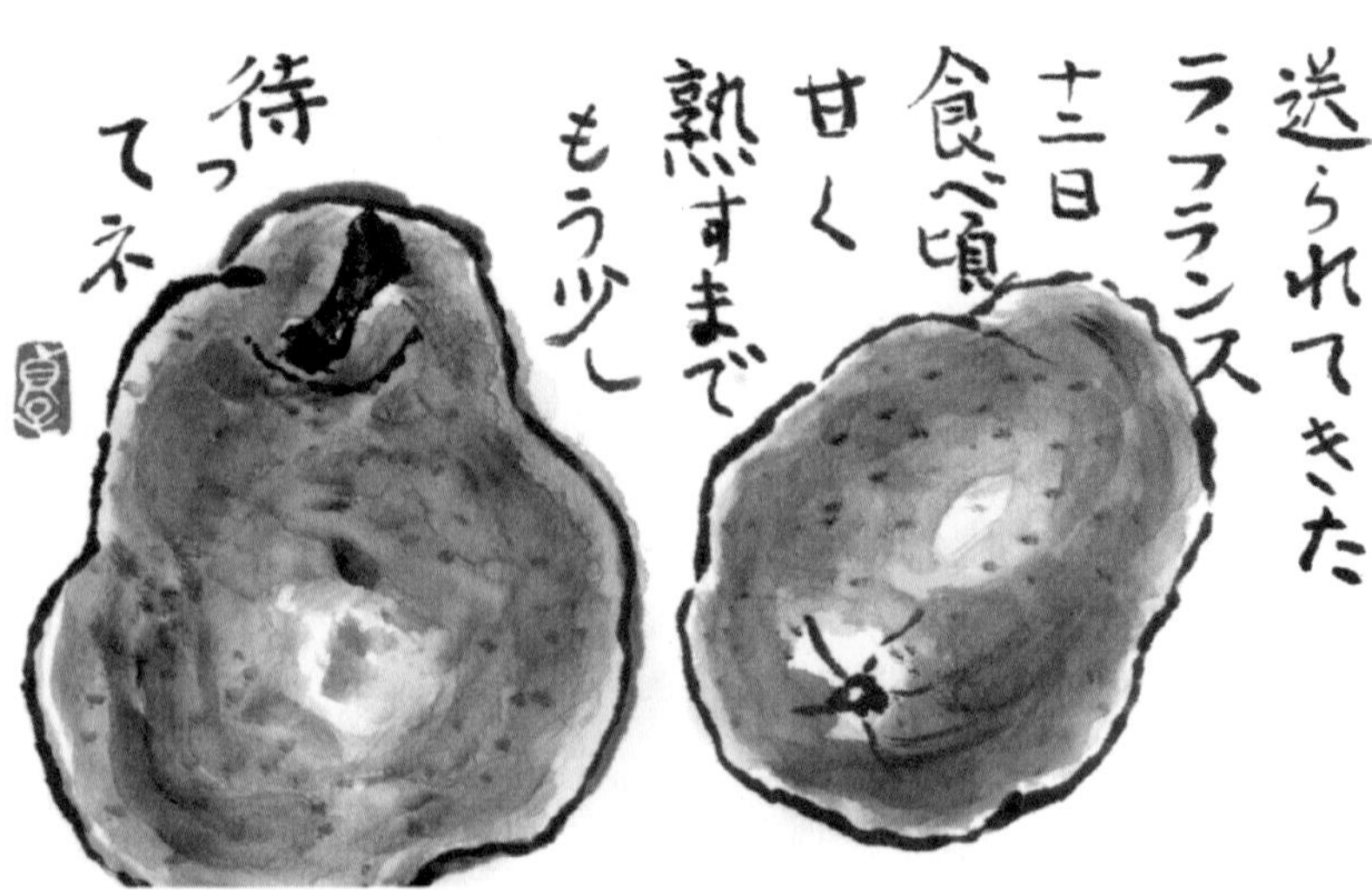

★皮ごと食べて病気を防ぐ

リンゴ

夏から冬にかけて、いろいろな品種が楽しめます。冷蔵技術の発達で、今では一年中出回っていますが、採れたてのリンゴの味や歯ごたえは格別です。ジャムやジュース、菓子にもなり、肉との相性もよいので、いっしょに煮るとおかずにもなります。

原産地

コーカサス（ロシア）のあたり

注目の成分

ペクチン、アントシアニン、リンゴ酸、クエン酸、酒石酸

おもな栄養素

ビタミンB群、ビタミンC、カリウム、カルシウム、食物繊維

◎下痢や便秘の妙薬

下痢と便秘の両方に効果があり、「天然の整腸剤」と呼ばれます。リンゴに含まれている食物繊維は乳酸菌をふやして下痢を止めます。大人の下痢には、リンゴを皮ごとすりおろし、一日四〜五回、ごはん代わりに食べます。二日間はこれと紅茶だけで過ごします。これはドイツでおこなわれている方法です。その後、おもゆ、おかゆなどに移していきます。日本の民間療法でも下痢のときには、すりおろしたリンゴが用いられてきました。中国でも古くから同様に未熟のリンゴを煮て汁ごと食べたり、果汁を飲んだりしていたという記録があります。よく煮込んだリンゴをソース状につぶしてパンにつけて食べても。急性腸炎、子どもの急性消化不良や赤痢にも応用できるほどで、子育てには欠かせないくだものです。

皮に多い食物繊維のペクチンは、血糖値や血中コレステロール値の上昇を抑え、便秘にも効果があります。

皮の赤い色はポリフェノールの一種のアントシアニンで、抗酸化作用、老化防止、免疫力向上などの働きがあります。

◎高血圧や脳卒中の予防薬

リンゴは高血圧や脳出血の予防に適したくだものです。カリウムがとても多く、体内の過剰なナトリウムを体の外に出して高血圧や脳出血を予防します。

日本はほかの国に比べて脳出血で死亡する人が多く、中でも東北地方は脳出血による死亡率が高いことがだいぶ前から指摘されています。ところが同じ東北地方でも、リンゴの産地に住む人たちには高血圧も脳卒中も少ないという調査結果があります。

酸味のもとはリンゴ酸、クエン酸、酒石酸などの有機酸で、老化を進める活性酸素を除去し、疲労回復にも役立ちます。

漢方では、口の渇きをいやす、頭痛やのぼせをしずめる働きがあるとされています。昔はカゼぐすりの「林檎散（りんごさん）」という漢方薬に、乾燥したリンゴが用いられていました。また、リンゴをかじると歯のあいだのカスがとり除かれるので、食後のデザートにも適しています。

◎リンゴ酢は長寿の妙薬

リンゴ酢とハチミツを茶さじ二杯ずつコップ一杯の水に溶かして朝晩飲むと、疲労回復、高血圧、二日酔いなどに効き、長寿の妙薬にもなるといわれています。これはアメリカのバーモント州に伝わる民間療法で、バーモントドリンクと呼ばれます。バーモント州は、長寿で有名なところだそうです。リンゴ酢は家庭の調味料として、もっと普及されてよい食品だと思います。

リンゴは空気にふれると表面が褐色になります。塩水につけるかレモン汁を振りかけると、色が変わりにくくなります。

リンゴから出るエチレンガスは、いっしょに保存した別のくだものの成熟を早めます。キウイフルーツなどはそのようにして熟させます。ジャガイモとリンゴをいっしょに保存すると、ジャガイモの発芽が遅くなります。

◎おいしい食べ方

焼きリンゴは底を残して芯(しん)をくり抜きます。レーズン、バター、シナモンパウダーを詰めて、二〇〇度のオーブンで二〇分焼きます。シロップ漬けやジャムにしても。

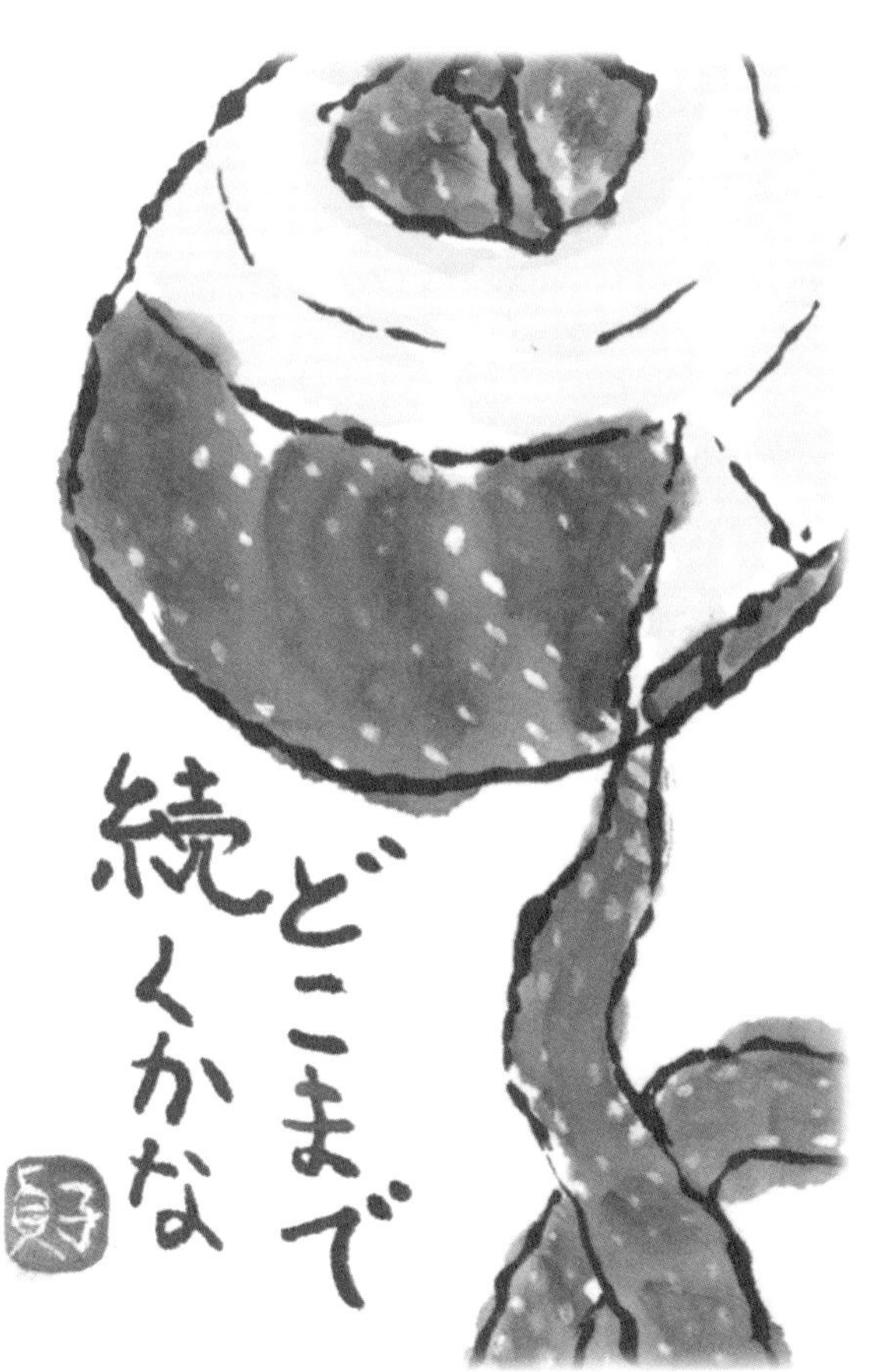

保存方法

ポリ袋に入れて、0～10度の冷蔵庫に入れます。

あとがき

二〇〇五年に出版いたしました『食べものはくすり』は、大勢の方にお読みいただき、読者の皆さまから「娘に手渡したい」「野菜が食べたくなった」など、うれしいお便りが届きました。結婚式の引き出物に、快気祝いにと購入してくださった方も多く、感謝の気持ちでいっぱいです。

このたび、出版社から増刷の機会に改訂版を、とのお話をいただきました。全面的に内容を見直し、改訂版を上梓することになりました。

私が文章を書き始めたころ小学生だった子どもたちは親になり、現在子育ての真っ最中です。

食べものの薬効を知ることは生きる知恵です。「食は命」「命は食にあり」とつくづく思います。

家庭栄養研究会編集『食べもの通信』誌の「今月の旬」欄の執筆も、九年目に入りました。食べものについて調べることはとても楽しいことです。改訂版の出版にあたり、『食べもの通信』に連載した内容も一部挿入させていただきました。

薬剤師仲間の学習会で、『種痘の歴史』の報告をし、スペイン風邪について調べていたころに、新型コロナウイルス感染症の大流行が始まりました。感染症のパンデミックの経過を調べながら、「新型コロナウイルス感染症の終息には、少なくても三年かかります」「五年かかるかもしれません」と報告したあと、外出もままならない状態に突入しました。

コロナ渦で、遠くに旅行することもなくなりました。今は、月に一〜二回の里山歩きや街歩きを楽しむ程度です。今年こそは山に登ろうと、新しい登山靴を買いました。

山の空気を吸い、空や山の色の美しさを肌で感じながら、これからも人との出会いを続け、周りの方々から学んでいきたいと思います。

「知は力」です。皆さまの日々の暮らしが楽しく、より豊かになりますように。そして、この本が少しばかり皆さまのお役に立てるように願って、ごあいさつとさせていただきます。

『食べものはくすり』の出版にあたりご尽力くださいました故比留川洋様、また、改訂版の出版にあたりお世話になりました、本の泉社の浜田和子社長に感謝申し上げます。

編集にたずさわっていただきました伊澤砂穂子様には、温かい励ましの言葉をたくさんいただきました。深くお礼を申し上げます。

また、絵手紙のご協力をいただきました根岸順子様をはじめ、多くの友人たちに感謝いたします。

二〇二三年　著者

リ

ル

レ

ロ

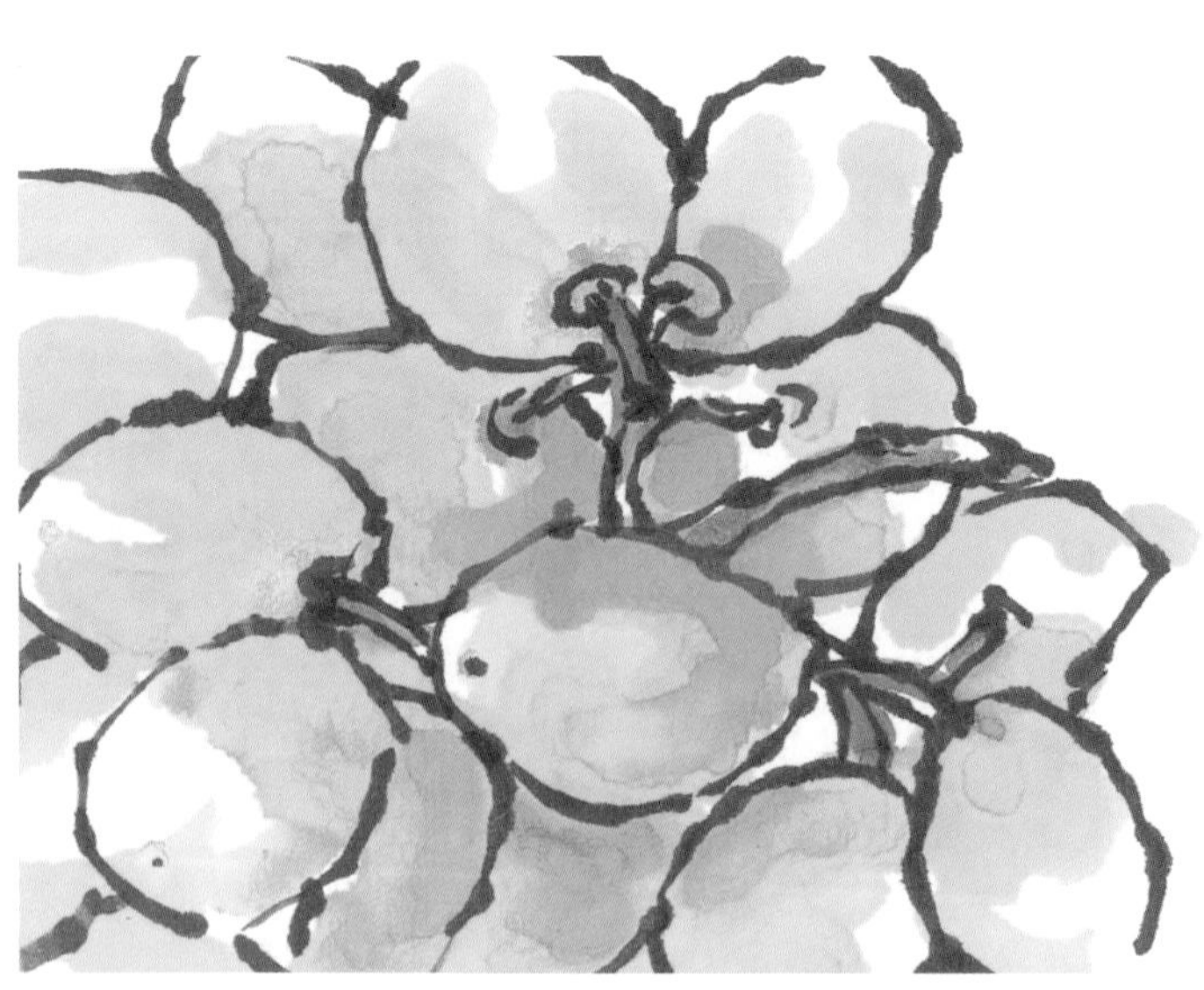

ホ

マ

ミ

メ

モ

ヤ

ユ

ラ

ニ

ネ

ハ

ヒ

フ

さくいん

[参考にした本、資料、サイト]

『医心方』復刻版　丹波康頼 著／日本古医学資料センター（刊行）／講談社（発売）
『オールガイド食品成分表2022』 実教出版編修部 編／実教出版
『お母さんのキッチン漢方ーわが家の台所は薬屋さん』 木下繁太朗 著／労働旬報社
『果菜ジュース療法』改訂新版　石原結實 著／善本社
『家庭に於ける実際的看護の秘訣』 築田多吉 著／研数広文館
『からだにおいしい野菜の便利帳』 板木利隆 監修／高橋書店
『ガン栄養療法入門ー食事指導で末期患者も治す! 英国ブリストル病院の奇跡』
　ブレンダ・キッドマン 著／今村光一 訳／徳間書店
『ガン食事療法全書』 マックス・ゲルソン 著 ／今村光一 訳／徳間書店
『漢方と民間薬百科』 大塚敬節 著／主婦の友社
『漢方の諸問題』 長沢元夫 著／健友館
『薬になる植物』 佐藤潤平 著／創元社
『くらしのなかの漢方』 木下繁太朗 著／日中出版
『外台秘要』 王燾 著／人民衛生出版社
『これだけは知っておきたい 野菜・果物の効用』 伊沢凡人・伊沢和光 著／誠文堂新光社
『旬の野菜の栄養事典』 吉田企世子 監修／エクスナレッジ
『新版 万病を治す冷えとり健康法』 進藤義晴 著／農文協
『台所漢方』 根本幸夫 監修・著／緒方出版（発行）／エム・エー・シー（発売）
『食べるクスリー平凡な食品に秘められた薬効』ジーン・カーパー 著／丸元淑生 訳／飛鳥新社
『食べるくすりの事典』 鈴木昶 著／東京堂出版
『中薬志』 中国医学科学院薬物研究所等 編／人民衛生出版社
『中薬大辞典』 江蘇新医学院編／上海科学技術出版社
『ドイツの植物療法』
　ゲルハルト・マダウス 著／ 山岸晃・長沢元夫 訳／日本古医学資料センター
『ドクター高橋の「ファイトケミカル」病気を治すいのちのレシピ』
　高橋弘 著／堀 知佐子 料理制作／主婦と生活社
『何を食べるべきか―栄養学は警告する』 丸元淑生 著／講談社
『生菜食健康法』 甲田光雄 著／春秋社
『生菜食ハンドブック』 甲田光雄 著／生菜食研究会 編／春秋社
『生野菜汁療法』 N・W・ウォーカー 著／ 樫尾太郎 訳／実日新書
『日本食長寿健康法』 川島四郎 著／読売新聞社
『備急千金要方』孫思邈 著／人民衛生出版社
『本草綱目』 李時珍 著／人民衛生出版社
『身近な食物による手当て法』 正食協会 編／正食出版
『薬膳食法つき食べもののメリット・デメリット事典』 川嶋昭司・能宗久美子 著／農文協

釜屋もぐさ本舗　http://www.mogusa.co.jp
カボスをゴクゴク　https://kabosugokugoku.com/kabosu-osouzi/
その他、新聞の記事など

橋本紀代子（はしもと きよこ）

［資格］薬剤師、あん摩マッサージ指圧師
［現職］治療院（開業）薬局勤務

1949年生まれ。東北薬科大学卒業、東京医療福祉専門学校卒業。
1972年より漢方を学ぶ。1990年より山西みな子助産師に師事。
十数年の病院・診療所薬剤師、薬局管理薬剤師を経て、1993年治療院を開設。

［受賞］イスクラ奨励賞受賞

［論文等］
- 「小柴胡湯による間質性肺炎」報道について
- 漢方薬による間質性腎炎をめぐる問題について
  —アリストロキア属による副作用から（共著）
- リンコマイシン投与患者における偽膜性腸炎と下痢症状例の検討（共著）
- 再煎の目的について（共著）
- 前立腺肥大症の漢方治療・八味地黄丸（共著）
- 柴胡桂枝湯・柴胡桂枝湯加芍薬の処方について—てんかん治療を中心に—
- 加味逍遥散の処方解説
- 枳実
- イチョウについて（共著）
- 紫雲膏の原典春林軒膏方便覧を読む（共著）
- 種痘の歴史（共著）

［絵手紙］麻生典子　飯田昌子　猪狩郁子　石川米子　田中瑠美子
永井敬子　新村トシ　根岸順子　福田和子　丸山貞子　八木千鶴
［イラスト］辻ノリコ
［装丁・本文デザイン］本間達哉
［編集協力・校正］伊澤砂穂子

新版 食べものはくすり

2023年7月1日　第1刷発行
2024年4月6日　第2刷発行

著　者　橋本紀代子
発行者　浜田和子
発行所　株式会社本の泉社
160-0022 東京都新宿区新宿2-11-7 第33宮庭ビル1004
TEL：03-5810-1581　FAX：03-5810-1582
印刷・製本　壮光舎印刷株式会社

ISBN 978-4-7807-2244-4 C2077